病原微生物保藏管理与技术手册

（第 2 版）

主 编 魏 强 姜孟楠

U0197234

北京大学医学出版社

BINGYUAN WEISHENGWU BAOCANG GUANLI YU JISHU SHOUCE

图书在版编目（CIP）数据

病原微生物保藏管理与技术手册 / 魏强，姜孟楠主编 . —2 版 . —北京：北京大学医学出版社，2024.1
ISBN 978-7-5659-3051-5

Ⅰ．①病… Ⅱ．①魏… ②姜… Ⅲ．①病原微生物－保藏－技术手册 Ⅳ．① R37-62

中国国家版本馆 CIP 数据核字（2023）第 232092 号

病原微生物保藏管理与技术手册（第 2 版）

主　　编：魏　强　姜孟楠
出版发行：北京大学医学出版社
地　　址：（100191）北京市海淀区学院路 38 号　北京大学医学部院内
电　　话：发行部 010-82802230；图书邮购 010-82802495
网　　址：http://www.pumpress.com.cn
E - m a i l：booksale@bjmu.edu.cn
印　　刷：北京溢漾印刷有限公司
经　　销：新华书店
策划编辑：董采萱
责任编辑：刘　燕　靳　奕　　责任校对：靳新强　　责任印制：李　啸
开　　本：710 mm×1000 mm　1/16　　印张：19.25　　字数：365 千字
版　　次：2024 年 1 月第 2 版　2024 年 1 月第 1 次印刷
书　　号：ISBN 978-7-5659-3051-5
定　　价：95.00 元

熊彦红　中国疾病预防控制中心寄生虫病预防控制所

徐　潇　中国食品药品检定研究院

张青雯　青海省地方病预防控制所

张　颖　广州市疾病预防控制中心

赵　莉　中国疾病预防控制中心病毒病预防控制所

赵元元　中国疾病预防控制中心

郑　彬　中国疾病预防控制中心寄生虫病预防控制所

仲松超　中科软科技股份有限公司

编者名单

主　编　魏　强　姜孟楠

副主编　韩　俊　王多春　侯雪新　王衍海　马春涛

编　委（按姓名汉语拼音排序）

曹旭东　中国疾病预防控制中心

陈雪雪　苏州市疾病预防控制中心

代　航　中国食品药品检定研究院

邓　菲　中国科学院武汉病毒研究所

宫　悦　中国疾病预防控制中心病毒病预防控制所

韩　俊　中国疾病预防控制中心病毒病预防控制所

韩元向　中国疾病预防控制中心性病艾滋病预防控制中心

洪　耕　中国食品药品国际交流中心

侯雪新　中国疾病预防控制中心传染病预防控制所

胡黎黎　重庆市疾病预防控制中心

姜孟楠　中国疾病预防控制中心

李宜晓　深圳市疾病预防控制中心

刘　丽　中国疾病预防控制中心

刘梦莹　中国疾病预防控制中心

吕子全　深圳市疾病预防控制中心

马春涛　中国疾病预防控制中心性病艾滋病预防控制中心

梅　嬛　中国医学科学院皮肤病医院（中国医学科学院皮肤病研究所）

梅　蠡　中国疾病预防控制中心

宋　杨　中国疾病预防控制中心

王多春　中国疾病预防控制中心传染病预防控制所

王衍海　中国疾病预防控制中心病毒病预防控制所

魏　强　中国疾病预防控制中心

吴思宇　中国疾病预防控制中心

肖　悦　中国疾病预防控制中心传染病预防控制所

前　　言

病原微生物菌（毒）种是国家重要的生物资源和战略资源，是传染病防治、研究的重要基础材料和基本信息来源，是掌握我国重大传染病过去、现在以及未来发展趋势的重要载体，也是评价其所致疾病防治措施效果的基础和前提。新冠疫情发生后，生物安全得到更加广泛的关注。2021 年 4 月 15 日《中华人民共和国生物安全法》（简称《生物安全法》）正式实施，它适用于防控重大新发突发传染病、病原微生物实验室生物安全、人类遗传资源与生物资源安全、防范外来物种入侵与保护生物多样性等八个方面内容。病原微生物菌（毒）种作为实验室生物安全管理的核心内容、生物资源的重要组成部分，做好保藏管理尤为重要。我国是一个微生物资源较为丰富的国家，但规范性的病原微生物菌（毒）种保藏工作与发达国家相比还存在一定差距。要做好我国病原微生物保藏机构运行与管理，依法、规范开展病原微生物资源保藏、管理、共享与利用，确保国家生物安全，已成为坚持和落实总体国家安全观的一项重要内容。

为方便从事病原微生物菌（毒）种保藏工作的相关人员更好地学习、掌握国家有关要求与研究进展，全面了解国际动态，在具体工作中有法可依、有据可查，2019 年，中国疾病预防控制中心组织专家编写了《病原微生物保藏管理与技术手册》（以下简称《手册》）。《手册》出版后，受到相关管理部门和业内专业人员的广泛关注，对指导和支持各单位、各地方保藏工作开展发挥了积极作用。

为更好体现《手册》的指导性、时效性、实用性，2023 年中国疾病预防控制中心再次组织相关专家对《手册》进行了再版整理，编写完成了第 2 版《手册》。新版收集、检索、更新了国内外菌（毒）种保藏相关法律法规与标准、国外知名保藏机构资料以及资源保藏研究进展，尤其针对生物资源的获取与惠益分享设置了专门的章节。该书多次征求和听取了本领域相关专家的意见，力求内容全面，紧跟时势以提高本书的实用性。

第 2 版《手册》的出版得到国家重点研发计划项目"国家生物安全实物核心资源库支撑关键技术研究"（课题编号：2022YFC2602200）、国家科技资源共享服务平台（项目号：国家病原微生物资源库 -NPRC-32）、国家科技基础资源调查专项"中国微生物模式菌株基因组资源调查及数据库建设"（课题编号：2021FY100900）的支持。同时，它的出版也得到国家卫生健康委科技教育司、国家疾控局科教国际司、科技部基础司、国家科技基础条件平台中心、中国疾病预防控制中心等单位领导以及国家病原微生物保藏中心/国家病原微生物资源库参加单位、国内生物安全及生物资源保藏领域权威专家的指导和大力支持，在此深表感谢。

近年来，生物资源保护与应用越发受到重视和关注，病原微生物菌（毒）种资源保藏、管理、转化、共享与应用工作也进入快速发展期。由于国内外病原微生物菌（毒）种保藏相关参考资料有限，本书难免有疏漏、不当和欠缺之处，敬请批评指正，以便在今后再版中持续修改完善。

魏　强　姜孟楠
2024 年 1 月

目　　录

第二部分　病原微生物保藏技术与方法

绪 论

菌（毒）种保藏是一项重要的微生物学基础工作，将分离得到的野生型或经人工改造得到的、用于科学研究等方面的有价值菌（毒）种，用各种适宜的方法妥善保存，保持菌（毒）种的纯度、活性、基因信息的完整性，避免菌（毒）种变异和退化，在长时间内保持较高的存活率及遗传稳定性，以便长期用于科学研究和生产。菌（毒）种是进行微生物学研究和应用的基本材料，是开展生物工程的重要基础条件之一。病原微生物菌（毒）种是指可培养的，具有保藏价值，经过鉴定、分类并给予固定编号的致病性微生物，其侵犯人体，引起人感染甚至传染性疾病，是开展传染性及感染性疾病防治、科研、教学、食品、药品和生物制品生产、出入境检验检疫等工作的研究对象及物质基础，是直接关系国家生物安全的重要战略资源，也是做好国家生物安全工作的重要组成部分。菌（毒）种得到安全、长期、有效的保藏是发挥其重要作用的前提，因此，菌（毒）种保藏管理工作至关重要。

一、中国菌（毒）种保藏工作的有关背景

中国是一个微生物资源较为丰富的国家，但规范性的保藏工作与发达国家相比存在较大差距。历史上第一个可供研究人员使用的细胞菌种保藏中心被普遍认为是德国布拉格大学的弗兰蒂泽克·克拉尔（Frantisek Kral）在1890年建立的。另一个重要的菌种保藏中心是荷兰于1904年建立的，该中心于1907年出版了菌种保藏目录。日本也于1904年建立了菌种保藏中心。1911年，美国细菌学家和"公共卫生之父"查尔斯·温斯洛（C.E.A.Winslow）在美国自然历史博物馆建立了美国第一个菌种保藏中心，该博物馆所藏的微生物为后来建立美国典型培养物保藏中心（American Type Culture Collection，ATCC）创造了条件，1925年，正式成立ATCC。

菌（毒）种资源是国家特有的财富，中国近代微生物菌（毒）种收集与保藏活动始于20世纪20年代。在20世纪30年代后期，方心芳先生开始最初的微生物收集和保藏工作。在方心芳先生的建议下，1951年中国科学院成立了全国性的菌种保藏委员会，就菌种的收集、保藏和各有关单位的分工合作等提出了有益的建议。委员会在1953年成为具有实体的保藏机构。1979年，国家科学技术委员会（简称科委）批准成立了中国微生物菌种保藏管理委员会，该委员会下设7个国家级专业菌

种保藏管理中心，分别负责农业、工业、林业、医学、兽医、药用及普通微生物菌种资源的收集、鉴定、保藏、供应及国际交流任务。1985 年，卫生部根据中国微生物菌种保藏委员会管理和组织条例的规定，为了加强医学微生物菌种的保藏管理，制定了《中国医学微生物菌种保藏管理办法》。1986 年，国家科学技术委员会（科委）颁布实施了《中国微生物菌种保藏管理条例》。2003 年，卫生部又指定了一批严重急性呼吸综合征（severe acute respiratory syndrome，SARS）毒株和样本的保管单位。

2004 年，中国进一步加强病原微生物菌（毒）种管理工作，国务院令 424 号《病原微生物实验室生物安全管理条例》（简称《条例》）于 2004 年 11 月 12 日颁布实施。国家根据病原微生物的传染性、感染后对个体或者群体的危害程度，将病原微生物分为四类。其中，第一类与第二类病原微生物统称为高致病性病原微生物。2006 年 1 月，卫生部印发了《人间传染的病原微生物名录》（简称《名录》），将病原微生物按照名称、分类学地位、危害程度分类、实验活动所需生物安全实验室级别以及运输包装分类进行了明确与细化。近年来，随着新发传染病、再发传染病的不断发生，尤其新冠疫情发生后，国家愈发重视生物安全，生物安全问题已经成为全世界、全人类面临的重大生存和发展威胁之一。2021 年 4 月 15 日，《中华人民共和国生物安全法》（简称《生物安全法》）正式实施，这是我国生物安全领域里程碑事件。《生物安全法》明确提出，国家要统筹布局全国生物安全基础设施建设，加快建设包括病原微生物菌（毒）种保藏在内的生物安全国家战略资源平台、建立共享利用机制，为生物安全科技创新提供战略保障和支撑。为了适应新形势与挑战，进一步落实生物安全法，新的《条例》正在更新、完善与修订中。同时，《名录》也在不断的更新与修订中，2023 年 8 月 18 日，国家卫生健康委正式印发《人间传染的病原微生物目录》（简称《目录》）。《目录》整体架构与《名录》保持不变，仍由病毒、细菌类、真菌三部分组成，主要内容仍为病原微生物名称、分类学地位、危害程度分类、不同实验活动所需实验室等级、运输包装分类及备注等。《目录》与《名录》相比，三部分均有所调整：《名录》中病毒为 160 种、附录 6 种，修订后的《目录》中病毒为 160 种、附录 7 种，其中危害程度分类为第一类的 29 种、第二类的 51 种、第三类的 82 种和第四类的 5 种；《名录》中细菌类病原微生物为 155 种，修订后的《目录》改为 190 种，其中危害程度分类为第二类的 19 种、第三类的 171 种；《名录》中真菌类病原微生物为 59 种，修订后的《目录》改为 151 种，其中危害程度分类为第二类的 7 种，第三类的 144 种。

二、中国菌（毒）种保藏机构的运行与管理

菌（毒）种的保藏管理包括菌（毒）种的收集、整理、鉴定、编号、保存、供应、销毁及菌（毒）种资料保存等工作。《条例》中规定，国务院卫生主管部门或者兽医主管部门指定的菌（毒）种保藏中心或者专业实验室（简称保藏机构），承担集中储存病原微生物菌（毒）种和样本的任务。为了加强人间传染的病原微生物菌（毒）种保藏机构的管理，卫生部于 2009 年颁布了卫生部令第 68 号《人间传染的病原微生物菌（毒）种保藏机构管理办法》（简称《管理办法》）。《管理办法》对保藏机构进行了明确定义，同时，也对保藏机构的职责、保藏机构的指定、保藏活动，以及对保藏机构的监督管理与处罚做了细化。为了给保藏机构指定工作提供依据，根据《管理办法》中关于保藏机构的指定要求，卫生部发布强制性卫生行业标准《人间传染的病原微生物菌（毒）种保藏机构设置技术规范》（WS315—2010），其规定了人间传染的病原微生物菌（毒）种保藏机构设置的基本原则、类别与职责，以及设施设备和管理等基本要求。随后，为了进一步做好保藏机构的指定工作，力求保藏机构指定过程科学化、规范化，卫生部于 2011 年印发了《人间传染的病原微生物菌（毒）种保藏机构指定工作细则》，为下一步开展保藏机构指定工作提供重要依据。为加强生物安全领域反恐怖防范要求与力度，中华人民共和国公安部于 2022 年 12 月 28 日印发了《生物安全领域反恐怖防范要求》系列标准，其中《生物安全领域反恐怖防范要求 第 2 部分：病原微生物菌（毒）种保藏中心》（GA 1802.02—2022）。该标准适用于病原微生物菌（毒）种保藏中心的反恐怖防范工作与管理，规定了病原微生物菌（毒）种保藏中心反恐怖防范的重点目标和重点部位、重点目标等级和防范级别、总体防范要求、常态二级防范要求、常态一级防范要求、非常态防范要求和安全防范系统技术要求。

2008 年 11 月 26 日，农业部印发《动物病原微生物菌（毒）种保藏管理办法》（农业部令第 16 号），该管理办法于 2016 年 5 月 30 日农业部令 2016 年第 3 号、2022 年 1 月 7 日农业农村部令 2022 年第 1 号修订。2023 年 6 月 5 日，农业农村部畜牧兽医局印发关于《动物病原微生物菌（毒）种保藏管理实施细则（征求意见稿）》等 4 个技术规范性文件公开征求意见的通知，分别针对《动物病原微生物菌（毒）种保藏管理实施细则（征求意见稿）》《动物病原微生物菌（毒）种保藏机构设置技术规范（征求意见稿）》《动物病原微生物菌（毒）种及寄生虫虫种资源描述规范（征求意见稿）》《动物病原微生物菌（毒）种编号规则（征求意见稿）》公开征求意见。

2013 年，为了规范人间传染的病原微生物菌（毒）种保藏机构管理，国家卫生计生委印发了《人间传染的病原微生物菌（毒）种保藏机构规划（2013—2018 年）》（简称《规划》），进一步对保藏机构进行统一规划、集中管理。建设安全并符合技术标准的菌（毒）种保藏机构是规划的核心目的，通过开展保藏机构指定工作，使国家法律法规赋予菌（毒）种保藏机构相应的职责和义务。随着指定工作的开展，中国的菌（毒）种保藏管理又迈上一个新台阶。2017 年 8 月，中国疾病预防控制中心成为首家通过指定的国家级病原微生物菌（毒）种保藏中心。

"十三五"期间，我国完成了中国疾病预防控制中心、中国医学科学院、中国食品药品检定研究院、青海省地方病预防控制所、中国科学院武汉病毒研究所和中国科学院微生物研究所 6 家国家级菌（毒）种保藏中心，广东省疾控中心和湖北省疾控中心 2 家省级菌（毒）种保藏中心，以及云南省地方病防治所 1 家保藏专业实验室的指定工作，初步形成了我国人间传染的病原微生物保藏网络布局，积极发挥职能作用。2020 年 9 月 17 日，农业农村部发布公告第 336 号，公布国家动物病原微生物菌（毒）种保藏机构名单，在中国兽医药品监察所设立国家兽医微生物菌（毒）种保藏中心，在中国农业科学院哈尔滨兽医研究所、兰州兽医研究所和上海兽医研究所，中国动物疫病预防控制中心，中国动物卫生与流行病学中心分中心设立国家兽医微生物菌（毒）种保藏分中心。2019 年 6 月，科技部、财政部共同发布国家科技资源共享服务平台优化调整的名单，依托中国疾病预防控制中心组建"国家病原微生物资源库"，依托中国科学院武汉病毒研究所组建"国家病毒资源库"，共同履行国家保藏职责，在新冠疫情期间，主动开展新冠毒株及样本保藏与共享工作，为我国新冠疫情防控发挥了重要支撑作用。

为加快形成满足新的国家生物安全战略需求的人间传染的病原微生物菌（毒）种资源保藏工作体制机制，加强新形势下我国病原微生物资源保藏管理，国家卫生健康委于 2019 年启动《人间传染的病原微生物菌（毒）种保藏机构"十四五"发展规划》（简称"十四五"规划）编制工作。2022 年 7 月 29 日，国家卫生健康委印发《"十四五"规划》（国卫科教函〔2022〕128 号），明确依托中国疾病预防控制中心建设国家病原微生物保藏中心、构建病原微生物资源标准体系，健全病原微生物资源共享交流机制等重点任务。《"十四五"规划》的印发，将进一步指导我国"十四五"期间病原微生物资源保藏管理与监管，我国病原微生物资源保藏运行管理与共享应用将迈上一个新的坚实台阶。

三、中国生物资源获取与惠益分享工作进展

一直以来，生物资源的获取与惠益分享受到全球广泛关注，尤其给人类带来传染病的病原微生物更是引起争议的焦点之一。联合国 1992 年的《生物多样性公约》（*Conventionon Biological Diversity，CBD*）确立了各国对生物遗传资源的主权权利。2002 年 4 月 CBD 第 6 次缔约方大会批准了《关于获取遗传资源并公正和公平分享通过其利用所产生的惠益的波恩准则》（*Born Guidelines on Access to Genetic Resources and Fair and Equitable Sharing of the Benefits ont of their Utilization*），进一步提出了遗传资源获取与惠益分享的步骤。2010 年 10 月达成《生物多样性公约关于获取遗传资源和公正和公平分享其利用所产生惠益的名古屋议定书》（*The Nagoya Protocol on Access to Genetic Resources and the Fair and Equitable Sharing of Benefits Arising from their Utilization to the Convention on Biological Diversity*），该议定书遵循并继承了 CBD "事先知情同意" "共同商定条件" "公平分享惠益" 的原则。世界卫生组织于 2011 年 5 月在第六十四届世界卫生大会上通过了共享流感病毒以及获得疫苗和其他利益的大流行性流感防范框架（Pandemic Influenza Preparedness Framework，PIP）。PIP 框架将会员国、行业、其他利益相关者和世界卫生组织聚集在一起，实施大流行性流感防备和应对的全球方法。为发展全球商定的病原体共享机制，世界卫生组织 2021 年 5 月启动了生物样本中心（BioHub）机制。

我国生物遗传资源方面地大物博，且人口众多，疾病种类繁多，病原微生物资源丰富。1998 年，科技部和卫生部共同制定了第一部有关遗传资源保护的规章《人类遗传资源管理暂行办法》。2011 年，中国发布《中华人民共和国国民经济和社会发展第十二个五年规划纲要》（2011—2015 年），其中提出要保护生物多样性；加大生物五种资源保护与管理力度，有效防范物种资源丧失与流失。2008 年 6 月 5 日，国务院正式发布《国家知识产权战略纲要》，其第二部分，将遗传资源、传统知识和民间文艺的有效保护与合理利用列入近五年战略目标。《中国生物多样性保护战略与行动计划（2011—2030 年）》（CNBSAP）于 2010 年国务院第 126 次常务会议上审议通过，并批准实施。其提出中国生物多样性保护的基本原则是 "保护优先，持续利用，全民参与，惠益共享"。CNBSAP 将实现遗传资源及相关传统知识的惠益共享列为中国生物多样性保护 8 项重大战略任务之一。2014 年，为加强我国生物遗传资源的保护和管理，促进惠益共享，环境保护部会同有关部门编制并审议通过了《加强生物遗传资源管理国家工作方案（2014—2020）年》。同年，环境保护部联合教育部、科学技术部、农业部、国家林业局、中国科学院发布了《关于加强对

外合作与交流中生物遗传资源利用与惠益分享管理的通知》，使相关人员充分认识到加强生物遗传资源保护的管理的重要性。2017 年 3 月 23 日，《生物遗传资源获取与惠益分享管理条例（草案）》（征求意见稿）公开向社会各界征求意见。2021 年，中共中央办公厅、国务院办公厅印发《关于进一步加强生物多样性保护的意见》，通过提出总体要求、加快完善生物多样性保护政策法规、持续优化生物多样性保护空间格局、构建完备的生物多样性保护监测体系、着力提升生物安全管理水平、创新生物多样性可持续利用机制、加大执法和监督检查力度、深化国际合作与交流、全面推动生物多样性保护公众参与、完善生物多样性保护保障措施 10 个方面进一步加强生物多样性保护落地实施。

新冠肺炎疫情发生后，中国迅速开展新型冠状病毒毒株国家保藏与共享工作。2020 年 1 月 24 日，国家病原微生物资源库与国家微生物科学数据中心联合开发"新型冠状病毒国家科技资源服务系统"，并发布了我国第一株病毒毒种新型冠状病毒武汉株 01，英文名称 C-Tan-nCov Wuhan strain，编号 NPRC 2020.00001，其电镜照片、新型冠状病毒核酸检测引物和探针序列等为国内首次发布的重要权威信息，我国第一时间开展了应对新型冠状病毒感染的肺炎疫情的专题服务。同时，英文系统 http://nmdc.cn/nCoV 同步上线，与全球共享新冠病毒信息。1 月 27 日，发布首株环境样本中分离的新冠病毒。2020 年 4 月，"新型冠状病毒国家科技资源服务系统"被新华社纳入《中国公布抗击新冠疫情过程中的主要事实》。2020 年 6 月，由人民出版社出版的国务院新闻办公室《抗击新冠肺炎疫情的中国行动》白皮书中，将此项工作载入中国抗击新冠肺炎疫情史册，彰显我国开放共享，负责任大国的责任与担当。2020 年起，国家病原微生物保藏中心（国家病原微生物资源库）启动新冠毒株共享工作，向科研院所、国家科技资源共享服务平台、企业等提供新冠变异株，为迅速启动全国科研联合攻关，评价现有诊断试剂、疫苗研发、动物模型，并为调整疫情防控策略可能性提供了支撑。

四、讨论与建议

在实验室生物安全日益得到广泛关注的形势下，病原微生物菌（毒）种保藏管理作为实验室生物安全管理工作的核心内容而尤为重要。而保藏机构作为保藏管理工作的主体，做好中国保藏机构运行与管理，依据法律、规范开展菌（毒）种保藏工作，确保国家生物安全，已成为坚持和落实总体国家安全观的一项重要内容和具体工作。只有保护好资源，才能更合理地研究和利用资源，围绕十四五规划，推动并完成规划重点任务，为公众健康、社会稳定、国民经济的可持续发展贡献力量。

（一）建设国家病原微生物保藏中心，统筹国家保藏网络布局

菌（毒）种保藏管理工作在中国起步较晚，"十三五"期间国家级、省级菌（毒）种保藏中心以及保藏专业实验室指定工作已全部完成。"十四五"期间，推动国家保藏中心建设，组织协调全国病原微生物保藏工作，促进我国病原微生物资源管理与共享。统筹国家保藏体系布局规划，在一个国家中心统一运行管理结构下，结合不同行业需求、区域特点和工作基础，将现有的国家级保藏机构、省级保藏机构优化转型为国家中心分中心，下设感染性样本资源库与保藏专业实验室，作为国家保藏中心的具体支撑机构，不断汇交特色样本资源与开展新保藏技术研究，形成国家保藏中心、国家保藏中心分中心、样本资源库与保藏专业实验室的"金字塔"国家病原微生物资源保藏网络。

（二）构建标准统一的保藏中心信息管理系统，形成国家保藏信息网络

目前，保藏机构大多数已建成自己的信息管理系统，但个别保藏机构在管理菌（毒）种方面仍停留在纸质的档案和卡片管理阶段，不能直观反映菌（毒）种保藏与变更情况，也不能快速查询菌（毒）种数据，极易造成菌（毒）种数据的丢失、遗漏、误登错记等问题，对数据的长期保存、使用、安全等产生不利影响。同时，各保藏机构信息管理系统各自为战，数据库五花八门，也为数据与实物资源共享以及数据的互联互通产生不利影响。为了做到对菌（毒）种信息的全面掌握和监控，应建立一套完整、快捷、科学的病原微生物菌（毒）种及样本数据管理信息系统，消除管理隐患，提高管理效率。

对菌（毒）种保藏管理信息系统的需求包括功能需求和性能需求。功能需求指菌（毒）种保藏管理信息系统需要涵盖菌（毒）种的基本信息、存放位置、人员管理及安保设置等内容；性能需求指需要菌（毒）种保藏管理信息系统具有较高的运行效率，具有可靠性和安全性，能够实现权限管理，界面操作方便，且具有可维护性和可扩充性。因此，还需要采用统一的信息描述规范和标准。

2017年，科学技术部《"十三五"生物技术创新专项规划》指出，目前全球生命科学已经进入大数据、大平台、大发现时代。要构建标准统一的保藏中心信息管理系统。未来在中国保藏工作网络基础上，将设计在使用成熟的各系统之间通过技术手段进行系统的交叉、互联。这样既可以做到资源共享，又可以实现大数据的提取与开发利用、具体工作与信息相结合，真正实现国家保藏工作与信息的大网络时代。

（三）统一描述规范与标准，建立资源共享机制与资源共享信息平台

菌（毒）种资源描述不统一给资源共享带来了许多困难，同时也限制了菌（毒）种资源保藏工作的进一步发展。此前，中国菌（毒）种资源的描述不规范、数据标准混乱、缺乏有效的沟通渠道和协调机制、资源共享效率较低，且绝大多数菌（毒）种资源仍然保存于个别项目或课题负责人手中，被其视为私人资产，导致菌（毒）种利用率很低。近年来，在国家生物安全战略规划指引下，加强和规范信息描述，可以大大提高资源共享的可能性。在适应未来生物资源发展的基础上建设具有权威性和适用性的病原微生物菌（毒）种保藏信息描述规范与标准，对实现菌（毒）种的资源共享和国际间交流具有非常重要的意义。

建立资源共享信息平台，可以将各种信息与资源进行整合，而病原微生物菌（毒）种保藏信息描述规范与标准的建立，是资源共享信息平台建设的前提和重要保证。只有在统一描述规范的基础上，分散保藏在各保藏机构的菌（毒）种资源信息才能实现标准化、整合统一。只有实现数据化和网络化，才能真正地建成资源共享信息平台，实现资源共享，更好地为菌（毒）种资源的收集、整理、保藏、评价、共享、利用与研究服务。

（四）促进资源转化应用，助力生物产业快速发展

在实际应用中，其他领域诸如生物制品相关企业、疫苗研发生产、制药企业等机构较难及时、便捷的获取所需菌（毒）株，保藏机构与企业间成果转化与应用更为困难，一定程度上难以满足生物产业快速发展的需求。应加强资源的转化应用，建立保藏机构与企业间共享与转化应用机制，在确保国家生物安全的前提下，以知识产权和惠益分享等共享机制为基础，以应用需求为导向，加强信息化建设，保护和促进病原微生物资源转化应用，提升病原微生物资源对国家传染病防控、生物安全保障、生物技术、生物产业、基础研究创新发展的基础性支撑作用。

病原微生物菌（毒）种的保藏工作体现了一个行业乃至一个国家微生物资源开发、利用和管理的能力和水平。国际化、信息化管理已成为中国菌（毒）种保藏管理发展的必然趋势。在进一步开展微生物资源收集与保藏的基础上，建立一系列的核心技术，实现资源多样化、管理系统化、服务专业化、品质标准化，建设功能齐全、技术先进的微生物物种和信息资源的高效共享平台，为我国生命科学研究、生物技术创新及产业发展提供重要的菌（毒）种和生物信息等资源，满足日益增长的科技研发与生产的需求，推动我国微生物资源的保护和共享利用，为国民经济的可持续发展做出重要贡献。

病原微生物保藏管理与要求

一、生物安全管理要求

（一）相关法律

中华人民共和国刑法（节选）

《中华人民共和国刑法（修订）》1997 年 3 月 14 日由第八届全国人民代表大会第五次会议修订，1997 年 3 月 14 日中华人民共和国主席令第八十三号公布，自1997 年 10 月 1 日起施行。

中华人民共和国刑法（节选）

第六章　妨害社会管理秩序罪，第五节　危害公共卫生罪，第三百三十一条：从事实验、保藏、携带、运输传染病菌种、毒种的人员，违反国务院卫生行政部门的有关规定，造成传染病菌种、毒种扩散，后果严重的，处三年以下有期徒刑或者拘役；后果特别严重的，处三年以上七年以下有期徒刑。

中华人民共和国传染病防治法（节选）

1989 年 2 月 21 日第七届全国人民代表大会常务委员会第六次会议通过 2004 年 8 月 28 日第十届全国人民代表大会常务委员会第十一次会议修订 2004 年 8 月 28 日中华人民共和国主席令第十七号公布

自 2004 年 12 月 1 日起施行

中华人民共和国传染病防治法（节选）

第二章 传染病预防

第二十二条 疾病预防控制机构、医疗机构的实验室和从事病原微生物实验的单位，应当符合国家规定的条件和技术标准，建立严格的监督管理制度，对传染病病原体样本按照规定的措施实行严格监督管理，严防传染病病原体的实验室感染和病原微生物的扩散。

第二十六条 国家建立传染病菌种、毒种库。

对传染病菌种、毒种和传染病检测样本的采集、保藏、携带、运输和使用实行分类管理，建立健全严格的管理制度。

对可能导致甲类传染病传播的以及国务院卫生行政部门规定的菌种、毒种和传染病检测样本，确需采集、保藏、携带、运输和使用的，须经省级以上人民政府卫生行政部门批准。具体办法由国务院制定。

第六章 监督管理

第五十三条 县级以上人民政府卫生行政部门对传染病防治工作履行下列监督检查职责：

……

（五）对传染病菌种、毒种和传染病检测样本的采集、保藏、携带、运输、使用进行监督检查；

……

第八章 法律责任

第七十四条 违反本法规定，有下列情形之一的，由县级以上地方人民政府卫生行政部门责令改正，通报批评，给予警告，已取得许可证的，可以依法暂扣或者吊销许可证；造成传染病传播、流行以及其他严重后果的，对负有责任的主管人员和其他直接责任人员，依法给予降级、撤职、开除的处分，并可以依法吊销有关责任人员的执业证书；构成犯罪的，依法追究刑事责任：

……

（二）违反国家有关规定，采集、保藏、携带、运输和使用传染病菌种、毒种和传染病检测样本的；

……

中华人民共和国反恐怖主义法（节选）

中华人民共和国主席令

第三十六号

中华人民共和国反恐怖主义法

《中华人民共和国反恐怖主义法》已由中华人民共和国第十二届全国人民代表大会常务委员会第十八次会议于 2015 年 12 月 27 日通过，现予公布，自 2016 年 1 月 1 日起施行。

中华人民共和国主席 习近平

2015 年 12 月 27 日

中华人民共和国反恐怖主义法（节选）

第三章 安全防范

第二十二条 ……有关单位应当依照规定对传染病病原体等物质实行严格的监督管理，严密防范传染病病原体等物质扩散或者流入非法渠道。

……

中华人民共和国生物安全法（节选）

中华人民共和国主席令

第五十六号

《中华人民共和国生物安全法》已由中华人民共和国第十三届全国人民代表大会常务委员会第二十二次会议于 2020 年 10 月 17 日通过，现予公布，自 2021 年 4 月 15 日起施行。

中华人民共和国主席　习近平

2020 年 10 月 17 日

中华人民共和国生物安全法（节选）

第一章　总则

第一条　为了维护国家安全，防范和应对生物安全风险，保障人民生命健康，保护生物资源和生态环境，促进生物技术健康发展，推动构建人类命运共同体，实现人与自然和谐共生，制定本法。

第二条　本法所称生物安全，是指国家有效防范和应对危险生物因子及相关因素威胁，生物技术能够稳定健康发展，人民生命健康和生态系统相对处于没有危险和不受威胁的状态，生物领域具备维护国家安全和持续发展的能力。

从事下列活动，适用本法：

（一）防控重大新发突发传染病、动植物疫情；

（二）生物技术研究、开发与应用；

（三）病原微生物实验室生物安全管理；

（四）人类遗传资源与生物资源安全管理；

（五）防范外来物种入侵与保护生物多样性；

（六）应对微生物耐药；

（七）防范生物恐怖袭击与防御生物武器威胁；

（八）其他与生物安全相关的活动。

第五条　国家鼓励生物科技创新，加强生物安全基础设施和生物科技人才队伍建设，支持生物产业发展，以创新驱动提升生物科技水平，增强生物安全保障能力。

第二章　生物安全风险防控体制

第十八条　国家建立生物安全名录和清单制度。国务院及其有关部门根据生物安全工作需要，对涉及生物安全的材料、设备、技术、活动、重要生物资源数据、传染病、动植物疫病、外来入侵物种等制定、公布名录或者清单，并动态调整。

第十九条　国家建立生物安全标准制度。国务院标准化主管部门和国务院其他有关部门根据职责分工，制定和完善生物安全领域相关标准。

第四章　生物技术研究、开发与应用安全

第三十四条　国家加强对生物技术研究、开发与应用活动的安全管理，禁止从事危及公众健康、损害生物资源、破坏生态系统和生物多样性等危害生物安全的生物技术研究、开发与应用活动。

从事生物技术研究、开发与应用活动，应当符合伦理原则。

第三十五条　从事生物技术研究、开发与应用活动的单位应当对本单位生物技术研究、开发与应用的安全负责，采取生物安全风险防控措施，制定生物安全培训、跟踪检查、定期报告等工作制度，强化过程管理。

第三十六条　国家对生物技术研究、开发活动实行分类管理。根据对公众健康、工业农业、生态环境等造成危害的风险程度，将生物技术研究、开发活动分为高风险、中风险、低风险三类。

生物技术研究、开发活动风险分类标准及名录由国务院科学技术、卫生健康、农业农村等主管部门根据职责分工，会同国务院其他有关部门制定、调整并公布。

第三十七条　从事生物技术研究、开发活动，应当遵守国家生物技术研究开发安全管理规范。

从事生物技术研究、开发活动，应当进行风险类别判断，密切关注风险变化，及时采取应对措施。

第三十八条　从事高风险、中风险生物技术研究、开发活动，应当由在我国境内依法成立的法人组织进行，并依法取得批准或者进行备案。

从事高风险、中风险生物技术研究、开发活动，应当进行风险评估，制定风险防控计划和生物安全事件应急预案，降低研究、开发活动实施的风险。

第三十九条　国家对涉及生物安全的重要设备和特殊生物因子实行追溯管理。购买或者引进列入管控清单的重要设备和特殊生物因子，应当进行登记，确保可追

溯，并报国务院有关部门备案。

个人不得购买或者持有列入管控清单的重要设备和特殊生物因子。

第四十条 从事生物医学新技术临床研究，应当通过伦理审查，并在具备相应条件的医疗机构内进行；进行人体临床研究操作的，应当由符合相应条件的卫生专业技术人员执行。

第四十一条 国务院有关部门依法对生物技术应用活动进行跟踪评估，发现存在生物安全风险的，应当及时采取有效补救和管控措施。

第五章　病原微生物实验室生物安全

第四十二条 国家加强对病原微生物实验室生物安全的管理，制定统一的实验室生物安全标准。病原微生物实验室应当符合生物安全国家标准和要求。

从事病原微生物实验活动，应当严格遵守有关国家标准和实验室技术规范、操作规程，采取安全防范措施。

第四十三条 国家根据病原微生物的传染性、感染后对人和动物的个体或者群体的危害程度，对病原微生物实行分类管理。

从事高致病性或者疑似高致病性病原微生物样本采集、保藏、运输活动，应当具备相应条件，符合生物安全管理规范。具体办法由国务院卫生健康、农业农村主管部门制定。

第四十四条 设立病原微生物实验室，应当依法取得批准或者进行备案。

个人不得设立病原微生物实验室或者从事病原微生物实验活动。

第四十五条 国家根据对病原微生物的生物安全防护水平，对病原微生物实验室实行分等级管理。

从事病原微生物实验活动应当在相应等级的实验室进行。低等级病原微生物实验室不得从事国家病原微生物目录规定应当在高等级病原微生物实验室进行的病原微生物实验活动。

第四十六条 高等级病原微生物实验室从事高致病性或者疑似高致病性病原微生物实验活动，应当经省级以上人民政府卫生健康或者农业农村主管部门批准，并将实验活动情况向批准部门报告。

对我国尚未发现或者已经宣布消灭的病原微生物，未经批准不得从事相关实验活动。

第四十七条 病原微生物实验室应当采取措施，加强对实验动物的管理，防止实验动物逃逸，对使用后的实验动物按照国家规定进行无害化处理，实现实验动物可追溯。禁止将使用后的实验动物流入市场。

病原微生物实验室应当加强对实验活动废弃物的管理，依法对废水、废气以及其他废弃物进行处置，采取措施防止污染。

第四十八条　病原微生物实验室的设立单位负责实验室的生物安全管理，制定科学、严格的管理制度，定期对有关生物安全规定的落实情况进行检查，对实验室设施、设备、材料等进行检查、维护和更新，确保其符合国家标准。

病原微生物实验室设立单位的法定代表人和实验室负责人对实验室的生物安全负责。

第四十九条　病原微生物实验室的设立单位应当建立和完善安全保卫制度，采取安全保卫措施，保障实验室及其病原微生物的安全。

国家加强对高等级病原微生物实验室的安全保卫。高等级病原微生物实验室应当接受公安机关等部门有关实验室安全保卫工作的监督指导，严防高致病性病原微生物泄漏、丢失和被盗、被抢。

国家建立高等级病原微生物实验室人员进入审核制度。进入高等级病原微生物实验室的人员应当经实验室负责人批准。对可能影响实验室生物安全的，不予批准；对批准进入的，应当采取安全保障措施。

第五十条　病原微生物实验室的设立单位应当制定生物安全事件应急预案，定期组织开展人员培训和应急演练。发生高致病性病原微生物泄漏、丢失和被盗、被抢或者其他生物安全风险的，应当按照应急预案的规定及时采取控制措施，并按照国家规定报告。

第五十一条　病原微生物实验室所在地省级人民政府及其卫生健康主管部门应当加强实验室所在地感染性疾病医疗资源配置，提高感染性疾病医疗救治能力。

第五十二条　企业对涉及病原微生物操作的生产车间的生物安全管理，依照有关病原微生物实验室的规定和其他生物安全管理规范进行。

涉及生物毒素、植物有害生物及其他生物因子操作的生物安全实验室的建设和管理，参照有关病原微生物实验室的规定执行。

第六章　人类遗传资源与生物资源安全

第五十三条　国家加强对我国人类遗传资源和生物资源采集、保藏、利用、对外提供等活动的管理和监督，保障人类遗传资源和生物资源安全。

国家对我国人类遗传资源和生物资源享有主权。

第五十四条　国家开展人类遗传资源和生物资源调查。

国务院科学技术主管部门组织开展我国人类遗传资源调查，制定重要遗传家系和特定地区人类遗传资源申报登记办法。

国务院科学技术、自然资源、生态环境、卫生健康、农业农村、林业草原、中医药主管部门根据职责分工，组织开展生物资源调查，制定重要生物资源申报登记办法。

第五十五条　采集、保藏、利用、对外提供我国人类遗传资源，应当符合伦理原则，不得危害公众健康、国家安全和社会公共利益。

第五十六条　从事下列活动，应当经国务院科学技术主管部门批准：

（一）采集我国重要遗传家系、特定地区人类遗传资源或者采集国务院科学技术主管部门规定的种类、数量的人类遗传资源；

（二）保藏我国人类遗传资源；

（三）利用我国人类遗传资源开展国际科学研究合作；

（四）将我国人类遗传资源材料运送、邮寄、携带出境。

前款规定不包括以临床诊疗、采供血服务、查处违法犯罪、兴奋剂检测和殡葬等为目的采集、保藏人类遗传资源及开展的相关活动。

为了取得相关药品和医疗器械在我国上市许可，在临床试验机构利用我国人类遗传资源开展国际合作临床试验、不涉及人类遗传资源出境的，不需要批准；但是，在开展临床试验前应当将拟使用的人类遗传资源种类、数量及用途向国务院科学技术主管部门备案。

境外组织、个人及其设立或者实际控制的机构不得在我国境内采集、保藏我国人类遗传资源，不得向境外提供我国人类遗传资源。

第五十七条　将我国人类遗传资源信息向境外组织、个人及其设立或者实际控制的机构提供或者开放使用的，应当向国务院科学技术主管部门事先报告并提交信息备份。

第五十八条　采集、保藏、利用、运输出境我国珍贵、濒危、特有物种及其可用于再生或者繁殖传代的个体、器官、组织、细胞、基因等遗传资源，应当遵守有关法律法规。

境外组织、个人及其设立或者实际控制的机构获取和利用我国生物资源，应当依法取得批准。

第五十九条　利用我国生物资源开展国际科学研究合作，应当依法取得批准。

利用我国人类遗传资源和生物资源开展国际科学研究合作，应当保证中方单位及其研究人员全过程、实质性地参与研究，依法分享相关权益。

第六十条　国家加强对外来物种入侵的防范和应对，保护生物多样性。国务院农业农村主管部门会同国务院其他有关部门制定外来入侵物种名录和管理办法。

国务院有关部门根据职责分工，加强对外来入侵物种的调查、监测、预警、控制、评估、清除以及生态修复等工作。

任何单位和个人未经批准，不得擅自引进、释放或者丢弃外来物种。

第七章　防范生物恐怖与生物武器威胁

第六十二条　国务院有关部门制定、修改、公布可被用于生物恐怖活动、制造生物武器的生物体、生物毒素、设备或者技术清单，加强监管，防止其被用于制造生物武器或者恐怖目的。

第六十三条　国务院有关部门和有关军事机关根据职责分工，加强对可被用于生物恐怖活动、制造生物武器的生物体、生物毒素、设备或者技术进出境、进出口、获取、制造、转移和投放等活动的监测、调查，采取必要的防范和处置措施。

第六十四条　国务院有关部门、省级人民政府及其有关部门负责组织遭受生物恐怖袭击、生物武器攻击后的人员救治与安置、环境消毒、生态修复、安全监测和社会秩序恢复等工作。

第八章　生物安全能力建设

第六十六条　国家制定生物安全事业发展规划，加强生物安全能力建设，提高应对生物安全事件的能力和水平。

县级以上人民政府应当支持生物安全事业发展，按照事权划分，将支持下列生物安全事业发展的相关支出列入政府预算：

（一）监测网络的构建和运行；

（二）应急处置和防控物资的储备；

（三）关键基础设施的建设和运行；

（四）关键技术和产品的研究、开发；

（五）人类遗传资源和生物资源的调查、保藏；

（六）法律法规规定的其他重要生物安全事业。

第六十七条　国家采取措施支持生物安全科技研究，加强生物安全风险防御与管控技术研究，整合优势力量和资源，建立多学科、多部门协同创新的联合攻关机制，推动生物安全核心关键技术和重大防御产品的成果产出与转化应用，提高生物安全的科技保障能力。

生物安全管理要求

第六十八条 国家统筹布局全国生物安全基础设施建设。国务院有关部门根据职责分工，加快建设生物信息、人类遗传资源保藏、菌（毒）种保藏、动植物遗传资源保藏、高等级病原微生物实验室等方面的生物安全国家战略资源平台，建立共享利用机制，为生物安全科技创新提供战略保障和支撑。

第七十一条 国家对从事高致病性病原微生物实验活动、生物安全事件现场处置等高风险生物安全工作的人员，提供有效的防护措施和医疗保障。

第九章 法律责任

第七十四条 违反本法规定，从事国家禁止的生物技术研究、开发与应用活动的，由县级以上人民政府卫生健康、科学技术、农业农村主管部门根据职责分工，责令停止违法行为，没收违法所得、技术资料和用于违法行为的工具、设备、原材料等物品，处一百万元以上一千万元以下的罚款，违法所得在一百万元以上的，处违法所得十倍以上二十倍以下的罚款，并可以依法禁止一定期限内从事相应的生物技术研究、开发与应用活动，吊销相关许可证件；对法定代表人、主要负责人、直接负责的主管人员和其他直接责任人员，依法给予处分，处十万元以上二十万元以下的罚款，十年直至终身禁止从事相应的生物技术研究、开发与应用活动，依法吊销相关执业证书。

第七十五条 违反本法规定，从事生物技术研究、开发活动未遵守国家生物技术研究开发安全管理规范的，由县级以上人民政府有关部门根据职责分工，责令改正，给予警告，可以并处二万元以上二十万元以下的罚款；拒不改正或者造成严重后果的，责令停止研究、开发活动，并处二十万元以上二百万元以下的罚款。

第七十六条 违反本法规定，从事病原微生物实验活动未在相应等级的实验室进行，或者高等级病原微生物实验室未经批准从事高致病性、疑似高致病性病原微生物实验活动的，由县级以上地方人民政府卫生健康、农业农村主管部门根据职责分工，责令停止违法行为，监督其将用于实验活动的病原微生物销毁或者送交保藏机构，给予警告；造成传染病传播、流行或者其他严重后果的，对法定代表人、主要负责人、直接负责的主管人员和其他直接责任人员依法给予撤职、开除处分。

第七十八条 违反本法规定，有下列行为之一的，由县级以上人民政府有关部门根据职责分工，责令改正，没收违法所得，给予警告，可以并处十万元以上一百万元以下的罚款：

（一）购买或者引进列入管控清单的重要设备、特殊生物因子未进行登记，或者未报国务院有关部门备案；

（二）个人购买或者持有列入管控清单的重要设备或者特殊生物因子；

（三）个人设立病原微生物实验室或者从事病原微生物实验活动；

（四）未经实验室负责人批准进入高等级病原微生物实验室。

第七十九条　违反本法规定，未经批准，采集、保藏我国人类遗传资源或者利用我国人类遗传资源开展国际科学研究合作的，由国务院科学技术主管部门责令停止违法行为，没收违法所得和违法采集、保藏的人类遗传资源，并处五十万元以上五百万元以下的罚款，违法所得在一百万元以上的，并处违法所得五倍以上十倍以下的罚款；情节严重的，对法定代表人、主要负责人、直接负责的主管人员和其他直接责任人员，依法给予处分，五年内禁止从事相应活动。

第八十条　违反本法规定，境外组织、个人及其设立或者实际控制的机构在我国境内采集、保藏我国人类遗传资源，或者向境外提供我国人类遗传资源的，由国务院科学技术主管部门责令停止违法行为，没收违法所得和违法采集、保藏的人类遗传资源，并处一百万元以上一千万元以下的罚款；违法所得在一百万元以上的，并处违法所得十倍以上二十倍以下的罚款。

第八十一条　违反本法规定，未经批准，擅自引进外来物种的，由县级以上人民政府有关部门根据职责分工，没收引进的外来物种，并处五万元以上二十五万元以下的罚款。

违反本法规定，未经批准，擅自释放或者丢弃外来物种的，由县级以上人民政府有关部门根据职责分工，责令限期捕回、找回释放或者丢弃的外来物种，处一万元以上五万元以下的罚款。

第八十四条　境外组织或者个人通过运输、邮寄、携带危险生物因子入境或者以其他方式危害我国生物安全的，依法追究法律责任，并可以采取其他必要措施。

第十章　附则

第八十五条　本法下列术语的含义：

（一）生物因子，是指动物、植物、微生物、生物毒素及其他生物活性物质。

（二）重大新发突发传染病，是指我国境内首次出现或者已经宣布消灭再次发生，或者突然发生，造成或者可能造成公众健康和生命安全严重损害，引起社会恐慌，影响社会稳定的传染病。

（三）重大新发突发动物疫情，是指我国境内首次发生或者已经宣布消灭的动物疫病再次发生，或者发病率、死亡率较高的潜伏动物疫病突然发生并迅速传播，给养殖业生产安全造成严重威胁、危害，以及可能对公众健康和生命安全造成危害的情形。

（四）重大新发突发植物疫情，是指我国境内首次发生或者已经宣布消灭的严重危害植物的真菌、细菌、病毒、昆虫、线虫、杂草、害鼠、软体动物等再次引发病虫害，或者本地有害生物突然大范围发生并迅速传播，对农作物、林木等植物造成严重危害的情形。

（五）生物技术研究、开发与应用，是指通过科学和工程原理认识、改造、合成、利用生物而从事的科学研究、技术开发与应用等活动。

（六）病原微生物，是指可以侵犯人、动物引起感染甚至传染病的微生物，包括病毒、细菌、真菌、立克次体、寄生虫等。

（七）植物有害生物，是指能够对农作物、林木等植物造成危害的真菌、细菌、病毒、昆虫、线虫、杂草、害鼠、软体动物等生物。

（八）人类遗传资源，包括人类遗传资源材料和人类遗传资源信息。人类遗传资源材料是指含有人体基因组、基因等遗传物质的器官、组织、细胞等遗传材料。人类遗传资源信息是指利用人类遗传资源材料产生的数据等信息资料。

（九）微生物耐药，是指微生物对抗微生物药物产生抗性，导致抗微生物药物不能有效控制微生物的感染。

（十）生物武器，是指类型和数量不属于预防、保护或者其他和平用途所正当需要的、任何来源或者任何方法产生的微生物剂、其他生物剂以及生物毒素；也包括为将上述生物剂、生物毒素使用于敌对目的或者武装冲突而设计的武器、设备或者运载工具。

（十一）生物恐怖，是指故意使用致病性微生物、生物毒素等实施袭击，损害人类或者动植物健康，引起社会恐慌，企图达到特定政治目的的行为。

第八十六条 生物安全信息属于国家秘密的，应当依照《中华人民共和国保守国家秘密法》和国家其他有关保密规定实施保密管理。

第八十七条 中国人民解放军、中国人民武装警察部队的生物安全活动，由中央军事委员会依照本法规定的原则另行规定。

第八十八条 本法自 2021 年 4 月 15 日起施行。

中华人民共和国动物防疫法（节选）

（2021 修订版）

（1997 年 7 月 3 日第八届全国人民代表大会常务委员会第二十六次会议通过　2007 年 8 月 30 日第十届全国人民代表大会常务委员会第二十九次会议第一次修订　根据 2013 年 6 月 29 日第十二届全国人民代表大会常务委员会第三次会议《关于修改〈中华人民共和国文物保护法〉等十二部法律的决定》第一次修正　根据 2015 年 4 月 24 日第十二届全国人民代表大会常务委员会第十四次会议《关于修改〈中华人民共和国电力法〉等六部法律的决定》第二次修正　2021 年 1 月 22 日第十三届全国人民代表大会常务委员会第二十五次会议第二次修订）

第二十八条　采集、保存、运输动物病料或者病原微生物以及从事病原微生物研究、教学、检测、诊断等活动，应当遵守国家有关病原微生物实验室管理的规定。

第二十九条　禁止屠宰、经营、运输下列动物和生产、经营、加工、贮藏、运输下列动物产品：

（一）封锁疫区内与所发生动物疫病有关的；

（二）疫区内易感染的；

（三）依法应当检疫而未经检疫或者检疫不合格的；

（四）染疫或者疑似染疫的；

（五）病死或者死因不明的；

（六）其他不符合国务院农业农村主管部门有关动物防疫规定的。

因实施集中无害化处理需要暂存、运输动物和动物产品并按照规定采取防疫措施的，不适用前款规定。

（二）相关法规和规章

突发公共卫生事件应急条例（节选）

中华人民共和国国务院令

第 376 号

《突发公共卫生事件应急条例》已经 2003 年 5 月 7 日国务院第 7 次常务会议通过，现予公布，自公布之日起施行。

总理　温家宝

2003 年 5 月 9 日

突发公共卫生事件应急条例（节选）

第三章　报告与信息发布

第十九条　国家建立突发事件应急报告制度。

国务院卫生行政主管部门制定突发事件应急报告规范，建立重大、紧急疫情信息报告系统。

有下列情形之一的，省、自治区、直辖市人民政府应当在接到报告 1 小时内，向国务院卫生行政主管部门报告：

（一）发生或者可能发生传染病暴发、流行的；

（二）发生或者发现不明原因的群体性疾病的；

（三）发生传染病菌种、毒种丢失的；

（四）发生或者可能发生重大食物和职业中毒事件的。

国务院卫生行政主管部门对可能造成重大社会影响的突发事件，应当立即向国务院报告。

病原微生物实验室生物安全管理条例（节选）

中华人民共和国国务院令

第 424 号

《病原微生物实验室生物安全管理条例》已经 2004 年 11 月 5 日国务院第 69 次常务会议通过，现予公布，自公布之日起施行。

总理　温家宝

2004 年 11 月 12 日

病原微生物实验室生物安全管理条例（节选）

第二章　病原微生物的分类和管理

第十四条　国务院卫生主管部门或者兽医主管部门指定的菌（毒）种保藏中心或者专业实验室（以下称保藏机构），承担集中储存病原微生物菌（毒）种和样本的任务。

保藏机构应当依照国务院卫生主管部门或者兽医主管部门的规定，储存实验室送交的病原微生物菌（毒）种和样本，并向实验室提供病原微生物菌（毒）种和样本。

保藏机构应当制定严格的安全保管制度，作好病原微生物菌（毒）种和样本进出和储存的记录，建立档案制度，并指定专人负责。对高致病性病原微生物菌（毒）种和样本应当设专库或者专柜单独储存。保藏机构储存、提供病原微生物菌（毒）种和样本，不得收取任何费用，其经费由同级财政在单位预算中予以保障。

保藏机构的管理办法由国务院卫生主管部门会同国务院兽医主管部门制定。

第十五条　保藏机构应当凭实验室依照本条例的规定取得的从事高致病性病原微生物相关实验活动的批准文件，向实验室提供高致病性病原微生物菌（毒）种和样本，并予以登记。

第十六条　实验室在相关实验活动结束后，应当依照国务院卫生主管部门或者兽医主管部门的规定，及时将病原微生物菌（毒）种和样本就地销毁或者送交保藏机构保管。

保藏机构接受实验室送交的病原微生物菌（毒）种和样本，应当予以登记，并开具接收证明。

第十七条　高致病性病原微生物菌（毒）种或者样本在运输、储存中被盗、被抢、丢失、泄漏的，承运单位、护送人、保藏机构应当采取必要的控制措施，并在2小时内分别向承运单位的主管部门、护送人所在单位和保藏机构的主管部门报告，同时向所在地的县级人民政府卫生主管部门或者兽医主管部门报告，发生被盗、被抢、丢失的，还应当向公安机关报告；接到报告的卫生主管部门或者兽医主管部门应当在2小时内向本级人民政府报告，并同时向上级人民政府卫生主管部门或者兽医主管部门和国务院卫生主管部门或者兽医主管部门报告。

县级人民政府应当在接到报告后2小时内向设区的市级人民政府或者上一级人民政府报告；设区的市级人民政府应当在接到报告后2小时内向省、自治区、直辖市人民政府报告。省、自治区、直辖市人民政府应当在接到报告后1小时内，向国务院卫生主管部门或者兽医主管部门报告。

任何单位和个人发现高致病性病原微生物菌（毒）种或者样本的容器或者包装材料，应当及时向附近的卫生主管部门或者兽医主管部门报告；接到报告的卫生主管部门或者兽医主管部门应当及时组织调查核实，并依法采取必要的控制措施。

第三章　实验室的设立与管理

第三十三条　从事高致病性病原微生物相关实验活动的实验室的设立单位，应当建立健全安全保卫制度，采取安全保卫措施，严防高致病性病原微生物被盗、被抢、丢失、泄漏，保障实验室及其病原微生物的安全。实验室发生高致病性病原微生物被盗、被抢、丢失、泄漏的，实验室的设立单位应当依照本条例第十七条的规定进行报告。

第四章　实验室感染控制

第四十二条　实验室的设立单位应当指定专门的机构或者人员承担实验室感染控制工作，定期检查实验室的生物安全防护、病原微生物菌（毒）种和样本保存与使用、安全操作、实验室排放的废水和废气以及其他废物处置等规章制度的实施情况。

第四十六条　卫生主管部门或者兽医主管部门接到关于实验室发生工作人员感染事故或者病原微生物泄漏事件的报告，或者发现实验室从事病原微生物相关实活动造成实验室感染事故的，应当立即组织疾病预防控制机构、动物防疫监督机构和医疗机构以及其他有关机构依法采取下列预防、控制措施：

（一）封闭被病原微生物污染的实验室或者可能造成病原微生物扩散的场所；

（二）开展流行病学调查；

（三）对病人进行隔离治疗，对相关人员进行医学检查；

（四）对密切接触者进行医学观察；

（五）进行现场消毒；

（六）对染疫或者疑似染疫的动物采取隔离、扑杀等措施；

（七）其他需要采取的预防、控制措施。

第五章　监督管理

第四十九条　县级以上地方人民政府卫生主管部门、兽医主管部门依照各自分工，履行下列职责：

（一）对病原微生物菌（毒）种、样本的采集、运输、储存进行监督检查；

第五十条　县级以上人民政府卫生主管部门、兽医主管部门、环境保护主管部门在履行监督检查职责时，有权进入被检查单位和病原微生物泄漏或者扩散现场调查取证、采集样品，查阅复制有关资料。需要进入从事高致病性病原微生物相关实验活动的实验室调查取证、采集样品的，应当指定或者委托专业机构实施。被检查单位应当予以配合，不得拒绝、阻挠。

第六章　法律责任

第五十六条　三级、四级实验室未经批准从事某种高致病性病原微生物或者疑似高致病性病原微生物实验活动的，由县级以上地方人民政府卫生主管部门、兽医主管部门依照各自职责，责令停止有关活动，监督其将用于实验活动的病原微生物销毁或者送交保藏机构，并给予警告；造成传染病传播、流行或者其他严重后果的，由实验室的设立单位对主要负责人、直接负责的主管人员和其他直接责任人员，依法给予撤职、开除的处分；构成犯罪的，依法追究刑事责任。

第五十七条　卫生主管部门或者兽医主管部门违反本条例的规定，准予不符合本条例规定条件的实验室从事高致病性病原微生物相关实验活动的，由作出批准决定的卫生主管部门或者兽医主管部门撤销原批准决定，责令有关实验室立即停止有关活动，并监督其将用于实验活动的病原微生物销毁或者送交保藏机构，对直接负责的主管人员和其他直接责任人员依法给予行政处分；构成犯罪的，依法追究刑事责任。

第六十一条　经依法批准从事高致病性病原微生物相关实验活动的实验室的设立单位未建立健全安全保卫制度，或者未采取安全保卫措施的，由县级以上地方人民政府卫生主管部门、兽医主管部门依照各自职责，责令限期改正；逾期不改正，导致高致病性病原微生物菌（毒）种、样本被盗、被抢或者造成其他严重后果的，责令停止该项实验活动，该实验室 2 年内不得申请从事高致病性病原微生物实验活动；造成传染病传播、流行的，该实验室设立单位的主管部门还应当对该实验室的设立单位的直接负责的主管人员和其他直接责任人员，依法给予降级、撤职、开除的处分；构成犯罪的，依法追究刑事责任。

第六十二条　未经批准运输高致病性病原微生物菌（毒）种或者样本，或者承运单位经批准运输高致病性病原微生物菌（毒）种或者样本未履行保护义务，导致高致病性病原微生物菌（毒）种或者样本被盗、被抢、丢失、泄漏的，由县级以上地方人民政府卫生主管部门、兽医主管部门依照各自职责，责令采取措施，消除隐患，给予警告；造成传染病传播、流行或者其他严重后果的，由托运单位和承运单位的主管部门对主要负责人、直接负责的主管人员和其他直接责任人员，依法给予撤职、开除的处分；构成犯罪的，依法追究刑事责任。

第六十三条　有下列行为之一的，由实验室所在地的设区的市级以上地方人民政府卫生主管部门、兽医主管部门依照各自职责，责令有关单位立即停止违法活动，监督其将病原微生物销毁或者送交保藏机构；造成传染病传播、流行或者其他严重后果的，由其所在单位或者其上级主管部门对主要负责人、直接负责的主管人员和其他直接责任人员，依法给予撤职、开除的处分；有许可证件的，并由原发证部门吊销有关许可证件；构成犯罪的，依法追究刑事责任：

（一）实验室在相关实验活动结束后，未依照规定及时将病原微生物菌（毒）种和样本就地销毁或者送交保藏机构保管的；

（二）实验室使用新技术、新方法从事高致病性病原微生物相关实验活动未经国家病原微生物实验室生物安全专家委员会论证的；

（三）未经批准擅自从事在我国尚未发现或者已经宣布消灭的病原微生物相关实验活动的；

（四）在未经指定的专业实验室从事在我国尚未发现或者已经宣布消灭的病原微生物相关实验活动的；

（五）在同一个实验室的同一个独立安全区域内同时从事两种或者两种以上高致病性病原微生物的相关实验活动的。

生物安全管理要求

第六十五条　实验室工作人员出现该实验室从事的病原微生物相关实验活动有关的感染临床症状或者体征，以及实验室发生高致病性病原微生物泄漏时，实验室负责人、实验室工作人员、负责实验室感染控制的专门机构或者人员未依照规定报告，或者未依照规定采取控制措施的，由县级以上地方人民政府卫生主管部门、兽医主管部门依照各自职责，责令限期改正，给予警告；造成传染病传播、流行或者其他严重后果的，由其设立单位对实验室主要负责人、直接负责的主管人员和其他直接责任人员，依法给予撤职、开除的处分；有许可证件的，并由原发证部门吊销有关许可证件；构成犯罪的，依法追究刑事责任。

第六十七条　发生病原微生物被盗、被抢、丢失、泄漏，承运单位、护送人、保藏机构和实验室的设立单位未依照本条例的规定报告的，由所在地的县级人民政府卫生主管部门或者兽医主管部门给予警告；造成传染病传播、流行或者其他严重后果的，由实验室的设立单位或者承运单位、保藏机构的上级主管部门对主要负责人、直接负责的主管人员和其他直接责任人员，依法给予撤职、开除的处分；构成犯罪的，依法追究刑事责任。

第六十八条　保藏机构未依照规定储存实验室送交的菌（毒）种和样本，或者未依照规定提供菌（毒）种和样本的，由其指定部门责令限期改正，收回违法提供的菌（毒）种和样本，并给予警告；造成传染病传播、流行或者其他严重后果的，由其所在单位或者其上级主管部门对主要负责人、直接负责的主管人员和其他直接责任人员，依法给予撤职、开除的处分；构成犯罪的，依法追究刑事责任。

国家突发公共卫生事件应急预案（节选）

国家卫生健康委员会   发布时间：2006-01-10

1   总则

1.3   突发公共卫生事件的分级

根据突发公共卫生事件性质、危害程度、涉及范围，突发公共卫生事件划分为特别重大（Ⅰ级）、重大（Ⅱ级）、较大（Ⅲ级）和一般（Ⅳ级）四级。

其中，特别重大突发公共卫生事件主要包括：

（1）肺鼠疫、肺炭疽在大、中城市发生并有扩散趋势，或肺鼠疫、肺炭疽疫情波及2个以上的省份，并有进一步扩散趋势。

（2）发生传染性非典型肺炎、人感染高致病性禽流感病例，并有扩散趋势。

（3）涉及多个省份的群体性不明原因疾病，并有扩散趋势。

（4）发生新传染病或我国尚未发现的传染病发生或传入，并有扩散趋势，或发现我国已消灭的传染病重新流行。

（5）发生烈性病菌株、毒株、致病因子等丢失事件。

（6）周边以及与我国通航的国家和地区发生特大传染病疫情，并出现输入性病例，严重危及我国公共卫生安全的事件。

（7）国务院卫生行政部门认定的其他特别重大突发公共卫生事件。

国家鼠疫控制应急预案（节选）

国务院办公厅关于转发

卫生部国家鼠疫控制应急预案的通知

国办发〔2007〕46 号

各省、自治区、直辖市人民政府，国务院各部委、各直属机构：卫生部修订后的《国家鼠疫控制应急预案》已经国务院同意，现转发给你们，请遵照执行，原由国务院办公厅印发的《国家鼠疫控制应急预案》（国办发〔2000〕57 号）同时废止。

国务院办公厅

2007 年 6 月 26 日

国家鼠疫控制应急预案（节选）

卫生部

1　总则

1.4　鼠疫疫情分级

根据鼠疫发生地点、病型、例数、流行范围和趋势及对社会危害程度，将人间鼠疫疫情划分为特别重大（Ⅰ级）、重大（Ⅱ级）、较大（Ⅲ级）和一般（Ⅳ级）四级。

1.4.1　特别重大鼠疫疫情（Ⅰ级）

有下列情形之一的为特别重大鼠疫疫情（Ⅰ级）：

（1）肺鼠疫在大、中城市发生，并有扩散趋势；

（2）相关联的肺鼠疫疫情波及 2 个以上的省份，并有进一步扩散趋势；

（3）发生鼠疫菌强毒株丢失事件。

兽药管理条例（节选）

（2004 年 4 月 9 日中华人民共和国国务院令第 404 号公布 根据 2014 年 7 月 29 日《国务院关于修改部分行政法规的决定》第一次修订　根据 2016 年 2 月 6 日《国务院关于修改部分行政法规的决定》第二次修订　根据 2020 年 3 月 27 日《国务院关于修改和废止部分行政法规的决定》第三次修订）

第二章　新兽药研制

第八条　……研制新兽药需要使用一类病原微生物的，还应当具备国务院兽医行政管理部门规定的条件，并在实验室阶段前报国务院兽医行政管理部门批准。

第九条　临床试验完成后，新兽药研制者向国务院兽医行政管理部门提出新兽药注册申请时，应当提交该新兽药的样品和下列资料：

（一）名称、主要成分、理化性质；

（二）研制方法、生产工艺、质量标准和检测方法；

（三）药理和毒理试验结果、临床试验报告和稳定性试验报告；

（四）环境影响报告和污染防治措施。

研制的新兽药属于生物制品的，还应当提供菌（毒、虫）种、细胞等有关材料和资料。菌（毒、虫）种、细胞由国务院兽医行政管理部门指定的机构保藏。

……

第三章　兽药生产

第十七条　生产兽药所需的原料、辅料，应当符合国家标准或者所生产兽药的质量要求。直接接触兽药的包装材料和容器应当符合药用要求。

第五章　兽药进出口

第三十二条　首次向中国出口的兽药，由出口方驻中国境内的办事机构或者其委托的中国境内代理机构向国务院兽医行政管理部门申请注册，并提交下列资料和物品：

……

申请向中国出口兽用生物制品的，还应当提供菌（毒、虫）种、细胞等有关材料和资料。

第八章　法律责任

第五十九条　违反本条例规定，研制新兽药不具备规定的条件擅自使用一类病原微生物或者在实验室阶段前未经批准的，责令其停止实验，并处 5 万元以上 10 万元以下罚款；构成犯罪的，依法追究刑事责任；给他人造成损失的，依法承担赔偿责任。

第九章　附则

第七十二条　本条例下列用语的含义是：

（一）兽药，是指用于预防、治疗、诊断动物疾病或者有目的地调节动物生理机能的物质（含药物饲料添加剂），主要包括：血清制品、疫苗、诊断制品、微生态制品、中药材、中成药、化学药品、抗生素、生化药品、放射性药品及外用杀虫剂、消毒剂等。

兽药生产质量管理规范（节选）

中华人民共和国农业农村部令

2020 年第 3 号

《兽药生产质量管理规范（2020 年修订）》已经农业农村部 2020 年 4 月 2 日第 6 次常务会议审议通过，现予公布，自 2020 年 6 月 1 日起施行。

部长　韩长赋

2020 年 4 月 21 日

兽药生产质量管理规范（2020 年修订）（节选）

第四章　厂房与设施

第二节　生产区

第四十三条　为降低污染和交叉污染的风险，厂房、生产设施和设备应当根据所生产兽药的特性、工艺流程及相应洁净度级别要求合理设计、布局和使用，并符合下列要求：

……

（五）兽用生物制品应按微生物类别、性质的不同分开生产。强毒菌种与弱毒菌种、病毒与细菌、活疫苗与灭活疫苗、灭活前与灭活后、脱毒前与脱毒后其生产操作区域和储存设备等应严格分开。

生产兽用生物制品涉及高致病性病原微生物、有感染人风险的人兽共患病病原微生物以及芽孢类微生物的，应在生物安全风险评估基础上，至少采取专用区域、专用设备和专用空调排风系统等措施，确保生物安全。有生物安全三级防护要求的兽用生物制品的生产，还应符合相关规定。

……

第四十八条　排水设施应当大小适宜，并安装防止倒灌的装置。含高致病性病原微生物以及有感染人风险的人兽共患病病原微生物的活毒废水，应有有效的无害化处理设施。

人间传染的病原微生物菌（毒）种保藏机构管理办法

中华人民共和国卫生部令

第 68 号

《人间传染的病原微生物菌（毒）种保藏机构管理办法》已经 2009 年 5 月 26 日卫生部部务会议讨论通过，现予以发布，自 2009 年 10 月 1 日起施行。

部长　陈竺

2009 年 7 月 16 日

人间传染的病原微生物菌（毒）种保藏机构管理办法

第一章　总　则

第一条　为加强人间传染的病原微生物菌（毒）种（以下称菌（毒）种）保藏机构的管理，保护和合理利用我国菌（毒）种或样本资源，防止菌（毒）种或样本在保藏和使用过程中发生实验室感染或者引起传染病传播，依据《中华人民共和国传染病防治法》、《病原微生物实验室生物安全管理条例》（以下称《条例》）的规定制定本办法。

第二条　卫生部主管全国人间传染的菌（毒）种保藏机构（以下称保藏机构）的监督管理工作。

县级以上人民政府卫生行政部门负责本行政区域内保藏机构的监督管理工作。

第三条　本办法所称的菌（毒）种是指可培养的，人间传染的真菌、放线菌、细菌、立克次体、螺旋体、支原体、衣原体、病毒等具有保存价值的，经过保藏机构鉴定、分类并给予固定编号的微生物。

本办法所称的病原微生物样本（以下称样本）是指含有病原微生物的、具有保存价值的人和动物体液、组织、排泄物等物质，以及食物和环境样本等。

可导致人类传染病的寄生虫不同感染时期的虫体、虫卵或样本按照本办法进行管理。

编码产物或其衍生物对人体有直接或潜在危害的基因（或其片段）参照本办法

进行管理。

菌（毒）种的分类按照《人间传染的病原微生物名录》（以下简称《名录》）的规定执行。

菌（毒）种或样本的保藏是指保藏机构依法以适当的方式收集、检定、编目、储存菌（毒）种或样本，维持其活性和生物学特性，并向合法从事病原微生物相关实验活动的单位提供菌（毒）种或样本的活动。

保藏机构是指由卫生部指定的，按照规定接收、检定、集中储存与管理菌（毒）种或样本，并能向合法从事病原微生物实验活动的单位提供菌（毒）种或样本的非营利性机构。

第四条 保藏机构以外的机构和个人不得擅自保藏菌（毒）种或样本。

必要时，卫生部可以根据疾病控制和科研、教学、生产的需要，指定特定机构从事保藏活动。

第五条 国家病原微生物实验室生物安全专家委员会卫生专业委员会负责保藏机构的生物安全评估和技术咨询、论证等工作。

第六条 菌（毒）种或样本有关保密资料、信息的管理和使用必须严格遵守国家保密工作的有关法律、法规和规定。信息及数据的相关主管部门负责确定菌（毒）种或样本有关资料和信息的密级、保密范围、保密期限、管理责任和解密。各保藏机构应当根据菌（毒）种信息及数据所定密级和保密范围制定相应的保密制度，履行保密责任。

未经批准，任何组织和个人不得以任何形式泄漏涉密菌（毒）种或样本有关的资料和信息，不得使用个人计算机、移动储存介质储存涉密菌（毒）种或样本有关的资料和信息。

第二章   保藏机构的职责

第七条 保藏机构分为菌（毒）种保藏中心和保藏专业实验室。菌（毒）种保藏中心分为国家级和省级两级。

保藏机构的设立及其保藏范围应当根据国家在传染病预防控制、医疗、检验检疫、科研、教学、生产等方面工作的需要，兼顾各地实际情况，统一规划、整体布局。

国家级菌（毒）种保藏中心和保藏专业实验室根据工作需要设立。省级菌（毒）种保藏中心根据工作需要设立，原则上各省、自治区、直辖市只设立一个。

第八条 国家级菌（毒）种保藏中心的职责为：

（一）负责菌（毒）种或样本的收集、选择、鉴定、复核、保藏、供应和依法进行对外交流；

（二）出具国家标准菌（毒）株证明；

（三）从国际菌（毒）种保藏机构引进标准或参考菌（毒）种，供应国内相关单位使用；

（四）开展菌（毒）种或样本分类、保藏新方法、新技术的研究和应用；

（五）负责收集和提供菌（毒）种或样本的信息，编制菌（毒）种或样本目录和数据库；

（六）组织全国学术交流和培训；

（七）对保藏专业实验室和省级菌（毒）种保藏中心进行业务指导。

第九条　省级菌（毒）种保藏中心的职责：

（一）负责本行政区域内菌（毒）种或样本的收集、选择、鉴定、分类、保藏、供应和依法进行对外交流；

（二）向国家级保藏机构提供国家级保藏机构所需的菌（毒）种或样本；

（三）从国家或者国际菌（毒）种保藏机构引进标准或参考菌（毒）种，供应辖区内相关单位使用；

（四）开展菌（毒）种或样本分类、保藏新方法、新技术的研究和应用；

（五）负责收集和提供本省（自治区、直辖市）菌（毒）种或样本的各种信息，编制地方菌（毒）种或样本目录和数据库。

第十条　保藏专业实验室的职责：

（一）负责专业菌（毒）种或样本的收集、选择、鉴定、复核、保藏、供应和依法进行对外交流；

（二）开展菌（毒）种或样本分类、保藏新方法、新技术的研究和应用；

（三）负责提供专业菌（毒）种或样本的各种信息，建立菌（毒）种或样本数据库；

（四）向国家级和所属行政区域内省级保藏中心提供菌（毒）种代表株。

第十一条　下列菌（毒）种或样本必须由国家级保藏中心或专业实验室进行保藏：

（一）我国境内未曾发现的高致病性病原微生物菌（毒）种或样本和已经消灭的病原微生物菌（毒）种或样本；

（二）《名录》规定的第一类病原微生物菌（毒）种或样本；

（三）卫生部规定的其他菌（毒）种或样本。

第三章　保藏机构的指定

第十二条　保藏机构及其保藏范围由卫生部组织专家评估论证后指定，并由卫生部颁发《人间传染的病原微生物菌（毒）种保藏机构证书》。

第十三条　申请保藏机构应当具备以下条件：

（一）符合国家关于保藏机构设立的整体布局（规划）和实际需要；

（二）依法从事涉及菌（毒）种或样本实验活动，并符合有关主管部门的相关规定；

（三）符合卫生部公布的《人间传染的病原微生物菌（毒）种保藏机构设置技术规范》的要求，具备与所从事的保藏工作相适应的保藏条件；

（四）生物安全防护水平与所保藏的病原微生物相适应，符合《名录》对生物安全防护水平的要求。高致病性菌（毒）种保藏机构还必须具备获得依法开展实验活动资格的相应级别的高等级生物安全实验室；

（五）工作人员具备与拟从事保藏活动相适应的能力；

（六）明确保藏机构的职能、工作范围、工作内容和所保藏的病原微生物种类。在对所保藏的病原微生物进行风险评估的基础上，制订可靠、完善的生物安全防护方案、相应标准操作程序、意外事故应急预案及感染监测方案等；

（七）建立持续有效的保藏机构实验室生物安全管理体系及完善的管理制度；

（八）具备开展保藏活动所需的经费支持。

第十四条　拟申请保藏机构的法人单位应当向所在地省、自治区、直辖市人民政府卫生行政部门提交下列资料：

（一）《人间传染的病原微生物菌（毒）种保藏机构申请表》；

（二）保藏机构所属法人机构的法人资格证书（复印件）；

（三）保藏机构生物安全实验室的相关批准或者证明文件（复印件）；

（四）保藏工作的内容、范围，拟保藏菌（毒）种及样本的清单；

（五）保藏机构的组织结构、管理职责、硬件条件、基本建设条件等文件，并提供设施、设备、用品清单；

（六）生物安全管理文件、生物安全手册、风险评估报告、相应标准操作程序、生物安全防护方案、意外事故和安全保卫应急预案、暴露及暴露后监测和处理方案等；

（七）保藏机构人员名单、生物安全培训证明及所在单位颁发的上岗证书；

（八）卫生部规定的其他相关资料。

省、自治区、直辖市人民政府卫生行政部门收到材料后，在 15 个工作日内进行审核，审核同意的报卫生部。卫生部在收到省、自治区、直辖市人民政府卫生行政部门报告后 60 个工作日内组织专家进行评估和论证，对于符合本办法第十三条所列条件的，颁发《人间传染的病原微生物菌（毒）种保藏机构证书》。

第十五条　取得《人间传染的病原微生物菌（毒）种保藏机构证书》的保藏机构发生以下变化时，应当及时向省、自治区、直辖市人民政府卫生行政部门报告，省、自治区、直辖市人民政府卫生行政部门经核查后报卫生部：

（一）实验室生物安全级别发生变化；

（二）实验室增加高致病性菌（毒）种或样本保藏内容；

（三）保藏场所和空间发生变化；

（四）实验室存在严重安全隐患、发生生物安全事故；

（五）管理体系文件换版或者进行较大修订；

（六）保藏机构应报告的其他重大事项。

第十六条　《人间传染的病原微生物菌（毒）种保藏机构证书》有效期 5 年。保藏机构需要继续从事保藏工作的，应当在有效期届满前 6 个月按照本办法的规定重新申请《人间传染的病原微生物菌（毒）种保藏机构证书》。

第四章　保藏活动

第十七条　各实验室应当将在研究、教学、检测、诊断、生产等实验活动中获得的有保存价值的各类菌（毒）株或样本送交保藏机构进行鉴定和保藏。保藏机构对送交的菌（毒）株或样本，应当予以登记，并出具接收证明。

国家级保藏中心、专业实验室和省级保藏中心应当定期向卫生部指定的机构申报保藏入库菌（毒）种目录。

国家级保藏中心可根据需要选择收藏省级保藏中心保藏的有价值的菌（毒）种。

第十八条　保藏机构有权向有关单位收集和索取所需要保藏的菌（毒）种，相关单位应当无偿提供。

第十九条　保藏机构对专用和专利菌（毒）种要承担相应的保密责任，依法保护知识产权和物权。

样本等不可再生资源所有权属于提交保藏的单位，其他单位需要使用，必须征得所有权单位的书面同意。根据工作需要，卫生部和省、自治区、直辖市人民政府卫生行政部门依据各自权限可以调配使用。

第二十条 申请使用菌（毒）种或样本的实验室，应当向保藏机构提供从事病原微生物相关实验活动的批准或证明文件。保藏机构应当核查登记后无偿提供菌（毒）种或样本。

非保藏机构实验室在从事病原微生物相关实验活动结束后，应当在 6 个月内将菌（毒）种或样本就地销毁或者送交保藏机构保藏。

医疗卫生、出入境检验检疫、教学和科研机构按规定从事临床诊疗、疾病控制、检疫检验、教学和科研等工作，在确保安全的基础上，可以保管其工作中经常使用的菌（毒）种或样本，其保管的菌（毒）种或样本名单应当报当地卫生行政部门备案。但涉及高致病性病原微生物及行政部门有特殊管理规定的菌（毒）种除外。

第二十一条 实验室从事实验活动，使用涉及本办法第十一条规定的菌（毒）种或样本，应当经卫生部批准；使用其他高致病性菌（毒）种或样本，应当经省级人民政府卫生行政部门批准；使用第三、四类菌（毒）种或样本，应当经实验室所在法人机构批准。

第二十二条 保藏机构储存、提供菌（毒）种和样本，不得收取任何费用。

第二十三条 保藏机构保藏的菌（毒）种或样本符合下列条件之一的可以销毁：

（一）国家规定必须销毁的；

（二）有证据表明保藏物已丧失生物活性或被污染已不适于继续使用的；

（三）保藏机构认为无继续保存价值且经送保藏单位同意的。

销毁的菌（毒）种或样本属于本办法第十一条规定的应当经卫生部批准；销毁其他高致病性菌（毒）种或样本，应当经省级人民政府卫生行政部门批准；销毁第三、四类菌（毒）种或样本的，应当经保藏机构负责人批准。

第二十四条 销毁高致病性病原微生物菌（毒）种或样本必须采用安全可靠的方法，并应当对所用方法进行可靠性验证。

销毁应当在与拟销毁菌（毒）种相适应的生物安全防护水平的实验室内进行，由两人共同操作，并应当对销毁过程进行严格监督。

销毁后应当作为医疗废物送交具有资质的医疗废物集中处置单位处置。

销毁的全过程应当有详细记录，相关记录保存不得少于 20 年。

第二十五条 保藏机构应当制定严格的安全保管制度，做好菌（毒）种或样本的出入库、储存和销毁等原始记录，建立档案制度，并指定专人负责。所有档案保存不得少于 20 年。

保藏机构对保藏的菌（毒）种或样本应当设专库储存。建立严格的菌（毒）种库人员管理制度，保（监）管人应当为本单位正式员工并不少于 2 人。

保藏环境和设施应当符合有关规范，具有防盗设施并向公安机关备案。保藏机构应当制定应急处置预案，并具备相关的应急设施设备，对储存库应当实行 24 小时监控。

第二十六条　对从事菌（毒）种或样本实验活动的专业人员，保藏机构应当按照国家规定采取有效的安全防护和医疗保障措施。

第二十七条　菌（毒）种或样本的国际交流应当符合本办法第十九条的规定，并参照《中华人民共和国生物两用品及相关设备和技术出口管制条例》、《出口管制清单》、《卫生部和国家质检总局关于加强医用特殊物品出入境管理卫生检疫的通知》等规定办理出入境手续。

第五章　监督管理与处罚

第二十八条　卫生部主管保藏机构生物安全监督工作。地方人民政府卫生行政部门应当按照属地化管理的原则对所辖区域内的保藏机构依法进行监督管理。保藏机构的设立单位及上级主管部门应当加强对保藏机构的建设及监督管理，建立明确的责任制和责任追究制度，确保实验室生物安全。

第二十九条　保藏机构应当加强自身管理工作，完善并执行下列要求：

（一）主管领导负责菌（毒）种或样本保藏工作；

（二）建立菌（毒）种或样本安全保管、使用和销毁制度，标准操作程序和监督保障体系；

（三）建立菌（毒）种或样本的出入库记录、相关生物学和鉴定、复核等信息档案；

（四）必须保持与其所保藏菌（毒）种或样本危害程度相适应的生物安全防护和储存条件的工作状态；

（五）工作人员必须经过生物安全和专业知识培训，考核合格后上岗；

（六）建立相关人员健康监测制度，制定保藏机构相关人员感染应急处置预案，并向实验活动批准机构备案。

第三十条　保藏机构每年年底应向卫生部报送所保藏的高致病性菌（毒）种或样本的种类、数量、使用、发放及变化等情况。

第三十一条　保藏机构在保藏过程中发生菌（毒）种或样本被盗、被抢、丢失、泄露以及实验室感染时，应当按照《条例》第十七条、第四十二条、第四十三条、第四十四条、第四十五条、第四十六条、第四十七条、第四十八条规定及时报告和处理，做好感染控制工作。

第三十二条　保藏机构未依照规定储存实验室送交的菌（毒）种和样本，或者未依照规定提供菌（毒）种和样本的，按照《条例》第六十八条规定，由卫生部责令限期改正，收回违法提供的菌（毒）种和样本，并给予警告；造成传染病传播、流行或者其他严重后果的，由其所在单位或者其上级主管部门对主要负责人、直接负责的主管人员和其他直接责任人员，依法予以处理；构成犯罪的，依法追究刑事责任。

第六章　附　则

第三十三条　军队菌（毒）种保藏机构的管理由中国人民解放军主管部门负责。

第三十四条　本办法施行前设立的菌（毒）种保藏机构，应当自本办法施行之日起 2 年内，依照本办法申请《人间传染的病原微生物菌（毒）种保藏机构证书》。

第三十五条　本办法自 2009 年 10 月 1 日起施行。

生物安全管理要求

动物病原微生物菌（毒）种保藏管理办法

（2008 年 11 月 26 日农业部令第 16 号公布，2016 年 5 月 30 日农业部令 2016 年第 3 号、2022 年 1 月 7 日农业农村部令 2022 年第 1 号修订）

第一章　总　则

第一条　为了加强动物病原微生物菌（毒）种和样本保藏管理，依据《中华人民共和国动物防疫法》、《病原微生物实验室生物安全管理条例》和《兽药管理条例》等法律法规，制定本办法。

第二条　本办法适用于中华人民共和国境内菌（毒）种和样本的保藏活动及其监督管理。

第三条　本办法所称菌（毒）种，是指具有保藏价值的动物细菌、真菌、放线菌、衣原体、支原体、立克次氏体、螺旋体、病毒等微生物。

本办法所称样本，是指人工采集的、经鉴定具有保藏价值的含有动物病原微生物的体液、组织、排泄物、分泌物、污染物等物质。

本办法所称保藏机构，是指承担菌（毒）种和样本保藏任务，并向合法从事动物病原微生物相关活动的实验室或者兽用生物制品企业提供菌（毒）种或者样本的单位。

菌（毒）种和样本的分类按照《动物病原微生物分类名录》的规定执行。

第四条　农业农村部主管全国菌（毒）种和样本保藏管理工作。

县级以上地方人民政府畜牧兽医主管部门负责本行政区域内的菌（毒）种和样本保藏监督管理工作。

第五条　国家对实验活动用菌（毒）种和样本实行集中保藏，保藏机构以外的任何单位和个人不得保藏菌（毒）种或者样本。

第二章　保藏机构

第六条　保藏机构分为国家级保藏中心和省级保藏中心。保藏机构由农业农村部指定。

保藏机构保藏的菌（毒）种和样本的种类由农业农村部核定。

第七条　保藏机构应当具备以下条件：

（一）符合国家关于保藏机构设立的整体布局和实际需要；

（二）有满足菌（毒）种和样本保藏需要的设施设备；保藏高致病性动物病原微生物菌（毒）种或者样本的，应当具有相应级别的高等级生物安全实验室，并依法取得《高致病性动物病原微生物实验室资格证书》；

（三）有满足保藏工作要求的工作人员；

（四）有完善的菌（毒）种和样本保管制度、安全保卫制度；

（五）有满足保藏活动需要的经费。

第八条　保藏机构的职责：

（一）负责菌（毒）种和样本的收集、筛选、分析、鉴定和保藏；

（二）开展菌（毒）种和样本的分类与保藏新方法、新技术研究；

（三）建立菌（毒）种和样本数据库；

（四）向合法从事动物病原微生物实验活动的实验室或者兽用生物制品生产企业提供菌（毒）种或者样本。

第三章　菌（毒）种和样本的收集

第九条　从事动物疫情监测、疫病诊断、检验检疫和疫病研究等活动的单位和个人，应当及时将研究、教学、检测、诊断等实验活动中获得的具有保藏价值的菌（毒）种和样本，送交保藏机构鉴定和保藏，并提交菌（毒）种和样本的背景资料。

保藏机构可以向国内有关单位和个人索取需要保藏的菌（毒）种和样本。

第十条　保藏机构应当向提供菌（毒）种和样本的单位和个人出具接收证明。

第十一条　保藏机构应当在每年年底前将保藏的菌（毒）种和样本的种类、数量报农业农村部。

第四章　菌（毒）种和样本的保藏、供应

第十二条　保藏机构应当设专库保藏一、二类菌（毒）种和样本，设专柜保藏三、四类菌（毒）种和样本。

保藏机构保藏的菌（毒）种和样本应当分类存放，实行双人双锁管理。

第十三条　保藏机构应当建立完善的技术资料档案，详细记录所保藏的菌（毒）种和样本的名称、编号、数量、来源、病原微生物类别、主要特性、保存方法等情况。

技术资料档案应当永久保存。

第十四条　保藏机构应当对保藏的菌（毒）种按时鉴定、复壮，妥善保藏，避免失活。

保藏机构对保藏的菌（毒）种开展鉴定、复壮的，应当按照规定在相应级别的生物安全实验室进行。

第十五条　保藏机构应当制定实验室安全事故处理应急预案。发生保藏的菌（毒）种或者样本被盗、被抢、丢失、泄漏和实验室人员感染的，应当按照《病原微生物实验室生物安全管理条例》的规定及时报告、启动预案，并采取相应的处理措施。

第十六条　实验室和兽用生物制品生产企业需要使用菌（毒）种或者样本的，应当向保藏机构提出申请。

第十七条　保藏机构应当按照以下规定提供菌（毒）种或者样本：

（一）提供高致病性动物病原微生物菌（毒）种或者样本的，查验从事高致病性动物病原微生物相关实验活动的批准文件；

（二）提供兽用生物制品生产和检验用菌（毒）种或者样本的，查验兽药生产批准文号文件；

（三）提供三、四类菌（毒）种或者样本的，查验实验室所在单位出具的证明。

保藏机构应当留存前款规定的证明文件的原件或者复印件。

第十八条　保藏机构提供菌（毒）种或者样本时，应当进行登记，详细记录所提供的菌（毒）种或者样本的名称、数量、时间以及发放人、领取人、使用单位名称等。

第十九条　保藏机构应当对具有知识产权的菌（毒）种承担相应的保密责任。

保藏机构提供具有知识产权的菌（毒）种或者样本的，应当经原提供者或者持有人的书面同意。

第二十条　保藏机构提供的菌（毒）种或者样本应当附有标签，标明菌（毒）种名称、编号、移植和冻干日期等。

第二十一条　保藏机构保藏菌（毒）种或者样本所需费用由同级财政在单位预算中予以保障。

第五章　菌（毒）种和样本的销毁

第二十二条　有下列情形之一的，保藏机构应当组织专家论证，提出销毁菌（毒）种或者样本的建议：

（一）国家规定应当销毁的；

（二）有证据表明已丧失生物活性或者被污染，已不适于继续使用的；

（三）无继续保藏价值的。

第二十三条　保藏机构销毁一、二类菌（毒）种和样本的，应当经农业农村部批准；销毁三、四类菌（毒）种和样本的，应当经保藏机构负责人批准，并报农业农村部备案。

保藏机构销毁菌（毒）种和样本的，应当在实施销毁 30 日前书面告知原提供者。

第二十四条　保藏机构销毁菌（毒）种和样本的，应当制定销毁方案，注明销毁的原因、品种、数量，以及销毁方式方法、时间、地点、实施人和监督人等。

第二十五条　保藏机构销毁菌（毒）种和样本时，应当使用可靠的销毁设施和销毁方法，必要时应当组织开展灭活效果验证和风险评估。

第二十六条　保藏机构销毁菌（毒）种和样本的，应当做好销毁记录，经销毁实施人、监督人签字后存档，并将销毁情况报农业农村部。

第二十七条　实验室在相关实验活动结束后，应当按照规定及时将菌（毒）种和样本就地销毁或者送交保藏机构保管。

第六章　菌（毒）种和样本的对外交流

第二十八条　国家对菌（毒）种和样本对外交流实行认定审批制度。

第二十九条　从国外引进和向国外提供菌（毒）种或者样本的，应当报农业农村部批准。

第三十条　从国外引进菌（毒）种或者样本的单位，应当在引进菌（毒）种或者样本后 6 个月内，将备份及其背景资料，送交保藏机构。

引进单位应当在相关活动结束后，及时将菌（毒）种和样本就地销毁。

第三十一条　出口《生物两用品及相关设备和技术出口管制清单》所列的菌（毒）种或者样本的，还应当按照《生物两用品及相关设备和技术出口管制条例》的规定取得生物两用品及相关设备和技术出口许可证件。

第七章　罚　则

第三十二条　违反本办法规定，保藏或者提供菌（毒）种或者样本的，由县级以上地方人民政府畜牧兽医主管部门责令其将菌（毒）种或者样本销毁或者送交保藏机构；拒不销毁或者送交的，对单位处一万元以上三万元以下罚款，对个人处五百元以上一千元以下罚款。

　　第三十三条　违反本办法规定，未及时向保藏机构提供菌（毒）种或者样本的，由县级以上地方人民政府畜牧兽医主管部门责令改正；拒不改正的，对单位处一万元以上三万元以下罚款，对个人处五百元以上一千元以下罚款。

　　第三十四条　违反本办法规定，未经农业农村部批准，从国外引进或者向国外提供菌（毒）种或者样本的，由县级以上地方人民政府畜牧兽医主管部门责令其将菌（毒）种或者样本销毁或者送交保藏机构，并对单位处一万元以上三万元以下罚款，对个人处五百元以上一千元以下罚款。

　　第三十五条　保藏机构违反本办法规定的，由农业农村部责令限期改正，并给予警告；造成严重后果的，由其所在单位或者其上级主管部门对主要负责人、直接负责的主管人员和其他直接责任人员依法予以处理。

第八章　附　则

　　第三十六条　本办法自 2009 年 1 月 1 日起施行。1980 年 11 月 25 日农业部发布的《兽医微生物菌种保藏管理试行办法》（农〔牧〕字第 181 号）同时废止。

人间传染的病原微生物菌（毒）种保藏机构指定工作细则

卫生部关于印发《人间传染的病原微生物菌（毒）种保藏机构指定工作细则》的通知

卫科教发〔2011〕43 号

各省、自治区、直辖市卫生厅局，新疆生产建设兵团卫生局，部直属各单位：

为贯彻落实依据《病原微生物实验室生物安全管理条例》和《人间传染的病原微生物菌（毒）种保藏机构管理办法》（卫生部第 68 号令），做好人间传染的病原微生物菌（毒）种保藏机构指定工作，依照科学、规范、公开的原则，我部组织制定了《人间传染的病原微生物菌（毒）种保藏机构指定工作细则》。现印发给你们，请遵照执行。实施中发现的问题请及时反馈我部。

2011 年 5 月 12 日

人间传染的病原微生物菌（毒）保藏机构指定工作细则

第一章　总　则

第一条　为贯彻落实《病原微生物实验室生物安全管理条例》和《人间传染的病原微生物菌（毒）种保藏机构管理办法》（以下简称《办法》），做好人间传染的病原微生物菌（毒）种保藏机构指定工作，依照科学、规范、公开的原则，制定本细则。

第二条　符合《办法》和卫生部有关规定的单位方可申请。

第二章　申　请

第三条　申请人间传染的病原微生物菌（毒）种保藏机构的单位应当具备《办法》第十三条规定的条件。

第四条　申请人间传染的病原微生物菌（毒）种保藏机构资格应当填写《人间传染的病原微生物菌（毒）种保藏机构申请表》（以下简称《申请表》），并按照《办法》第十四条的规定，提交完整的资料。

第五条　所有申请资料应当一式 2 份（申请资料应当使用 A4 规格纸张打印，中文使用宋体小 4 号字，英文使用 12 号字）。申报的各项内容应当完整、清楚。申请资料的复印件应当足够清楚并与原件一致。所有申请资料应当加盖申请单位公章。

第六条　申请单位将符合要求的申请资料报送省级卫生行政部门。省级卫生行政部门收到材料后，在 15 个工作日内对申请材料进行审核，审核同意的报送卫生部。

省级卫生行政部门应当直接向卫生部报送资料，不得委托申请单位向卫生部报送资料。

第七条　卫生部在收到省级卫生行政部门报送材料之日起的 5 个工作日内，对申报材料进行形式审查，对于符合要求的，在 60 个工作日内组织专家进行评估和论证。对于不符合形式审查要求的，卫生部应当及时通知省级卫生行政部门，由省级卫生行政部门告知申请单位补正。

第三章　现场评估论证

第八条　卫生部组织专家组进行现场评估论证，应当将有关要求提前 5 个工作日书面告知申请单位。

第九条　专家组由 5 ~ 7 名相关专业的专家组成，主要专家由卫生部从病原微生物实验室生物安全评审专家委员会中聘请，并可根据评审专业的需要，聘请 1 ~ 2 名非评委会专家。专家组组长由卫生部指定，为现场评估论证工作技术总负责人。

卫生部可指派 1 ~ 2 名管理或专业人员以观察员的身份参加现场评估论证工作。

第十条　专家组成员如与申请单位有利害关系，应主动提出回避。申请单位也可要求其回避。

有利害关系是指三年内曾在申请单位任职（包括一般工作）或担任顾问，配偶或直系亲属在申请单位中任职或担任顾问，与申请单位发生过法律纠纷，以及其他可能影响公正评审的情况。

第十一条　现场评估论证时间一般为 2 ~ 3 天，有特殊情况需要延长的，经专家组半数以上成员同意，可适当延长。在现场评估论证前，专家组组长应当提前制定现场技术考核初步计划。

第十二条　现场评估程序包括：专家组预备会议、首次会议、资料审查、保藏机构考察、现场模拟操作考核、理论知识测试、专家组内部会议、末次会议等。

专家组依据计划进行现场评估论证，申请单位应积极配合，并提供相应协助。

第十三条   专家组在现场评估论证工作开始前召开全体专家组成员参加的预备会议，会议内容包括：

（一）专家组长重申评估论证工作的公正、客观、保密要求，专家组全体人员签署公正性声明和保密协议；

（二）明确评估范围、内容、依据和要求；

（三）明确工作日程和专家组成员分工，确定现场技术考核计划，准备现场评估和论证所需考核试题等有关资料和表格。

第十四条   召开首次会议。参加会议人员包括专家组成员、申请单位负责人及相关人员。会议由专家组组长主持，会议程序及内容如下：

（一）介绍专家组成员和分工；

（二）宣布现场评估论证工作安排、要求和时间表；

（三）明确评估的方法、程序和评定原则；

（四）向申请单位做公正和保密的承诺；

（五）申请单位负责人报告工作情况；

（六）与申请单位确认现场评估所需现场操作和面试考核项目以及被考核人员名单。

第十五条   资料审查。专家组审查实验室生物安全手册、程序文件、危害评估报告、标准操作程序、相关记录表格以及《人间传染的病原微生物菌（毒）种保藏机构现场检查表》涉及的其他资料，并对审查情况进行记录。

第十六条   保藏机构考察。由专家组根据《人间传染的病原微生物菌（毒）种保藏机构现场检查表》的内容对保藏机构进行实地考察，并对考察情况进行记录。

第十七条   现场模拟操作考核。由专家组从实验室操作人员名单中抽取 30% 的人员进行现场操作考核，并对考核情况进行记录。

现场模拟操作考核题目由专家组制订，现场操作应涉及申请范围的主要项目，应当覆盖主要仪器设备、主要人员和主要操作技术。

由每名参试人员抽取 1 个题目进行现场操作，由 2 位专家组成员进行评判。评判标准依据实验室的标准操作程序。

第十八条   理论知识测试。采取面试形式，除参加现场模拟操作考核的人员以外的其他实验室人员均应参加。由 2 位专家组成员组成考核组，对每名被考核人员进行单独面试并进行评判。

　　面试考核内容及评判标准依据为《中华人民共和国传染病防治法》、《病原微生物实验室生物安全管理条例》、《人间传染的高致病性病原微生物实验室和实验活动生物安全审批管理办法》（卫生部令第 50 号）、《人间传染的病原微生物名录》、《可感染人类的高致病性病原微生物菌（毒）种或样本运输管理规定》（卫生部令第 45 号）、《办法》、《实验室生物安全通用要求》（GB 19489）、《人间传染的病原微生物菌（毒）种保藏机构设置技术规范》（WS315—2010），以及本实验室生物安全手册、程序文件、标准操作程序（SOP）以及世界卫生组织实验室生物安全手册第三版等相关内容。

　　接受现场操作及面试考核的人员中，未合格者应当重新培训，经考核合格后方能上岗。

　　第十九条　专家组内部会议。由专家组组长主持，全体专家组成员参加，会议程序及内容：

　　（一）专家组成员分别报告资料审查、现场模拟操作考核、理论和知识测试、保藏机构检查等结果，讨论并提出评估论证意见；

　　（二）编写并通过《人间传染的病原微生物菌（毒）种保藏机构现场评估论证报告》。

　　第二十条　末次会议。会议由专家组组长主持，参加人员包括专家组成员、申请单位负责人及相关人员。会议程序及内容：

　　（一）专家组组长宣读评估论证报告及审查结论；

　　（二）专家组指出存在的问题，提出整改建议；

　　（三）专家组与申请单位人员沟通交流意见。

　　第二十一条　专家组长应在现场评估论证结束之日起 5 个工作日内将评估论证报告、原始记录及有关资料移交卫生部。评估论证报告应当由专家组全体成员签字。

　　申请单位应按照专家组提出的整改意见，在三个月内完成整改工作，并向卫生部提交整改报告。卫生部在收到整改报告之日起的 20 个工作日内完成整改复核工作。整改复核工作由原现场评估论证专家组成员完成。

第四章　指　定

　　第二十二条　卫生部在收到专家组评估论证报告或者整改复核意见之日起 30 个工作日内进行审核，做出是否同意指定的决定。对同意指定的，由卫生部颁发《人间传染的病原微生物菌（毒）种保藏机构证书》（以下简称《证书》），并通知保藏机构所在地的省级卫生行政部门。对不同意指定的，由卫生部书面通知申请单位，并说明理由。申请单位对卫生部的指定结论有异议的，可以自收到通知书之日起 20 个工作日内书面向卫生部提出复核申请，逾期不予受理。

未被指定的单位，自收到书面通知之日起 6 个月后可重新申请。

第二十三条　《证书》有效期 5 年。保藏机构需要继续从事保藏工作的，应当在有效期届满前 6 个月按照本办法的规定重新申请《证书》。

第二十四条　取得《证书》的保藏机构发生《办法》第十五条规定的变化时，应当及时向省级卫生行政部门报告，省级卫生行政部门经核查后报卫生部。

第五章　评估论证工作纪律

第二十五条　专家组成员要严格按照规定的时间到达和离开现场评估目的地。评审期间，专家组成员不得私下与申请单位联系和接触、传递评审相关信息。

第二十六条　专家组成员应严格遵守廉洁自律各项规定，不得接受申请单位接待，不得接受财物或其他不正当利益，不得提出任何与评审工作无关的要求。

第二十七条　现场评估过程中，申请单位不得弄虚作假或者通过任何形式对评审人员施加压力，不得以各种理由不予配合或拒绝检查。如果出现上述问题，专家组有权终止评审。

第六章　附　则

第二十八条　本细则自颁布之日起施行。

人间传染的病原微生物菌（毒）种保藏机构申请表

人间传染的病原微生物菌（毒）种保藏机构申请表

保藏机构名称			
申请类别	□ 省级保藏中心　□ 国家级保藏中心　□ 专业实验室		
保藏机构地址		邮　编	
保藏机构所属法人 单位名称		单位法定代表人	
保藏机构负责人		电　话	
保藏机构联系人		电　话	
传真		电子信箱	
保藏机构总面积（m²）		核心保藏区数量及其面积（m²）	（个）
			（m²）
保藏机构人数（人）		配套实验室数量及面积	（个）
			（m²）
保藏菌（毒）种种类	□ 细菌　□ 病毒　□ 寄生虫　□ 真菌 □ 放线菌　□ 立克次体　□ 螺旋体　□ 支原体　□ 衣原体 其他：		
保藏样本种类	□ 体液　□ 组织　□ 排泄物　□ 食物和环境样本 其他：		
保藏菌（毒）种 危害程度	□ 一类　□ 二类　□ 三类　□ 四类		
保藏方式	□ 冻干　□ 低温　□ 室温 其他：		

随本申请表提交的资料清单	一、证明性材料： □ 保藏机构所属法人机构的法人资格证书（复印件）； □ BSL-2 实验室备案证明材料（复印件）； □ 三级、四级生物安全实验室认可证书（复印件）； □ 高致病性病原微生物实验室资格证书（复印件）； □ 保藏机构硬件条件、基本建设条件等文件；保藏机构建筑质量验收合格的证明（复印件）； □ 保藏机构人员名单，实验室人员取得的生物安全岗位培训证书及所在单位颁发的上岗证书（复印件）； □ 开展保藏活动所需的经费支持证明文件。 二、符合性自查报告： □ 符合《人间传染的病原微生物菌（毒）种保藏机构设置技术规范》（WS 315—2010）的自查报告 三、管理体系文件： □ 保藏机构的组织结构、管理职责、生物安全管理文件、实验室安全手册、标准操作程序（SOP）、生物安全防护方案、意外事故应急预案、暴露及暴露后监测和处理方案等其他相关文件； □ 保藏工作范围、内容，拟保藏的高致病性病原微生物名单及风险评估报告； □ 保藏机构实验设施、设备清单；个体防护设备、用品清单； □ 卫生部规定的其他相关资料。
申请单位意见	法定代表人：　　　　　　　　　　　　年　月　日 （盖章）
主管部门审查意见	单位负责人：　　　　　　　　　　　　年　月　日 （盖章）
省级卫生行政部门审查意见	单位负责人：　　　　　　　　　　　　年　月　日 （盖章）

附表 1 保藏机构配套实验室分类信息

种类		数量（个）	面积（m²）
病原微生物实验室	生物安全二级实验室（BSL-2）		
	动物生物安全二级实验室（ABSL-2）		
	生物安全三级实验室（BSL-3）		
	动物生物安全三级实验室（ABSL-3）		
	生物安全四级实验室（BSL-4）		
	动物生物安全四级实验室（ABSL-4）		
免疫学实验室			
分子生物学实验室			
其他实验室名称：			

附表 2 保藏机构人员信息表

保藏机构人数（人）	实验技术人员	设施维护人员	管理人员	其它
	高级职称	中级职称	初级职称	其它
	博士	硕士	学士	大专及以下
	专职	兼职		

工作	姓名	性别	年龄	学历	技术职称	专/兼职	工作岗位	上岗时间

生物安全管理要求

附表 3　保藏病原微生物菌（毒）种信息

危害程度	病原微生物种类总数（种）								合计
	细菌	病毒	真菌	立克次体	衣原体	螺旋体	放线菌	其他	
一类									
二类									
三类									
四类									
合计（种）									

附表 4　保藏病原微生物样本信息

危害程度	样本种类及数量（份）						合计（个）
	体液	组织	排泄物	食物	环境样本	其他	
含一类病原微生物							
含二类病原微生物							
含三类病原微生物							
含四类病原微生物							
合计（份）							

生物两用品及相关设备和技术出口管制条例

中华人民共和国生物两用品及相关设备和技术出口管制条例

中华人民共和国国务院令

第 365 号

现公布《中华人民共和国生物两用品及相关设备和技术出口管制条例》，自 2002 年 12 月 1 日起施行。

总理　朱镕基

2002 年 10 月 14 日

生物两用品及相关设备和技术出口管制条例

第一条　为了加强对生物两用品及相关设备和技术出口的管制，维护国家安全和社会公共利益，制定本条例。

第二条　本条例所称生物两用品及相关设备和技术出口，是指本条例附件《生物两用品及相关设备和技术出口管制清单》（以下简称《管制清单》）所列的生物两用品及相关设备和技术的贸易性出口以及对外交流、交换、赠送、展览、援助、服务和以其他方式进行的技术转移。

第三条　生物两用品及相关设备和技术出口应当遵守国家有关法律、行政法规和本条例规定，不得损害国家安全和社会公共利益。

第四条　国家对生物两用品及相关设备和技术出口实行严格管制，防止《管制清单》所列的生物两用品及相关设备和技术用于生物武器目的。

第五条　国家对《管制清单》所列的生物两用品及相关设备和技术出口实行许可制度。未经许可，任何单位或者个人不得出口《管制清单》所列的生物两用品及相关设备和技术。

第六条　从事生物两用品及相关设备和技术出口的经营者，须经国务院对外经济贸易主管部门（以下简称国务院外经贸主管部门）登记。未经登记，任何单位或者个人不得经营生物两用品及相关设备和技术出口。具体登记办法由国务院外经贸主管部门规定。

第七条　生物两用品及相关设备和技术出口的接受方应当保证：

（一）所进口的生物两用品及相关设备和技术不用于生物武器目的；

（二）未经中国政府允许，不将中国供应的生物两用品及相关设备和技术用于申明的最终用途以外的其他用途；

（三）未经中国政府允许，不将中国供应的生物两用品及相关设备和技术向申明的最终用户以外的第三方转让。

第八条　出口《管制清单》所列的生物两用品及相关设备和技术，应当向国务院外经贸主管部门提出申请，填写生物两用品及相关设备和技术出口申请表（以下简称出口申请表），并提交下列文件：

（一）申请人的法定代表人、主要经营管理人以及经办人的身份证明；

（二）合同、协议的副本或者其他证明文件；

（三）生物两用品及相关设备和技术的技术说明；

（四）最终用户证明和最终用途证明；

（五）本条例第七条规定的保证文书；

（六）国务院外经贸主管部门规定提交的其他文件。

第九条　申请人应当如实填写出口申请表。

出口申请表由国务院外经贸主管部门统一印制。

第十条　国务院外经贸主管部门应当自收到出口申请表和本条例第八条规定的文件之日起进行审查，或者会同有关部门进行审查。

对《管制清单》第一部分所列的生物两用品及相关设备和技术的出口申请，国务院外经贸主管部门应当在15个工作日内作出许可或者不予许可的决定；对《管制清单》第二部分所列的生物两用品及相关设备和技术的出口申请，国务院外经贸主管部门应当在45个工作日内作出许可或者不予许可的决定。

第十一条　对国家安全、社会公共利益有重大影响的生物两用品及相关设备和技术出口，国务院外经贸主管部门应当会同有关部门报国务院批准。

生物两用品及相关设备和技术出口报国务院批准的，不受本条例第十条规定时限的限制。

第十二条　生物两用品及相关设备和技术出口申请经审查许可的，由国务院外经贸主管部门向申请人颁发生物两用品及相关设备和技术出口许可证件（以下简称出口许可证件），并书面通知海关。

第十三条　出口许可证件持有人改变原申请的生物两用品及相关设备和技术出

口的，应当交回原出口许可证件，并依照本条例的有关规定，重新申请出口许可。

第十四条　生物两用品及相关设备和技术出口时，出口单位或者个人应当向海关出具出口许可证件，依照海关法的规定办理海关手续，并接受海关监管。

第十五条　接受方违反其依照本条例第七条规定作出的保证，或者出现《管制清单》所列的可用于生物武器目的的生物两用品及相关设备和技术扩散的危险时，国务院外经贸主管部门应当对已经颁发的出口许可证件予以中止或者撤销，并书面通知海关。

第十六条　任何单位或者个人知道或者应当知道所出口的生物两用品及相关设备和技术将被接受方直接用于生物武器目的的，无论该生物两用品及相关设备和技术是否列入《管制清单》，都不应当出口。

第十七条　经国务院批准，国务院外经贸主管部门会同有关部门，可以临时决定对《管制清单》以外的特定生物两用品及相关设备和技术的出口依照本条例实施管制。

第十八条　未经许可擅自出口生物两用品及相关设备和技术的，或者擅自超出许可的范围出口生物两用品及相关设备和技术的，依照刑法关于走私罪、非法经营罪、泄露国家秘密罪或者其他罪的规定，依法追究刑事责任；尚不够刑事处罚的，区别不同情况，依照海关法的有关规定处罚，或者由国务院外经贸主管部门给予警告，没收违法所得，处 5 万元以上 25 万元以下的罚款；国务院外经贸主管部门并可以暂停直至撤销其对外贸易经营许可。

第十九条　伪造、变造或者买卖生物两用品及相关设备和技术出口许可证件的，依照刑法关于非法经营罪或者伪造、变造、买卖国家机关公文、证件、印章罪的规定，依法追究刑事责任；尚不够刑事处罚的，依照海关法的有关规定处罚；国务院外经贸主管部门并可以撤销其对外贸易经营许可。

第二十条　以欺骗或者其他不正当手段获取生物两用品及相关设备和技术出口许可证件的，由国务院外经贸主管部门收缴其出口许可证件，没收违法所得，处 2 万元以上 10 万元以下的罚款，暂停直至撤销其对外贸易经营许可。

第二十一条　违反本条例第六条规定，未经登记擅自经营生物两用品及相关设备和技术出口的，由国务院外经贸主管部门依法取缔其非法活动，并由国家有关主管部门依照有关法律和行政法规的规定给予处罚。

第二十二条　对生物两用品及相关设备和技术出口实施管制的国家工作人员滥用职权、玩忽职守或者利用职务上的便利索取、收受他人财物的，依照刑法关于滥用职权罪、玩忽职守罪、受贿罪或者其他罪的规定，依法追究刑事责任；尚不够刑事处罚的，依法给予行政处分。

第二十三条　国务院外经贸主管部门会同有关部门，可以根据实际情况对《管制清单》进行调整，报国务院批准后执行。

第二十四条　《管制清单》所列生物两用品及相关设备和技术进口后再出口的，适用本条例的规定。

第二十五条　本条例自 2002 年 12 月 1 日起施行。

商务部公告 2006 年第 61 号公布《中华人民共和国生物两用品及相关设备和技术出口管制清单》

根据《中华人民共和国生物两用品及相关设备和技术出口管制条例》，经国务院批准，现发布《中华人民共和国生物两用品及相关设备和技术出口管制清单》，本清单自二〇〇六年九月一日起实施。

中华人民共和国商务部

二〇〇六年七月三十一日

生物两用品及相关设备和技术出口管制清单

一、前言

（一）本清单分为两个部分。

（二）列入本清单实行出口管制的物项，主要依据生物双用途特性，尤其是非和平目的应用的风险程度而确定。因此，列入本清单的生物两用品，既有我国存在的，也包括在我国境内从未发现的，或者已经被消灭的生物两用品。

（三）列入本清单实行出口管制的各类病原体，包括菌、毒种及各类活培养物，以及含有此类病原体的各种生物材料（如：细胞、组织、血清、带菌动物等）或非生物材料；无论这些病原体是天然的，还是经过基因修饰的都在出口管制之列，但以疫苗形式存在的除外。

（四）列入本清单实行出口管制的各种毒素，不包括免疫用毒素，以及经国家主管部门批准的人或动物用药物产品。

（五）列入本清单实行出口管制的遗传物质包括：染色体、基因组、质粒、转座子、载体（无论是否经过基因修饰）。

（六）列入本清单实行出口管制的相关技术，包括技术资料、技术援助等形式，但不包括在公共领域内的知识，或基础科学研究（无论是否针对本清单所列物项）或普通专利申请所必需的知识。技术资料可采用的形式，包括书面或记录在其他媒体或设备（磁盘、磁带、只读存贮器等）上的设计、计划、图表、模型、公式、表格、工程设计和规范、手册以及说明。技术援助可采用的形式，包括提供说明书、技能、培训、工作知识、咨询服务，也包括技术资料转让。

（七）列入本清单实行出口管制的生物双用途设备一经批准出口，向同一最终用户出口与该设备有关的安装、操作、维护或检修、维修等基本技术也同时被授权。

（八）未列入本清单，属于我国境内新发现或生物学特征有明显改变，可对人、动植物健康造成严重损害的病原体也在控制之列。

二、定义

本清单应用以下定义：

（一）"生物双用途"是指既可用于医疗、预防、保护、防护等和平目的，又可用于发展、生产生物武器等非和平目的。具有此种特征的病原体、毒素、遗传物质称为"生物两用品"，具有此种特征的设备称为"生物双用途设备"。

（二）"病原体"是指可使人、动物或植物致死、致病或 / 和受到损害的，天然的或经过基因修饰的致病性微生物。

（三）"毒素"是指源于任何微生物、动物、植物，可使人、动物或植物致死、致病或 / 和受到损害的，而无论以何种方式产生的天然的或经过修饰的生物活性物质。

（四）"疫苗"是指经国家主管部门批准进行临床试验、生产或上市销售的，可激发人或动物产生保护性免疫反应，以预防由该种微生物所致疾病的生物制剂。

（五）"技术"是指在产品的开发、生产或使用过程中所需的专门知识。

（六）"生物安全水平三级（BL3）"是指生物医学或微生物学实验室，使用高效空气粒子过滤器（HEPA），在对外环境保持负压、人员和物品出入实行控制、废水废气废物处理，以及微生物操作规程、个人防护等方面，符合世界卫生组织《实验室生物安全手册》（1993 年第二版，日内瓦）所规定的生物安全三级标准的实验室封闭水平和生物安全处理能力。

（七）"生物安全水平四级（BL4）"是指生物医学或微生物学实验室，使用高效空气粒子过滤器（HEPA），在对外环境保持负压、人员和物品出入实行控制、废水废气废物处理，以及微生物操作规程、个人防护等方面，符合世界卫生组织《实验室生物安全手册》（1993 年第二版，日内瓦）所规定的生物安全四级标准的实验室封闭水平和生物安全处理能力。其特点是在生物安全水平三级的基础上，通过增加气密系统、分隔通道系统，使用三级生物安全柜或正压工作服，以及专用的空气控制系统等，以达到比生物安全水平三级更严密的生物封闭和更高的生物安全处理能力。

（八）"基础科学研究"是指为了获得有关现象或可观测事实的基本原理方面的新知识，基本上不具有特定实用目的或目标的实验性或理论性工作。

（九）"在公共领域内的知识"是指没有进一步传播限制而可以利用的技术（包括在公共领域内受版权限制的技术）。

（十）"开发"是指与生产前各阶段有关的活动，例如：

1．设计；

2．设计研究；

3．设计分析；

4．设计概念；

5．原型装配；

6．小批量生产流程；

7．设计数据；

8．加工或转为产品的设计数据；

9．结构设计；

10．整体设计和规划。

（十一）"生产"是指所有生产过程中的活动，例如：

1．基建；

2．生产工艺；

3．制造；

4．集成；

5．装配（安装）；

6．检查；

7．检验；

8．质量保证。

（十二）"使用"是指操作、安装（包括现场安装）、维护（检查）、维修、检修等活动。

第一部分

一、人及人兽共患病病原体

（一）细菌。

1．破伤风梭菌　*Clostridium tetani*

2．嗜肺军团菌　*Legionella pneumophila*

3．假结核耶尔森氏菌　*Yersinia pseudotuberculosis*

二、植物病原体

（一）细菌。

苛养木杆菌　*Xylella fastidiosa*

（二）病毒。

香蕉束顶病毒　*Banana bunchy top virus*

（三）真菌。

1．嗜管半知点霉菌　*Deuterophoma tracheiphila*（*syn. Phoma tracheiphila*）

2．诺粒梗孢菌（念珠菌）　*Monilia rorei*（*syn. Moniliophthora rorei*）

三、遗传物质和基因修饰生物体

（一）含有与第一部分清单所列微生物的致病性相关的核酸序列的遗传物质。

（二）含有与第一部分清单所列微生物的致病性相关的核酸序列的基因修饰生物体。

与清单中所列微生物致病性相关的核酸序列是指与清单所列微生物有关的下列特殊序列：

a．该序列本身或通过其转录或翻译产物会给人、动植物健康带来明显危害；

b．通过插入或整合，该序列能增强清单所列微生物或其他任何生物体对人、动植物健康造成严重损害的能力。

四、生物双用途设备

（一）用于制备粒子直径在 1 至 10 微米范围活的微生物和毒素微囊的设备，特别是：

1．界面型多聚凝集器；

2．相分离器。

（二）对组合顺序有特殊要求或设计专用于联合系统的 20 升以下的发酵罐。

（三）可用于生物安全水平三级或四级封闭设施的常规或湍流洁净室、带有风扇的高效空气粒子过滤器（HEPA）单元。

五、相关技术

用于开发、生产第一部分清单所列生物两用品或生物双用途设备的技术。

第二部分

一、人及人兽共患病病原体

（一）细菌。

1．炭疽芽孢杆菌　*Bacillus anthracis*

2．牛布鲁氏菌　*Brucella abortus*

3．羊布鲁氏菌　*Brucella melitensis*

4．猪布鲁氏菌　*Brucella suis*

5．鹦鹉热衣原体　*Chlamydia psittaci*

6．肉毒梭菌　*Clostridium botulinum*

7．土拉弗朗西斯菌　*Francisella tularensis*

8．鼻疽伯克霍尔德氏菌（鼻疽假单孢菌）　*Burkholderia mallei*（*Pseudomonas mallei*）

9．类鼻疽伯克霍尔德氏菌（类鼻疽假单孢菌）　*Burkholderia pseudomallei*（*Pseudomonas pseudomallei*）

10．伤寒沙门菌　*Salmonella typhi*

11．痢疾志贺菌　*Shigella dysenteriae*

12．霍乱弧菌　*Vibrio cholerae*

13．鼠疫耶尔森氏菌　*Yersinia pestis*

14．产气荚膜梭菌，产 ε- 毒素型　*Clostridium perfringens*，epsilon toxin producing types

15．肠出血性大肠埃希氏菌，O157 和其他产生志贺样毒素的血清型 *Enterohaemorrhagic Escherichia coli*，serotype O157 and other verotoxin producing serotypes

（二）病毒。

1．基孔肯亚病毒　*Chikungunya virus*

2．刚果—克里米亚出血热病毒　*Congo-Crimean haemorrhagic fever virus*

3．登革病毒　*Dengue fever virus*

4．东部马脑炎病毒　*Eastern equine encephalitis virus*

5．埃博拉病毒　*Ebola virus*

6．汉滩病毒　*Hantaan virus*

7．胡宁病毒　*Junin virus*

8．拉沙热病毒　*Lassa fever virus*

9．淋巴细胞性脉络丛脑膜炎病毒　*Lymphocytic choriomeningitis virus*

10．马丘波病毒　*Machupo virus*

11．马尔堡病毒　*Marburg virus*

12．猴痘病毒　*Monkey pox virus*

13．裂谷热病毒　*Rift Valley fever virus*

14．蜱传脑炎病毒（俄罗斯春夏脑炎病毒）　*Tick-borne encephalitis virus*（*Russian*

Spring-Summer encephalitis virus）

15．天花病毒　*Variola virus*

16．委内瑞拉马脑炎病毒　*Venezuelan equine encephalitis virus*

17．西部马脑炎病毒　*Western equine encephalitis virus*

18．白痘病毒　*White pox*

19．黄热病毒　*Yellow fever virus*

20．日本脑炎病毒（乙型脑炎病毒）　*Japanese encephalitis virus*

21．科萨努尔森林病毒　*Kyasanur Forest virus*

22．跳跃病病毒　*Louping ill virus*

23．墨累山谷脑炎病毒　*Murray Valley encephalitis virus*

24．鄂木斯克出血热病毒　*Omsk haemorrhagic fever virus*

25．奥罗普切病毒　*Oropouche virus*

26．波瓦森病毒　*Powassan virus*

27．罗西奥病毒　*Rocio virus*

28．圣路易脑炎病毒　St Louis encephalitis virus

29．亨德拉病毒（马麻疹病毒）　Hendra virus（Equine morbillivirus）

30．南美出血热病毒（Sabia 株，Flexal 株，Guanarito 株）　*South American haemorrhagic fever*（*Sabia*，*Flexal Guanarito*）

31．肺和肾综合症出血热病毒（Seoul 株，Dobrava 株，Puumalas 株，Sin Nombre 株）　*Pulmonary & renal syndrome-haemorrhagic fever viruses*（*Seoul Dobrava*，*Puumala*，*Sin Nombre*）

32．尼帕病毒　*Nipah virus*

33．SARS 冠状病毒　*SARS corona virus*

（三）立克次体。

1．伯氏考克斯体　*Coxiella burnetii*

2．巴通体（五日热巴通体、昆氏立克次体）　*Bartonella quintana*（*Rochalimea quintana*，*Rickettsia quintana*）

3．普氏立克次体　*Rickettsia prowazeki*

4．立氏立克次体　*Rickettsia rickettsii*

二、毒素及其亚单位

（一）肉毒毒素　Botulinum toxins

（二）产气荚膜梭菌毒素　Clostridium perfringens toxins

（三）海蜗牛毒素（芋螺毒素）　Conotoxin

（四）篦麻毒素　Ricin

（五）蛤蚌毒素　Saxitoxin

（六）志贺氏毒素　Shiga toxi

（七）金黄色葡萄球菌毒素　*Staphylococcus aureus* toxins

（八）河豚毒素　Tetrodotoxin

（九）志贺样毒素　Verotoxin

（十）微囊藻毒素　Microaqygzjtin（syn. Cyanginosin）

（十一）黄曲霉毒素　Aflatoxins

（十二）相思豆毒素　Abrin

（十三）霍乱毒素　Cholera toxin

（十四）二乙酰蔗草镰刀烯醇毒素　Diacetoxyscirpenol toxin

（十五）T-2 毒素　T-2 toxin

（十六）HT-2 毒素　HT-2 toxin

（十七）莫迪素　Modeccin toxin

（十八）蒴莲素　Volkensin toxin

（十九）槲寄生凝集素 I　Viscum Album Lectin 1（syn. Viscumin）

三、动物病原体

（一）细菌。

丝状支原体　*Mycoplasma mycoides*

（二）病毒。

1．非洲猪瘟病毒　*African swine fever virus*

2．禽流感病毒　*Avian influenza virus*

3．蓝舌病病毒　*Bluetongue virus*

4．口蹄疫病毒　*Foot and mouth disease virus*

5．山羊痘病毒　*Goat pox virus*

6．伪狂犬病病毒　*Herpes virus*（*Aujeszky's disease*）

7．猪瘟病毒　*Hog cholera virus*（syn. *swine fever virus*）

8．狂犬病病毒　*Lyssa virus*

9．新城疫病毒　*Newcastle disease virus*

10．小反刍兽疫病毒　*Peste des petits ruminants virus*

11．猪肠道病毒 9 型（猪水泡病病毒）　*Porcine enterovirus type 9*（syn. *swine vesicular disease virus*）

12．牛瘟病毒　*Rinderpest virus*

13．绵羊痘病毒　*Sheep pox virus*

14．捷申病病毒　*Teschen disease virus*

15．水泡性口炎病毒　*Vesicular stomatitis virus*

16．结节性皮肤病病毒　*Lumpy skin disease virus*

17．非洲马瘟病毒　*African horse sickness virus*

四、植物病原体

（一）细菌。

1．白纹黄单胞菌　*Xanthomonas albilineans*

2．野油菜黄单胞菌柑桔致病变种　*Xanthomonas campestris pv.citri*

3．野油菜假单胞菌水稻变种　*Xanthomonas oryzae pv.oryzae*（*Pseudomonas campestris pv. Oryzae*）

4．密执安棒状杆菌坏腐亚种　*Clavibacter michiganensis* subsp. *sepedonicus*（*Corynebacterium michiganensis* subsq. *Sepedonicum or Corynebacterium sepedonicum*）

5．茄科罗尔通氏菌亚种 2、3（茄科假单胞菌或茄科伯克霍尔德氏菌）*Ralstona solanacearum* races 2 and 3（*pseudomonas solanacearum* races 2 and 3 *or Burkholderia solanacarum* races 2 and 3）

（二）真菌。

1．咖啡刺盘孢毒性变种　*Colletotrichum coffeanum var. Virulans*（*Colletotrichum kahawae*）

2．水稻旋孢腔菌（水稻长蠕孢属）　*Cochliobolus miyabeanus*（*Helminthosporium oryzae*）

3．溃疡状短生活史菌　*Microcyclus ulei*（*syn. Dothidella ulei*）

4．禾柄锈菌　*Puccinia graminis*（*syn. Puccinia graminis f.sp.tritici*）

5．条形柄锈菌　*Puccinia striiformis*（*syn. Puccinia glumarum*）

6．稻瘟病菌　*Pyricularia grisea/Pyricularia oryzae*

（三）病毒。

1．马铃薯安第斯潜伏芜菁黄花叶病毒　*Potato Andean latent tymovirus*

2．马铃薯纺锤型块茎类病毒　*Potato spindle tuber viroid*

五、遗传物质和基因修饰生物体

（一）含有与第二部分清单所列微生物的致病性相关的核酸序列的遗传物质。

（二）含有编码第二部分清单所列毒素及其亚单位核酸序列的遗传物质。

（三）含有与第二部分清单所列微生物的致病性相关的核酸序列的基因修饰生物体。

（四）含有编码第二部分清单所列毒素及其亚单位核酸序列的基因修饰生物体。

与清单中所列微生物致病性相关的核酸序列是指与清单所列微生物有关的下列特殊序列：

ａ．该序列本身或通过其转录或翻译产物会给人、动植物健康带来明显危害；

ｂ．通过插入或整合，该序列能增强清单所列微生物或其他任何生物体对人、动植物健康造成严重损害的能力。

与肠出血性大肠埃希氏菌（血清型 O157）和其它产志贺样毒素菌株致病性相关的核酸序列不受控制，编码志贺样毒素或其亚单位的核酸序列则受控制。

六、生物双用途设备

（一）BL3、BL4 封闭水平的全密闭设施。

符合世界卫生组织《实验室生物安全手册》（1993 年第二版，日内瓦）所规定的生物安全水平三级（BL3）、四级（BL4）标准的全密闭设施。

（二）发酵罐。

不发散气溶胶，可进行致病性微生物培养或毒素生产，且容积等于或大于 20 升的发酵罐。发酵罐包括生物反应器、恒化器和连续灌流系统。

（三）离心分离器（包括倾析器）。

不发散气溶胶、可对致病性微生物进行连续分离，且具有下列全部特性者：

１．在蒸汽密闭区内有一个或多个密闭性连接；

２．流率大于每小时 100 升；

３．抛光不锈钢或钛部件；

４．密闭状况下可就地蒸汽消毒。

（四）交叉流（切向流）过滤设备。

不发散气溶胶、可用于分离致病性微生物、毒素和细胞培养物的交叉流（切向流）过滤设备，且具有下列全部特性：1.总过滤面积等于或大于 1 平方米；2.可就地灭菌或消毒。（注：本款不包括由厂商标明的反向渗透设备）

设计用于上述所指的交叉流（切向流）过滤设备、且过滤面积等于或大于 0.2 平方米的交叉流（切向流）过滤组件（如模块、元件、盒子、滤筒、部件或滤板）。

技术说明：本控制条款所指的"灭菌"是指通过使用物理（蒸汽）或化学剂消除设备中所有的活微生物；"消毒"是指通过使用具有杀菌作用的化学剂，破坏设备中微生物的潜在感染力。消毒和灭菌不同于"卫生处理","卫生处理"是指用于降低设备中微生物含量而不必达到消灭所有微生物感染力或存活力的清洁过程。

（五）冻干设备。

24小时凝冰量大于或等于10千克且小于1000千克，并可蒸汽消毒的冻干设备。

（六）防护和密闭设备。

1.依靠外部空气供应，并在正压下操作使用的全身或半身防护服或防护罩。

注：设计用于与自给式呼吸器配套使用的防护服不予控制。

2.三级生物安全柜，或具有类似操作标准的隔离装置（如柔性隔离装置、干燥箱、厌氧微生物柜、手套箱或层流罩）。

（七）气溶胶吸入箱。

用于致病性微生物、毒素的气溶胶攻击试验，且容量等于或大于1立方米的气溶胶吸入箱。

（八）喷雾或雾化系统及组件。

包括：

a.专门设计或改进后可安装在轻于航空器或无人驾驶型航空器（UAVs）的飞行器上的全套喷雾或雾化系统，该系统能将液体悬浮液以每分钟大于2升的流量播散为体积中值直径（VMD）小于50微米的初始液滴。

b.专门设计或改进后可安装在a款所述飞行器上的气溶胶发生器的喷头或多头喷雾组件，它能将液体悬浮液以每分钟大于2升的流量播散为体积中值直径小于50微米的初始液滴。

c.专门设计用于安装在满足a、b两款所述标准的设备上的气溶胶发生器。

技术说明：

轻于航空器的飞行器是指依赖热气或轻于空气的气体（如氦气或氢气）升空的气球和飞船。

气溶胶发生器是专门设计或改进后适合安装在飞行器上的设备，如喷嘴、转笼式喷头及类似装置。

上述喷雾或雾化系统和组件，如果证明不能将生物剂以传染性气溶胶形式施放，则不受控制。

目前对专门设计用于飞行器或无人驾驶航空器上的喷雾设备或喷嘴所形成的液滴大小应用多普勒激光法或前置激光衍射法测量。

七、相关技术

用于开发、生产第二部分清单所列生物两用品或生物双用途设备的技术。

海关总署关于修改部分规章的规定（节选）

海关总署第 240 号令

（关于公布《海关总署关于修改部分规章的决定》的令）

《海关总署关于修改部分规章的决定》已于 2018 年 5 月 28 日经海关总署署务会议审议通过，现予公布，自 2018 年 7 月 1 日起施行。

署长　倪岳峰

2018 年 5 月 29 日

海关总署关于修改部分规章的规定（节选）

七十三、对《出入境特殊物品卫生检疫管理规定》（国家质量监督检验检疫总局令第 160 号公布，根据国家质量监督检验检疫总局令第 184 号、海关总署令第 238 号修改）作如下修改：

（一）删去第九条第（三）项、第（四）项。

（二）删去第十条第一款第（一）项，将第（三）项修改为"实验室生物安全资质证明文件"，删去第二款中的"同时交验原件"。

（三）删去第十三条第四款。

（四）将第十八条第一款中的"不能提供《特殊物品审批单》"修改为"未取得《特殊物品审批单》"，第二款中的"补交《特殊物品审批单》"修改为"取得《特殊物品审批单》"。

（五）删去第二十条。

（六）将第二十一条第一款第（五）项中的"未补交《特殊物品审批单》"修改为"未取得《特殊物品审批单》"。

（七）删去第二十四条中的"未经海关同意，不得擅自使用"。

（八）删去第二十九条第（六）项。

（九）对条文顺序作相应调整。

出入境特殊物品卫生检疫管理规定

出入境特殊物品卫生检疫管理规定

第 160 号

《出入境特殊物品卫生检疫管理规定》已经 2014 年 12 月 4 日国家质量监督检验检疫总局局务会议审议通过，现予公布，自 2015 年 3 月 1 日起施行。

局长　支树平

2015 年 1 月 21 日

出入境特殊物品卫生检疫管理规定

第一章　总　则

第一条　为了规范出入境特殊物品卫生检疫监督管理，防止传染病传入、传出，防控生物安全风险，保护人体健康，根据《中华人民共和国国境卫生检疫法》及其实施细则、《艾滋病防治条例》《病原微生物实验室生物安全管理条例》和《人类遗传资源管理暂行办法》等法律法规规定，制定本规定。

第二条　本规定适用于入境、出境的微生物、人体组织、生物制品、血液及其制品等特殊物品的卫生检疫监督管理。

第三条　国家质量监督检验检疫总局（以下简称国家质检总局）统一管理全国出入境特殊物品的卫生检疫监督管理工作；国家质检总局设在各地的出入境检验检疫部门（以下简称检验检疫部门）负责所辖地区的出入境特殊物品卫生检疫监督管理工作。

第四条　出入境特殊物品卫生检疫监督管理遵循风险管理原则，在风险评估的基础上根据风险等级实施检疫审批、检疫查验和监督管理。

国家质检总局可以对输出国家或者地区的生物安全控制体系进行评估。

第五条　出入境特殊物品的货主或者其代理人，应当按照法律法规规定和相关标准的要求，输入、输出以及生产、经营、使用特殊物品，对社会和公众负责，保证特殊物品安全，接受社会监督，承担社会责任。

第二章　检疫审批

第六条　直属检验检疫局负责辖区内出入境特殊物品的卫生检疫审批（以下简称特殊物品审批）工作。

第七条　申请特殊物品审批应当具备下列条件：

（一）法律法规规定须获得相关部门批准文件的，应当获得相应批准文件；

（二）具备与出入境特殊物品相适应的生物安全控制能力。

第八条　入境特殊物品的货主或者其代理人应当在特殊物品交运前向目的地直属检验检疫局申请特殊物品审批。

出境特殊物品的货主或者其代理人应当在特殊物品交运前向其所在地直属检验检疫局申请特殊物品审批。

第九条　申请特殊物品审批的，货主或者其代理人应当按照以下规定提供相应材料：

（一）《入 / 出境特殊物品卫生检疫审批申请表》；

（二）出入境特殊物品描述性材料，包括特殊物品中英文名称、类别、成分、来源、用途、主要销售渠道、输出输入的国家或者地区、生产商等；

（三）入境人体血液、血浆、组织、器官、细胞、骨髓等，应当提供卫生主管部门的批准文件；

（四）入境、出境供移植用人体组织、细胞、器官、骨髓，应当提供医疗机构出具的供体健康证明和相关检验报告；

（五）入境用于预防、诊断、治疗人类疾病的生物制品、人体血液制品，应当提供国务院药品监督管理部门发给的进口药品注册证书；

（六）入境、出境特殊物品含有或者可能含有病原微生物的，应当提供病原微生物的学名（中文和拉丁文）、生物学特性的说明性文件（中英文对照件）以及生产经营者或者使用者具备相应生物安全防控水平的证明文件；

（七）出境用于预防、诊断、治疗的人类疾病的生物制品、人体血液制品，应当提供药品监督管理部门出具的销售证明；

（八）出境特殊物品涉及人类遗传资源管理范畴的，应当提供人类遗传资源管理部门出具的批准文件；

（九）使用含有或者可能含有病原微生物的出入境特殊物品的单位，应当提供与生物安全风险等级相适应的生物安全实验室资质证明，BSL-3 级以上实验室必须获得国家认可机构的认可；

（十）出入境高致病性病原微生物菌（毒）种或者样本的，应当提供省级以上人民政府卫生主管部门的批准文件。

第十条 申请人为单位的，首次申请特殊物品审批时，除提供本规定第九条所规定的材料以外，还应当提供下列材料：

（一）单位营业执照、组织机构代码证等证件复印件，同时交验原件；

（二）单位基本情况，如单位管理体系认证情况、单位地址、生产场所、实验室设置、仓储设施设备、产品加工情况、生产过程或者工艺流程、平面图等；

（三）生物安全体系文件，如特殊物品储存管理制度、使用管理制度、废弃物处置管理制度、专业人员管理制度、突发事件应急处置规程等。

申请人为自然人的，应当提供身份证复印件，同时交验原件。

出入境病原微生物或者可能含有病原微生物的特殊物品，其申请人不得为自然人。

第十一条 直属检验检疫局对申请人提出的特殊物品审批申请，应当根据下列情况分别作出处理：

（一）申请事项依法不需要取得特殊物品审批的，应当即时告知申请人不予受理；

（二）申请事项依法不属于本单位职权范围的，应当即时作出不予受理的决定，并告知申请人向有关行政机关或者其他直属检验检疫局申请；

（三）申请材料存在可以当场更正的错误的，应当允许申请人当场更正；

（四）申请材料不齐全或者不符合法定形式的，应当当场或者自收到申请材料之日起 5 日内一次性告知申请人需要补正的全部内容。逾期不告知的，自收到申请材料之日起即为受理；

（五）申请事项属于本单位职权范围，申请材料齐全、符合法定形式，或者申请人按照本单位的要求提交全部补正申请材料的，应当受理行政许可申请。

第十二条 直属检验检疫局对申请材料应当及时进行书面审查。并可以根据情况采取专家资料审查、现场评估、实验室检测等方式对申请材料的实质内容进行核实。

第十三条 申请人的申请符合法定条件、标准的，直属检验检疫局应当自受理之日起 20 日内签发《入 / 出境特殊物品卫生检疫审批单》（以下简称《特殊物品审批单》）。

申请人的申请不符合法定条件、标准的，直属检验检疫局应当自受理之日起 20 日内作出不予审批的书面决定并说明理由，告知申请人享有依法申请行政复议或者提起行政诉讼的权利。

直属检验检疫局 20 日内不能作出审批或者不予审批决定的，经本行政机关负责人批准，可以延长 10 日，并应当将延长期限的理由告知申请人。

采取专家资料审查、现场评估、实验室检测等方式审查的时间不计入审批期限，但应当书面告知申请人所需时间。

第十四条　《特殊物品审批单》有效期如下：

（一）含有或者可能含有高致病性病原微生物的特殊物品，有效期为 3 个月。

（二）含有或者可能含有其它病原微生物的特殊物品，有效期为 6 个月。

（三）除上述规定以外的其它特殊物品，有效期为 12 个月。

《特殊物品审批单》在有效期内可以分批核销使用。超过有效期的，应当重新申请。

第三章　检疫查验

第十五条　入境特殊物品到达口岸后，货主或者其代理人应当凭《特殊物品审批单》及其他材料向入境口岸检验检疫部门报检。

出境特殊物品的货主或者其代理人应当在出境前凭《特殊物品审批单》及其他材料向其所在地检验检疫部门报检。

报检材料不齐全或者不符合法定形式的，检验检疫部门不予入境或者出境。

第十六条　受理报检的检验检疫部门应当按照下列要求对出入境特殊物品实施现场查验，并填写《入 / 出境特殊物品卫生检疫现场查验记录》：

（一）检查出入境特殊物品名称、成分、批号、规格、数量、有效期、运输储存条件、输出 / 输入国和生产厂家等项目是否与《特殊物品审批单》的内容相符；

（二）检查出入境特殊物品包装是否安全无破损，不渗、不漏，存在生物安全风险的是否具有符合相关要求的生物危险品标识。

入境口岸查验现场不具备查验特殊物品所需安全防护条件的，应当将特殊物品运送到符合生物安全等级条件的指定场所实施查验。

第十七条　对需实验室检测的入境特殊物品，货主或者其代理人应当按照口岸检验检疫部门的要求将特殊物品存放在符合条件的储存场所，经检疫合格后方可移运或者使用。口岸检验检疫部门不具备检测能力的，应当委托有相应资质的实验室进行检测。

含有或者可能含有病原微生物、毒素等生物安全危害因子的入境特殊物品的，口岸检验检疫部门实施现场查验后应当及时电子转单给目的地检验检疫部门。目的地检验检疫部门应当实施后续监管。

第十八条 邮寄、携带的出入境特殊物品，不能提供《特殊物品审批单》的，检验检疫部门应当予以截留并出具截留凭证，截留期限不超过 7 天。

邮递人或者携带人在截留期限内补交《特殊物品审批单》后，检验检疫部门按照本规定第十六条规定进行查验，经检疫查验合格的予以放行。

第十九条 携带自用且仅限于预防或者治疗疾病用的血液制品或者生物制品出入境的，不需办理卫生检疫审批手续，出入境时应当向检验检疫部门出示医院的有关证明；允许携带量以处方或者说明书确定的一个疗程为限。

第二十条 供移植用人体组织因特殊原因不能提供《特殊物品审批单》的，入境、出境时检验检疫部门实施检疫查验后先予放行，货主或者其代理人应当在放行后 10 日内补办特殊物品审批手续。

第二十一条 口岸检验检疫部门对经卫生检疫符合要求的出入境特殊物品予以放行。有下列情况之一的，由口岸检验检疫部门签发《检验检疫处理通知书》，予以退运或者销毁：

（一）名称、批号、规格、生物活性成分等与特殊物品审批内容不相符的；

（二）超出卫生检疫审批的数量范围的；

（三）包装不符合特殊物品安全管理要求的；

（四）经检疫查验不符合卫生检疫要求的；

（五）被截留邮寄、携带特殊物品自截留之日起 7 日内未补交《特殊物品审批单》的，或者提交《特殊物品审批单》后，经检疫查验不合格的。

口岸检验检疫部门对处理结果应当做好记录、归档。

第四章 监督管理

第二十二条 出入境特殊物品单位，应当建立特殊物品安全管理制度，严格按照特殊物品审批的用途生产、使用或者销售特殊物品。

出入境特殊物品单位应当建立特殊物品生产、使用、销售记录。记录应当真实，保存期限不得少于 2 年。

第二十三条 检验检疫部门对出入境特殊物品实施风险管理，根据出入境特殊物品可能传播人类疾病的风险对不同风险程度的特殊物品划分为不同的风险等级，并采取不同的卫生检疫监管方式。

出入境特殊物品的风险等级及其对应的卫生检疫监管方式由国家质检总局统一公布。

第二十四条　需实施后续监管的入境特殊物品，其使用单位应当在特殊物品入境后 30 日内，到目的地检验检疫部门申报，由目的地检验检疫部门实施后续监管，未经检验检疫部门同意，不得擅自使用。

第二十五条　检验检疫部门对入境特殊物品实施后续监管的内容包括：

（一）使用单位的实验室是否与《特殊物品审批单》一致；

（二）入境特殊物品是否与《特殊物品审批单》货证相符。

第二十六条　在后续监管过程中发现下列情形的，由检验检疫部门撤回《特殊物品审批单》，责令其退运或者销毁：

（一）使用单位的实验室与《特殊物品审批单》不一致的；

（二）入境特殊物品与《特殊物品审批单》货证不符的。

检验检疫部门对后续监管过程中发现的问题，应当通报原审批的直属检验检疫局。情节严重的应当及时上报国家质检总局。

第二十七条　检验检疫部门工作人员应当秉公执法、忠于职守，在履行职责中，对所知悉的商业秘密负有保密义务。

第五章　法律责任

第二十八条　违反本规定，有下列情形之一的，由检验检疫部门按照《中华人民共和国国境卫生检疫法实施细则》第一百一十条规定处以警告或者 100 元以上 5000 元以下的罚款：

（一）拒绝接受检疫或者抵制卫生检疫监督管理的；

（二）伪造或者涂改卫生检疫单、证的；

（三）瞒报携带禁止进口的微生物、人体组织、生物制品、血液及其制品或者其他可能引起传染病传播的动物和物品的。

第二十九条　违反本规定，有下列情形之一的，有违法所得的，由检验检疫部门处以 3 万元以下的罚款：

（一）以欺骗、贿赂等不正当手段取得特殊物品审批的；

（二）未经检验检疫部门许可，擅自移运、销售、使用特殊物品的；

（三）未向检验检疫部门报检或者提供虚假材料，骗取检验检疫证单的；

（四）未在相应的生物安全等级实验室对特殊物品开展操作的或者特殊物品使用单位不具备相应等级的生物安全控制能力的；未建立特殊物品使用、销售记录或者记录与实际不符的；

（五）未经检验检疫部门同意，擅自使用需后续监管的入境特殊物品的；

（六）先予放行的供移植用人体组织，其申请人未在放行后 10 日内补办特殊物品审批手续的。

第三十条　出入境特殊物品的货主或者其代理人拒绝、阻碍检验检疫部门及其工作人员依法执行职务的，依法移送有关部门处理。

第三十一条　检验检疫部门工作人员徇私舞弊、滥用职权、玩忽职守，违反相关法律法规的，依法给予行政处分；情节严重，构成犯罪的，依法追究刑事责任。

第三十二条　对违反本办法，引起检疫传染病传播或者有引起检疫传染病传播严重危险的，依照《中华人民共和国刑法》的有关规定追究刑事责任。

第六章　附　则

第三十三条　本规定下列用语的含义：

微生物是指病毒、细菌、真菌、放线菌、立克次氏体、螺旋体、衣原体、支原体等医学微生物菌（毒）种及样本以及寄生虫、环保微生物菌剂。

人体组织是指人体细胞、细胞系、胚胎、器官、组织、骨髓、分泌物、排泄物等。

人类遗传资源是指含有人体基因组，基因及其产物的器官、组织、细胞、血液、制备物、重组脱氧核糖核酸（DNA）构建体等遗传材料及相关的信息资料。

生物制品是指用于人类医学、生命科学相关领域的疫苗、抗毒素、诊断用试剂、细胞因子、酶及其制剂以及毒素、抗原、变态反应原、抗体、抗原 - 抗体复合物、核酸、免疫调节剂、微生态制剂等生物活性制剂。

血液是指人类的全血、血浆成分和特殊血液成分。

血液制品是指各种人类血浆蛋白制品。

出入境特殊物品单位是指从事特殊物品生产、使用、销售、科研、医疗、检验、医药研发外包的法人或者其他组织。

第三十四条　进出口环保用微生物菌剂卫生检疫监督管理按照《进出口环保用微生物菌剂环境安全管理办法》（环境保护部、国家质检总局令第 10 号）的规定执行。

第三十五条　进出境特殊物品应当实施动植物检疫的，按照进出境动植物检疫法律法规的规定执行。

第三十六条　本规定由国家质检总局负责解释。

　　第三十七条　本规定自 2015 年 3 月 1 日起施行，国家质检总局 2005 年 10 月 17 日发布的《出入境特殊物品卫生检疫管理规定》（国家质检总局令第 83 号）同时废止。

生物安全管理要求

二、生物资源管理要求

（一）相关法律

中华人民共和国疫苗管理法（节选）

（2019 年 6 月 29 日第十三届全国人民代表大会常务委员会第十一次会议通过）

第一章　总　则

第十一条　疫苗研制、生产、检验等过程中应当建立健全生物安全管理制度，严格控制生物安全风险，加强菌毒株等病原微生物的生物安全管理，保护操作人员和公众的健康，保证菌毒株等病原微生物用途合法、正当。

疫苗研制、生产、检验等使用的菌毒株和细胞株，应当明确历史、生物学特征、代次，建立详细档案，保证来源合法、清晰、可追溯；来源不明的，不得使用。

（二）相关法规、规章和文件

中华人民共和国人类遗传资源条例

中华人民共和国国务院令

第 717 号

《中华人民共和国人类遗传资源管理条例》已经 2019 年 3 月 20 日国务院第 41 次常务会议通过，现予公布，自 2019 年 7 月 1 日起施行。

总理　李克强

2019 年 5 月 28 日

中华人民共和国人类遗传资源管理条例

第一章　总　则

第一条　为了有效保护和合理利用我国人类遗传资源，维护公众健康、国家安全和社会公共利益，制定本条例。

第二条　本条例所称人类遗传资源包括人类遗传资源材料和人类遗传资源信息。

人类遗传资源材料是指含有人体基因组、基因等遗传物质的器官、组织、细胞等遗传材料。

人类遗传资源信息是指利用人类遗传资源材料产生的数据等信息资料。

第三条　采集、保藏、利用、对外提供我国人类遗传资源，应当遵守本条例。

为临床诊疗、采供血服务、查处违法犯罪、兴奋剂检测和殡葬等活动需要，采集、保藏器官、组织、细胞等人体物质及开展相关活动，依照相关法律、行政法规规定执行。

第四条　国务院科学技术行政部门负责全国人类遗传资源管理工作；国务院其他有关部门在各自的职责范围内，负责有关人类遗传资源管理工作。

省、自治区、直辖市人民政府科学技术行政部门负责本行政区域人类遗传资源管理工作；省、自治区、直辖市人民政府其他有关部门在各自的职责范围内，负责本行政区域有关人类遗传资源管理工作。

第五条　国家加强对我国人类遗传资源的保护，开展人类遗传资源调查，对重要遗传家系和特定地区人类遗传资源实行申报登记制度。

国务院科学技术行政部门负责组织我国人类遗传资源调查，制定重要遗传家系和特定地区人类遗传资源申报登记具体办法。

第六条　国家支持合理利用人类遗传资源开展科学研究、发展生物医药产业、提高诊疗技术，提高我国生物安全保障能力，提升人民健康保障水平。

第七条　外国组织、个人及其设立或者实际控制的机构不得在我国境内采集、保藏我国人类遗传资源，不得向境外提供我国人类遗传资源。

第八条　采集、保藏、利用、对外提供我国人类遗传资源，不得危害我国公众健康、国家安全和社会公共利益。

第九条　采集、保藏、利用、对外提供我国人类遗传资源，应当符合伦理原则，并按照国家有关规定进行伦理审查。

采集、保藏、利用、对外提供我国人类遗传资源，应当尊重人类遗传资源提供者的隐私权，取得其事先知情同意，并保护其合法权益。

采集、保藏、利用、对外提供我国人类遗传资源，应当遵守国务院科学技术行政部门制定的技术规范。

第十条　禁止买卖人类遗传资源。

为科学研究依法提供或者使用人类遗传资源并支付或者收取合理成本费用，不视为买卖。

第二章　采集和保藏

第十一条　采集我国重要遗传家系、特定地区人类遗传资源或者采集国务院科学技术行政部门规定种类、数量的人类遗传资源的，应当符合下列条件，并经国务院科学技术行政部门批准：

（一）具有法人资格；

（二）采集目的明确、合法；

（三）采集方案合理；

（四）通过伦理审查；

（五）具有负责人类遗传资源管理的部门和管理制度；

（六）具有与采集活动相适应的场所、设施、设备和人员。

第十二条　采集我国人类遗传资源，应当事先告知人类遗传资源提供者采集目的、采集用途、对健康可能产生的影响、个人隐私保护措施及其享有的自愿参与和随时无条件退出的权利，征得人类遗传资源提供者书面同意。

在告知人类遗传资源提供者前款规定的信息时，必须全面、完整、真实、准确，不得隐瞒、误导、欺骗。

第十三条　国家加强人类遗传资源保藏工作，加快标准化、规范化的人类遗传资源保藏基础平台和人类遗传资源大数据建设，为开展相关研究开发活动提供支撑。

国家鼓励科研机构、高等学校、医疗机构、企业根据自身条件和相关研究开发活动需要开展人类遗传资源保藏工作，并为其他单位开展相关研究开发活动提供便利。

第十四条　保藏我国人类遗传资源、为科学研究提供基础平台的，应当符合下列条件，并经国务院科学技术行政部门批准：

（一）具有法人资格；

（二）保藏目的明确、合法；

（三）保藏方案合理；

（四）拟保藏的人类遗传资源来源合法；

（五）通过伦理审查；

（六）具有负责人类遗传资源管理的部门和保藏管理制度；

（七）具有符合国家人类遗传资源保藏技术规范和要求的场所、设施、设备和人员。

第十五条　保藏单位应当对所保藏的人类遗传资源加强管理和监测，采取安全措施，制定应急预案，确保保藏、使用安全。

保藏单位应当完整记录人类遗传资源保藏情况，妥善保存人类遗传资源的来源信息和使用信息，确保人类遗传资源的合法使用。

保藏单位应当就本单位保藏人类遗传资源情况向国务院科学技术行政部门提交年度报告。

第十六条　国家人类遗传资源保藏基础平台和数据库应当依照国家有关规定向有关科研机构、高等学校、医疗机构、企业开放。

为公众健康、国家安全和社会公共利益需要，国家可以依法使用保藏单位保藏的人类遗传资源。

生物资源管理要求

第三章 利用和对外提供

第十七条 国务院科学技术行政部门和省、自治区、直辖市人民政府科学技术行政部门应当会同本级人民政府有关部门对利用人类遗传资源开展科学研究、发展生物医药产业统筹规划，合理布局，加强创新体系建设，促进生物科技和产业创新、协调发展。

第十八条 科研机构、高等学校、医疗机构、企业利用人类遗传资源开展研究开发活动，对其研究开发活动以及成果的产业化依照法律、行政法规和国家有关规定予以支持。

第十九条 国家鼓励科研机构、高等学校、医疗机构、企业根据自身条件和相关研究开发活动需要，利用我国人类遗传资源开展国际合作科学研究，提升相关研究开发能力和水平。

第二十条 利用我国人类遗传资源开展生物技术研究开发活动或者开展临床试验的，应当遵守有关生物技术研究、临床应用管理法律、行政法规和国家有关规定。

第二十一条 外国组织及外国组织、个人设立或者实际控制的机构（以下称外方单位）需要利用我国人类遗传资源开展科学研究活动的，应当遵守我国法律、行政法规和国家有关规定，并采取与我国科研机构、高等学校、医疗机构、企业（以下称中方单位）合作的方式进行。

第二十二条 利用我国人类遗传资源开展国际合作科学研究的，应当符合下列条件，并由合作双方共同提出申请，经国务院科学技术行政部门批准：

（一）对我国公众健康、国家安全和社会公共利益没有危害；

（二）合作双方为具有法人资格的中方单位、外方单位，并具有开展相关工作的基础和能力；

（三）合作研究目的和内容明确、合法，期限合理；

（四）合作研究方案合理；

（五）拟使用的人类遗传资源来源合法，种类、数量与研究内容相符；

（六）通过合作双方各自所在国（地区）的伦理审查；

（七）研究成果归属明确，有合理明确的利益分配方案。

为获得相关药品和医疗器械在我国上市许可，在临床机构利用我国人类遗传资源开展国际合作临床试验、不涉及人类遗传资源材料出境的，不需要审批。但是，合作双方在开展临床试验前应当将拟使用的人类遗传资源种类、数量及其用途向国务院科学技术行政部门备案。国务院科学技术行政部门和省、自治区、直辖市人民政府科学技术行政部门加强对备案事项的监管。

第二十三条　在利用我国人类遗传资源开展国际合作科学研究过程中，合作方、研究目的、研究内容、合作期限等重大事项发生变更的，应当办理变更审批手续。

第二十四条　利用我国人类遗传资源开展国际合作科学研究，应当保证中方单位及其研究人员在合作期间全过程、实质性地参与研究，研究过程中的所有记录以及数据信息等完全向中方单位开放并向中方单位提供备份。

利用我国人类遗传资源开展国际合作科学研究，产生的成果申请专利的，应当由合作双方共同提出申请，专利权归合作双方共有。研究产生的其他科技成果，其使用权、转让权和利益分享办法由合作双方通过合作协议约定；协议没有约定的，合作双方都有使用的权利，但向第三方转让须经合作双方同意，所获利益按合作双方贡献大小分享。

第二十五条　利用我国人类遗传资源开展国际合作科学研究，合作双方应当按照平等互利、诚实信用、共同参与、共享成果的原则，依法签订合作协议，并依照本条例第二十四条的规定对相关事项作出明确、具体的约定。

第二十六条　利用我国人类遗传资源开展国际合作科学研究，合作双方应当在国际合作活动结束后 6 个月内共同向国务院科学技术行政部门提交合作研究情况报告。

第二十七条　利用我国人类遗传资源开展国际合作科学研究，或者因其他特殊情况确需将我国人类遗传资源材料运送、邮寄、携带出境的，应当符合下列条件，并取得国务院科学技术行政部门出具的人类遗传资源材料出境证明：

（一）对我国公众健康、国家安全和社会公共利益没有危害；

（二）具有法人资格；

（三）有明确的境外合作方和合理的出境用途；

（四）人类遗传资源材料采集合法或者来自合法的保藏单位；

（五）通过伦理审查。

利用我国人类遗传资源开展国际合作科学研究，需要将我国人类遗传资源材料运送、邮寄、携带出境的，可以单独提出申请，也可以在开展国际合作科学研究申请中列明出境计划一并提出申请，由国务院科学技术行政部门合并审批。

将我国人类遗传资源材料运送、邮寄、携带出境的，凭人类遗传资源材料出境证明办理海关手续。

生物资源管理要求

第二十八条　将人类遗传资源信息向外国组织、个人及其设立或者实际控制的机构提供或者开放使用，不得危害我国公众健康、国家安全和社会公共利益；可能影响我国公众健康、国家安全和社会公共利益的，应当通过国务院科学技术行政部门组织的安全审查。

将人类遗传资源信息向外国组织、个人及其设立或者实际控制的机构提供或者开放使用的，应当向国务院科学技术行政部门备案并提交信息备份。

利用我国人类遗传资源开展国际合作科学研究产生的人类遗传资源信息，合作双方可以使用。

第四章　服务和监督

第二十九条　国务院科学技术行政部门应当加强电子政务建设，方便申请人利用互联网办理审批、备案等事项。

第三十条　国务院科学技术行政部门应当制定并及时发布有关采集、保藏、利用、对外提供我国人类遗传资源的审批指南和示范文本，加强对申请人办理有关审批、备案等事项的指导。

第三十一条　国务院科学技术行政部门应当聘请生物技术、医药、卫生、伦理、法律等方面的专家组成专家评审委员会，对依照本条例规定提出的采集、保藏我国人类遗传资源，开展国际合作科学研究以及将我国人类遗传资源材料运送、邮寄、携带出境的申请进行技术评审。评审意见作为作出审批决定的参考依据。

第三十二条　国务院科学技术行政部门应当自受理依照本条例规定提出的采集、保藏我国人类遗传资源，开展国际合作科学研究以及将我国人类遗传资源材料运送、邮寄、携带出境申请之日起 20 个工作日内，作出批准或者不予批准的决定；不予批准的，应当说明理由。因特殊原因无法在规定期限内作出审批决定的，经国务院科学技术行政部门负责人批准，可以延长 10 个工作日。

第三十三条　国务院科学技术行政部门和省、自治区、直辖市人民政府科学技术行政部门应当加强对采集、保藏、利用、对外提供人类遗传资源活动各环节的监督检查，发现违反本条例规定的，及时依法予以处理并向社会公布检查、处理结果。

第三十四条　国务院科学技术行政部门和省、自治区、直辖市人民政府科学技术行政部门进行监督检查，可以采取下列措施：

（一）进入现场检查；

（二）询问相关人员；

（三）查阅、复制有关资料；

（四）查封、扣押有关人类遗传资源。

第三十五条　任何单位和个人对违反本条例规定的行为，有权向国务院科学技术行政部门和省、自治区、直辖市人民政府科学技术行政部门投诉、举报。

国务院科学技术行政部门和省、自治区、直辖市人民政府科学技术行政部门应当公布投诉、举报电话和电子邮件地址，接受相关投诉、举报。对查证属实的，给予举报人奖励。

第五章　法律责任

第三十六条　违反本条例规定，有下列情形之一的，由国务院科学技术行政部门责令停止违法行为，没收违法采集、保藏的人类遗传资源和违法所得，处 50 万元以上 500 万元以下罚款，违法所得在 100 万元以上的，处违法所得 5 倍以上 10 倍以下罚款：

（一）未经批准，采集我国重要遗传家系、特定地区人类遗传资源，或者采集国务院科学技术行政部门规定种类、数量的人类遗传资源；

（二）未经批准，保藏我国人类遗传资源；

（三）未经批准，利用我国人类遗传资源开展国际合作科学研究；

（四）未通过安全审查，将可能影响我国公众健康、国家安全和社会公共利益的人类遗传资源信息向外国组织、个人及其设立或者实际控制的机构提供或者开放使用；

（五）开展国际合作临床试验前未将拟使用的人类遗传资源种类、数量及其用途向国务院科学技术行政部门备案。

第三十七条　提供虚假材料或者采取其他欺骗手段取得行政许可的，由国务院科学技术行政部门撤销已经取得的行政许可，处 50 万元以上 500 万元以下罚款，5 年内不受理相关责任人及单位提出的许可申请。

第三十八条　违反本条例规定，未经批准将我国人类遗传资源材料运送、邮寄、携带出境的，由海关依照法律、行政法规的规定处罚。科学技术行政部门应当配合海关开展鉴定等执法协助工作。海关应当将依法没收的人类遗传资源材料移送省、自治区、直辖市人民政府科学技术行政部门进行处理。

第三十九条　违反本条例规定，有下列情形之一的，由省、自治区、直辖市人民政府科学技术行政部门责令停止开展相关活动，没收违法采集、保藏的人类遗传资源和违法所得，处 50 万元以上 100 万元以下罚款，违法所得在 100 万元以上的，处违法所得 5 倍以上 10 倍以下罚款：

（一）采集、保藏、利用、对外提供我国人类遗传资源未通过伦理审查；

（二）采集我国人类遗传资源未经人类遗传资源提供者事先知情同意，或者采取隐瞒、误导、欺骗等手段取得人类遗传资源提供者同意；

（三）采集、保藏、利用、对外提供我国人类遗传资源违反相关技术规范；

（四）将人类遗传资源信息向外国组织、个人及其设立或者实际控制的机构提供或者开放使用，未向国务院科学技术行政部门备案或者提交信息备份。

第四十条　违反本条例规定，有下列情形之一的，由国务院科学技术行政部门责令改正，给予警告，可以处 50 万元以下罚款：

（一）保藏我国人类遗传资源过程中未完整记录并妥善保存人类遗传资源的来源信息和使用信息；

（二）保藏我国人类遗传资源未提交年度报告；

（三）开展国际合作科学研究未及时提交合作研究情况报告。

第四十一条　外国组织、个人及其设立或者实际控制的机构违反本条例规定，在我国境内采集、保藏我国人类遗传资源，利用我国人类遗传资源开展科学研究，或者向境外提供我国人类遗传资源的，由国务院科学技术行政部门责令停止违法行为，没收违法采集、保藏的人类遗传资源和违法所得，处 100 万元以上 1000 万元以下罚款，违法所得在 100 万元以上的，处违法所得 5 倍以上 10 倍以下罚款。

第四十二条　违反本条例规定，买卖人类遗传资源的，由国务院科学技术行政部门责令停止违法行为，没收违法采集、保藏的人类遗传资源和违法所得，处 100 万元以上 1000 万元以下罚款，违法所得在 100 万元以上的，处违法所得 5 倍以上 10 倍以下罚款。

第四十三条　对有本条例第三十六条、第三十九条、第四十一条、第四十二条规定违法行为的单位，情节严重的，由国务院科学技术行政部门或者省、自治区、直辖市人民政府科学技术行政部门依据职责禁止其 1 至 5 年内从事采集、保藏、利用、对外提供我国人类遗传资源的活动；情节特别严重的，永久禁止其从事采集、保藏、利用、对外提供我国人类遗传资源的活动。

对有本条例第三十六条至第三十九条、第四十一条、第四十二条规定违法行为的单位的法定代表人、主要负责人、直接负责的主管人员以及其他责任人员，依法给予处分，并由国务院科学技术行政部门或者省、自治区、直辖市人民政府科学技术行政部门依据职责没收其违法所得，处 50 万元以下罚款；情节严重的，禁止其 1 至 5 年内从事采集、保藏、利用、对外提供我国人类遗传资源的活动；情节特别严重的，永久禁止其从事采集、保藏、利用、对外提供我国人类遗传资源的活动。

单位和个人有本条例规定违法行为的，记入信用记录，并依照有关法律、行政法规的规定向社会公示。

第四十四条　违反本条例规定，侵害他人合法权益的，依法承担民事责任；构成犯罪的，依法追究刑事责任。

第四十五条　国务院科学技术行政部门和省、自治区、直辖市人民政府科学技术行政部门的工作人员违反本条例规定，不履行职责或者滥用职权、玩忽职守、徇私舞弊的，依法给予处分；构成犯罪的，依法追究刑事责任。

第六章　附　则

第四十六条　人类遗传资源相关信息属于国家秘密的，应当依照《中华人民共和国保守国家秘密法》和国家其他有关保密规定实施保密管理。

第四十七条　本条例自 2019 年 7 月 1 日起施行。

生物资源管理要求

人类遗传资源管理条例实施细则

科学技术部令

第 21 号

《人类遗传资源管理条例实施细则》已经 2023 年 5 月 11 日科技部第 3 次部务会审议通过，现予公布，自 2023 年 7 月 1 日起施行。

部长　王志刚

2023 年 5 月 26 日

人类遗传资源管理条例实施细则

第一章　总　则

第一条　为有效保护和合理利用我国人类遗传资源，维护公众健康、国家安全和社会公共利益，根据《中华人民共和国生物安全法》《中华人民共和国人类遗传资源管理条例》（以下称《条例》）等有关法律、行政法规，制定本实施细则。

第二条　采集、保藏、利用、对外提供我国人类遗传资源，应当遵守本实施细则。

《条例》第二条所称人类遗传资源信息包括利用人类遗传资源材料产生的人类基因、基因组数据等信息资料。

前款所称人类遗传资源信息不包括临床数据、影像数据、蛋白质数据和代谢数据。

第三条　科学技术部（以下称科技部）负责全国人类遗传资源调查、行政许可、监督检查、行政处罚等管理工作。

科技部根据需要依法委托相关组织，开展人类遗传资源行政许可申请材料的形式审查、技术评审，以及人类遗传资源备案、事先报告、监督检查、行政处罚等工作。

第四条　省、自治区、直辖市科学技术厅（委、局）、新疆生产建设兵团科学技术局（以下称省级科技行政部门）负责本区域下列人类遗传资源管理工作：

（一）人类遗传资源监督检查与日常管理；

（二）职权范围内的人类遗传资源违法案件调查处理；

（三）根据科技部委托，开展本区域人类遗传资源调查、人类遗传资源行政许可、人类遗传资源违法案件调查处理等工作。

第五条　科技部和省级科技行政部门应当加强人类遗传资源监管力量，配备行政执法人员，依职权对人类遗传资源活动开展监督检查等工作，依法履行人类遗传资源监督管理职责。

第六条　科技部聘请生命科学与技术、医药、卫生、伦理、法律、信息安全等方面的专家组成人类遗传资源管理专家咨询委员会，为全国人类遗传资源管理工作提供决策咨询和技术支撑。

第七条　科技部支持合理利用人类遗传资源开展科学研究、发展生物医药产业、提高诊疗技术，加强人类遗传资源管理与监督，优化审批服务，提高审批效率，推进审批规范化和信息公开，提升管理和服务水平。

第二章　总体要求

第八条　采集、保藏、利用、对外提供我国人类遗传资源，应当符合伦理原则，通过已在有关管理部门备案的伦理（审查）委员会的伦理审查。开展伦理审查应当遵守法律、行政法规和国家有关规定。

第九条　采集、保藏、利用、对外提供我国人类遗传资源，应当尊重和保障人类遗传资源提供者的隐私权和个人信息等权益，按规定获取书面知情同意，确保人类遗传资源提供者的合法权益不受侵害。

第十条　采集、保藏、利用、对外提供我国人类遗传资源，应当遵守科技活动的相关要求及技术规范，包括但不限于标准、规范、规程等。

第十一条　在我国境内采集、保藏我国人类遗传资源或者向境外提供我国人类遗传资源，必须由我国科研机构、高等学校、医疗机构或者企业（以下称中方单位）开展。设在港澳的内资实控机构视为中方单位。

境外组织及境外组织、个人设立或者实际控制的机构（以下称外方单位）以及境外个人不得在我国境内采集、保藏我国人类遗传资源，不得向境外提供我国人类遗传资源。

第十二条　本实施细则第十一条所称境外组织、个人设立或者实际控制的机构，包括下列情形：

（一）境外组织、个人持有或者间接持有机构百分之五十以上的股份、股权、表决权、财产份额或者其他类似权益；

（二）境外组织、个人持有或者间接持有机构的股份、股权、表决权、财产份额或者其他类似权益不足百分之五十，但其所享有的表决权或者其他权益足以对机构的决策、管理等行为进行支配或者施加重大影响；

（三）境外组织、个人通过投资关系、协议或者其他安排，足以对机构的决策、管理等行为进行支配或者施加重大影响；

（四）法律、行政法规、规章规定的其他情形。

第十三条　采集、保藏、利用、对外提供我国人类遗传资源的单位应当加强管理制度建设，对涉及人类遗传资源开展科学研究的目的和研究方案等事项进行审查，确保人类遗传资源合法使用。

第十四条　利用我国人类遗传资源开展国际科学研究合作，应当保证中方单位及其研究人员全过程、实质性地参与研究，依法分享相关权益。国际科学研究合作过程中，利用我国人类遗传资源产生的所有记录以及数据信息等应当完全向中方单位开放，并向中方单位提供备份。

第十五条　科技部加强人类遗传资源管理信息化建设，建立公开统一的人类遗传资源行政许可、备案与安全审查工作信息系统平台，为申请人通过互联网办理行政许可、备案等事项提供便利，推进实时动态管理，实现人类遗传资源管理信息可追溯、可查询。

第十六条　科技部会同国务院有关部门及省级科技行政部门推动我国科研机构、高等学校、医疗机构和企业依法依规开展人类遗传资源保藏工作，推进标准化、规范化的人类遗传资源保藏基础平台和大数据建设，并依照国家有关规定向有关科研机构、高等学校、医疗机构和企业开放。

第十七条　针对公共卫生事件等突发事件，科技部建立快速审批机制，对突发事件应急处置中涉及的人类遗传资源行政许可申请，应当加快办理。

对实施快速审批的人类遗传资源行政许可申请，科技部按照统一指挥、高效快速、科学审批的原则，加快组织开展行政许可申请的受理、评审、审查等工作。快速审批的情形、程序、时限、要求等事项由科技部另行规定。

第十八条　科技部制定并及时发布采集、保藏、利用、对外提供我国人类遗传资源行政许可、备案等服务指南和示范文本，为申请人办理人类遗传资源行政许可、备案等事项提供便捷和专业的指导和服务。

第十九条 科技部定期对从事人类遗传资源采集、保藏、利用、对外提供等活动的科研人员和相关部门管理人员进行培训，增强法律意识和责任意识，提升管理服务能力。

第二十条 科技部和省级科技行政部门应当建立并不断完善廉政风险防控措施，健全监督制约机制，加强对本机关人类遗传资源管理重要环节和关键岗位的监督。

第三章 调查与登记

第二十一条 科技部负责组织开展全国人类遗传资源调查工作。省级科技行政部门受科技部委托，负责开展本区域人类遗传资源调查工作。

第二十二条 全国人类遗传资源调查每五年开展一次，必要时可以根据实际需要开展。

第二十三条 科技部组织相关领域专家制定全国人类遗传资源调查工作方案。省级科技行政部门完成本区域人类遗传资源调查工作后，应当将取得的调查数据、信息及时汇总并报送科技部。

第二十四条 科技部在全国人类遗传资源调查等工作基础上，组织开展重要遗传家系和特定地区人类遗传资源研究，逐步建立我国重要遗传家系和特定地区人类遗传资源清单目录，并适时修订完善。

第二十五条 科技部负责重要遗传家系和特定地区人类遗传资源登记工作，制定申报登记管理办法，建立申报登记管理信息服务平台。

第二十六条 我国科研机构、高等学校、医疗机构、企业发现重要遗传家系和特定地区人类遗传资源，应当及时通过申报登记管理信息服务平台进行申报。

第四章 行政许可与备案

第一节 采集、保藏行政许可

第二十七条 人类遗传资源采集行政许可适用于拟在我国境内开展的下列活动：

（一）重要遗传家系人类遗传资源采集活动。重要遗传家系是指患有遗传性疾病、具有遗传性特殊体质或者生理特征的有血缘关系的群体，且该群体中患有遗传性疾病、具有遗传性特殊体质或者生理特征的成员涉及三代或者三代以上，高血压、糖尿病、红绿色盲、血友病等常见疾病不在此列。首次发现的重要遗传家系应当按照本实施细则第二十六条规定及时进行申报。

（二）特定地区人类遗传资源采集活动。特定地区人类遗传资源是指在隔离或者特殊环境下长期生活，并具有特殊体质特征或者在生理特征方面有适应性性状发生的人类遗传资源。特定地区不以是否为少数民族聚居区为划分依据。

（三）用于大规模人群研究且人数大于 3000 例的人类遗传资源采集活动。大规模人群研究包括但不限于队列研究、横断面研究、临床研究、体质学研究等。为取得相关药品和医疗器械在我国上市许可的临床试验涉及的人类遗传资源采集活动不在此列，无需申请人类遗传资源采集行政许可。

第二十八条　人类遗传资源保藏行政许可适用于在我国境内开展人类遗传资源保藏、为科学研究提供基础平台的活动。

人类遗传资源保藏活动是指将有合法来源的人类遗传资源保存在适宜环境条件下，保证其质量和安全，用于未来科学研究的行为，不包括以教学为目的、在实验室检测后按照法律法规要求或者临床研究方案约定的临时存储行为。

第二十九条　应当申请行政许可的人类遗传资源保藏活动同时涉及人类遗传资源采集的，申请人仅需要申请人类遗传资源保藏行政许可，无需另行申请人类遗传资源采集行政许可。

第三十条　人类遗传资源保藏单位应当依据《条例》第十五条规定，于每年 1 月 31 日前向科技部提交上一年度本单位保藏人类遗传资源情况年度报告。年度报告应当载明下列内容：

（一）保藏的人类遗传资源情况；

（二）人类遗传资源来源信息和使用信息；

（三）人类遗传资源保藏相关管理制度的执行情况；

（四）本单位用于保藏人类遗传资源的场所、设施、设备的维护和变动情况；

（五）本单位负责保藏工作的主要管理人员变动情况。

人类遗传资源保藏单位应当加强管理，确保保藏的人类遗传资源来源合法。科技部组织各省级科技行政部门每年对本区域人类遗传资源保藏单位的保藏活动进行抽查。

第二节　国际合作行政许可与备案

第三十一条　申请人类遗传资源国际科学研究合作行政许可，应当通过合作双方各自所在国（地区）的伦理审查。外方单位确无法提供所在国（地区）伦理审查证明材料的，可以提交外方单位认可中方单位伦理审查意见的证明材料。

第三十二条　为取得相关药品和医疗器械在我国上市许可，在临床医疗卫生机构利用我国人类遗传资源开展国际合作临床试验、不涉及人类遗传资源材料出境的，不需要批准，但应当符合下列情况之一，并在开展临床试验前将拟使用的人类遗传资源种类、数量及其用途向科技部备案：

（一）涉及的人类遗传资源采集、检测、分析和剩余人类遗传资源材料处理等在临床医疗卫生机构内进行；

（二）涉及的人类遗传资源在临床医疗卫生机构内采集，并由相关药品和医疗器械上市许可临床试验方案指定的境内单位进行检测、分析和剩余样本处理。

前款所称临床医疗卫生机构是指在我国相关部门备案，依法开展临床试验的医疗机构、疾病预防控制机构等。

为取得相关药品和医疗器械在我国上市许可的临床试验涉及的探索性研究部分，应当申请人类遗传资源国际科学研究合作行政许可。

第三十三条　国际科学研究合作行政许可、国际合作临床试验备案应当由中方单位和外方单位共同申请。合作各方应当对申请材料信息的真实性、准确性、完整性作出承诺。

拟开展的人类遗传资源国际科学研究合作、国际合作临床试验涉及多中心临床研究的，不得拆分后申请行政许可或者备案。

第三十四条　开展多中心临床研究的，组长单位通过伦理审查后即可由申办方或者组长单位申请行政许可或者备案。

申办方或者组长单位取得行政许可或者完成备案后，参与临床研究的医疗卫生机构将本单位伦理审查批件或者认可组长单位所提供伦理审查批件的证明材料以及本单位出具的承诺书提交科技部，即可开展国际合作临床研究。

第三十五条　取得国际科学研究合作行政许可或者完成国际合作临床试验备案的合作双方，应当在行政许可或者备案有效期限届满后六个月内，共同向科技部提交合作研究情况报告。合作研究情况报告应当载明下列内容：

（一）研究目的、内容等事项变化情况；

（二）研究方案执行情况；

（三）研究内容完成情况；

（四）我国人类遗传资源使用、处置情况；

（五）研究过程中的所有记录以及数据信息的记录、储存、使用等情况；

（六）中方单位及其研究人员全过程、实质性参与研究情况以及外方单位参与研究情况；

（七）研究成果产出、归属与权益分配情况；

（八）研究涉及的伦理审查情况。

<h3 style="text-align:center">第三节　对外提供、开放使用事先报告</h3>

第三十六条　将人类遗传资源信息向境外组织、个人及其设立或者实际控制的机构提供或者开放使用的，中方信息所有者应当向科技部事先报告并提交信息备份。向科技部事先报告应当报送下列事项信息：

（一）向境外组织、个人及其设立或者实际控制的机构提供或者开放使用我国人类遗传资源信息的目的、用途；

（二）向境外组织、个人及其设立或者实际控制的机构提供或者开放使用我国人类遗传资源信息及信息备份情况；

（三）接收人类遗传资源信息的境外组织、个人及其设立或者实际控制的机构的基本情况；

（四）向境外组织、个人及其设立或者实际控制的机构提供或者开放使用对我国人类遗传资源保护的潜在风险评估情况。

已取得行政许可的国际科学研究合作或者已完成备案的国际合作临床试验实施过程中，中方单位向外方单位提供合作产生的人类遗传资源信息的，如国际合作协议中已约定由合作双方使用，不需要单独事先报告和提交信息备份。

第三十七条　将人类遗传资源信息向境外组织、个人及其设立或者实际控制的机构提供或者开放使用，可能影响我国公众健康、国家安全和社会公共利益的，应当通过科技部组织的安全审查。

应当进行安全审查的情形包括：

（一）重要遗传家系的人类遗传资源信息；

（二）特定地区的人类遗传资源信息；

（三）人数大于 500 例的外显子组测序、基因组测序信息资源；

（四）可能影响我国公众健康、国家安全和社会公共利益的其他情形。

第三十八条　科技部会同相关部门制定安全审查规则，组织相关领域专家进行安全评估，并根据安全评估意见作出审查决定。

人类遗传资源出口过程中如相关物项涉及出口管制范围，须遵守国家出口管制法律法规。

<h3 style="text-align:center">第四节　行政许可、备案与事先报告流程</h3>

第三十九条　申请人的申请材料齐全、形式符合规定的，科技部应当受理并出

具加盖专用印章和注明日期的纸质或者电子凭证。

申请材料不齐全或者不符合法定形式的，科技部应当在收到正式申请材料之日起五个工作日内一次性告知申请人需要补正的全部内容。

第四十条　科技部根据技术评审和安全审查工作需要，组建专家库并建立专家管理制度。

科技部按照随机抽取方式从专家库中选取评审专家，对人类遗传资源行政许可申请事项进行技术评审，对应当进行安全审查的人类遗传资源信息对外提供或者开放使用事项进行安全评估。技术评审意见、安全评估意见作为作出行政许可决定或者安全审查决定的参考依据。

专家参与技术评审和安全审查一般采用网络方式，必要时可以采用会议、现场勘查等方式。

第四十一条　科技部应当自受理之日起二十个工作日内，对人类遗传资源行政许可申请作出行政许可决定。二十个工作日内不能作出行政许可决定的，经科技部负责人批准，可以延长十个工作日，并将延长期限的理由告知申请人。

第四十二条　科技部作出行政许可决定，依法需要听证、检验、检测、检疫、鉴定、技术评审的，所需时间不计算在本实施细则第四十一条规定的期限内，但应当将所需时间书面告知申请人。

第四十三条　科技部作出行政许可决定后，应当将行政许可决定书面告知申请人，并抄送申请人所在地的省级科技行政部门。

依法作出准予行政许可决定的，应当在科技部网站予以公开。依法作出不予行政许可决定的，应当说明理由，并告知申请人享有依法申请行政复议或者提起行政诉讼的权利。

第四十四条　取得人类遗传资源采集行政许可后，采集活动参与单位、采集目的、采集方案或者采集内容等重大事项发生变更的，被许可人应当向科技部提出变更申请。

第四十五条　取得人类遗传资源保藏行政许可后，保藏目的、保藏方案或者保藏内容等重大事项发生变更的，被许可人应当向科技部提出变更申请。

第四十六条　取得人类遗传资源国际科学研究合作行政许可后，开展国际科学研究合作过程中，研究目的、研究内容发生变更，研究方案涉及的人类遗传资源种类、数量、用途发生变更，或者申办方、组长单位、合同研究组织、第三方实验室等其他重大事项发生变更的，被许可人应当向科技部提出变更申请。

第四十七条　取得人类遗传资源国际科学研究合作行政许可后，出现下列情形

生物资源管理要求

的，被许可人不需要提出变更申请，但应当向科技部提交事项变更的书面说明及相应材料：

研究内容或者研究方案不变，仅涉及总量累计不超过获批数量 10% 变更的；

本实施细则第四十六条所列合作单位以外的参与单位发生变更的；

合作方法人单位名称发生变更的；

研究内容或者研究方案发生变更，但不涉及人类遗传资源种类、数量、用途的变化或者变更后内容不超出已批准范围的。

第四十八条 被许可人对本实施细则第四十四条至第四十六条所列事项提出变更申请的，科技部应当审查并作出是否准予变更的决定。符合法定条件、标准的，科技部应当予以变更。

变更申请的受理、审查、办理期限、决定、告知等程序参照本实施细则第三十九条至第四十三条有关行政许可申请的规定执行。

第四十九条 行政许可决定作出前，申请人书面撤回申请的，科技部终止对行政许可申请的审查。

第五十条 有下列情形之一的，科技部根据利害关系人请求或者依据职权，可以撤销人类遗传资源行政许可：

（一）滥用职权、玩忽职守作出准予行政许可决定的；

（二）超越法定职权作出准予行政许可决定的；

（三）违反法定程序作出准予行政许可决定的；

（四）对不具备申请资格或者不符合法定条件的申请人准予行政许可的；

（五）依法可以撤销行政许可的其他情形。

被许可人以欺骗、贿赂等不正当手段取得行政许可的，科技部应当予以撤销。依照前两款的规定撤销行政许可，可能对公共利益造成重大损害的，不予撤销。

第五十一条 申请国际合作临床试验备案的，应当事先取得药品监督管理部门临床试验批件、通知书或者备案登记材料。

第五十二条 申请国际合作临床试验备案，应当提交下列材料：

（一）合作各方基本情况；

（二）研究涉及使用的人类遗传资源种类、数量和用途；

（三）研究方案；

（四）组长单位伦理审查批件；

（五）其他证明材料。

第五十三条 国际合作临床试验完成备案后，涉及的人类遗传资源种类、数量、用途发生变更，或者合作方、研究方案、研究内容、研究目的等重大事项发生变更的，备案人应当及时办理备案变更。

研究方案或者研究内容变更不涉及人类遗传资源种类、数量、用途变化的，不需要办理备案变更，但应当在变更活动开始前向科技部提交事项变更的书面说明及相应材料。

第五十四条　向境外组织、个人及其设立或者实际控制的机构提供或者开放使用人类遗传资源信息向科技部事先报告后，用途、接收方等事项发生变更的，应当在变更事项实施前向科技部提交事项变更报告。

第五十五条　被许可人需要延续行政许可有效期的，应当在该行政许可有效期限届满三十个工作日前向科技部提出申请。科技部应当根据被许可人的申请，在该行政许可有效期限届满前作出是否准予延续的决定；逾期未作出决定的，视为准予延续。

备案人需要延续备案有效期的，应当在该备案有效期限届满三十个工作日前向科技部提出申请。科技部应当在该备案有效期限届满前完成延续备案；逾期未完成的，视为已完成延续备案。

第五章　监督检查

第五十六条　科技部负责全国人类遗传资源监督检查，各省级科技行政部门负责本区域人类遗传资源监督检查。监督检查事项主要包括：

（一）人类遗传资源采集、保藏、利用、对外提供有关单位落实主体责任，建立、完善和执行有关规章制度的情况；

（二）获批人类遗传资源项目的有关单位采集、保藏、利用人类遗传资源的情况，材料或者信息出境、对外提供、开放使用以及出境后使用情况；

（三）利用人类遗传资源的剩余材料处置、知识产权及利益分享等情况；

（四）人类遗传资源备案事项的真实性等情况；

（五）科技部或者省级科技行政部门认为需要监督检查的其他事项。

第五十七条　科技部和省级科技行政部门应当编制年度监督检查计划，实施人类遗传资源风险管理。

年度监督检查计划应当包括检查事项、检查方式、检查频次以及抽查项目种类、抽查比例等内容。

第五十八条　对近三年内因人类遗传资源违法行为被实施过行政处罚、存在人类遗传资源管理风险未及时改正，以及被记入相关失信惩戒名单的单位，科技部和

生物资源管理要求

省级科技行政部门应当加大监督检查频次，纳入年度日常监督检查计划并开展监督检查。对管理体系和管理规范明显改进、未再发生违法行为的单位，可以适时减少监督检查频次。

第五十九条 对本实施细则第五十八条规定以外的其他单位，科技部和省级科技行政部门可以在该单位人类遗传资源活动范围内随机确定监督检查事项，随机选派监督检查人员，实施监督检查。

第六十条 遇有严重违法行为或者临时性、突发性任务以及通过投诉举报、转办交办、数据监测等发现的问题，科技部和省级科技行政部门可以部署开展专项监督检查。

第六十一条 科技部和省级科技行政部门应当及时记录、汇总人类遗传资源活动日常监督检查信息，完善日常监督检查措施。

第六十二条 发现被监督检查对象可能存在违反《条例》有关规定的风险时，科技部或者省级科技行政部门可以对其法定代表人、主要负责人等进行行政约谈。

第六十三条 发现被监督检查对象可能存在违反《条例》规定的行为，科技部或者省级科技行政部门应当进行调查，必要时可以采取下列措施：

（一）依法采取记录、复制、拍照、录像等措施；

（二）依法采取查封、扣押等行政强制措施；

（三）依法对相关物品进行检测、检验、检疫或者鉴定。

第六十四条 科技部或者省级科技行政部门实施行政强制措施应当依照《中华人民共和国行政强制法》规定的程序进行。

第六十五条 科技部和省级科技行政部门采取或者解除行政强制措施，应当经本机关负责人批准。

依法实施查封、扣押强制措施的，应当制作并当场向当事人交付查封、扣押决定书和清单。情况紧急，不及时查封、扣押可能影响案件查处，或者存在可能导致人类遗传资源损毁灭失等隐患，可以先行实施查封、扣押，并在二十四小时内补办查封、扣押决定书，送达当事人。

第六章　行政处罚

第六十六条 科技部和省级科技行政部门应当规范行使人类遗传资源行政处罚裁量权，综合考虑违法行为的事实、性质、情节以及社会危害程度，在《条例》规定范围内合理确定行政处罚的种类和幅度，确保过罚相当，防止畸轻畸重。

人类遗传资源行政处罚裁量基准由科技部另行制定并向社会公布。

第六十七条　拟给予行政处罚的案件，科技部和省级科技行政部门在作出行政处罚决定之前，应当书面告知当事人拟作出的行政处罚内容及事实、理由、依据，并告知当事人依法享有陈述、申辩的权利。拟作出的行政处罚属于听证范围的，还应当告知当事人有要求听证的权利。

当事人行使陈述、申辩权或者要求听证的，应当自告知书送达之日起五个工作日内书面提出，逾期未提出的，视为放弃上述权利。

科技部和省级科技行政部门不得因当事人陈述、申辩或者听证而给予更重的处罚。

第六十八条　科技部或者省级科技行政部门拟作出下列行政处罚决定，当事人要求听证的，应当组织听证：

（一）对法人、其他组织处以一百万元以上罚款或者对公民处以十万元以上罚款的；

（二）没收法人、其他组织违法所得三百万元以上或者没收公民违法所得三十万元以上的；

（三）禁止一年以上从事采集、保藏、利用、对外提供我国人类遗传资源活动的；

（四）二年以上不受理人类遗传资源行政许可申请的；

（五）撤销已取得的人类遗传资源行政许可的；

（六）法律、行政法规规定应当组织听证的其他情形。

第六十九条　科技部或者省级科技行政部门作出人类遗传资源行政处罚决定前，本部门案件办理机构应当将拟作出的行政处罚决定及案件材料送本部门负责法制审核的工作机构进行法制审核。未经法制审核或者审核未通过的，不得作出决定。

拟作出的行政处罚决定仅涉及警告的，不需要进行法制审核。

第七十条　行政处罚决定书作出后，科技部或者省级科技行政部门应当在七个工作日内依照有关法律规定，将行政处罚决定书送达当事人或者其他的法定受送达人。

第七十一条　行政处罚决定应当自立案之日起九十日内作出。案情复杂，不能在九十日内作出行政处罚决定的，经本机关负责人批准，可以延长九十日。案情特别复杂，经延期仍不能作出行政处罚决定的，经本机关负责人集体讨论决定是否继续延期。决定延期的，应当同时确定延长的合理期限，但最长不得超过六十日。

案件办理过程中，听证、公告、检测、检验、检疫、鉴定、审计、中止等时间，不计入本条第一款所指的案件办理期限。

第七十二条　《条例》第三十六条、第三十九条、第四十一条、第四十二条、

第四十三条规定的违法所得，以实施违法行为所获得的全部收入扣除适当的合理支出计算；难以计算的，以违法行为涉及的人类遗传资源价值计算或者为人类遗传资源投入的资金数额作为违法所得。

第七十三条　在人类遗传资源监督检查或者违法案件调查处理中，发现相关公民、法人或者其他组织不具备人类遗传资源存储条件的，科技部或者省级科技行政部门应当组织将其存储的人类遗传资源转移至具备存储条件的单位临时存储。

第七十四条　省级科技行政部门依法作出人类遗传资源行政处罚的，应当自行政处罚决定作出之日起十五个工作日内将案件处理情况及行政处罚决定书副本报送科技部。

第七十五条　科技部有权对省级科技行政部门实施的人类遗传资源行政处罚进行监督，依法对有关违法或者不当行为责令改正。

第七章　附　则

第七十六条　本实施细则中涉及期限的规定，注明为工作日的，不包含法定节假日；未注明为工作日的，为自然日。

第七十七条　本实施细则所称"以上""不超过"均包含本数，"大于""不足"不包含本数。

第七十八条　本实施细则自 2023 年 7 月 1 日施行。

体外诊断试剂注册与备案管理办法（节选）

（2021年8月26日国家市场监督管理总局令第48号公布 自2021年10月1日起施行）

第一章　总　则

第三条　本办法所称体外诊断试剂，是指按医疗器械管理的体外诊断试剂，包括在疾病的预测、预防、诊断、治疗监测、预后观察和健康状态评价的过程中，用于人体样本体外检测的试剂、试剂盒、校准品、质控品等产品，可以单独使用，也可以与仪器、器具、设备或者系统组合使用。

第二章　基本要求

第二十一条　体外诊断试剂注册、备案工作应当遵循体外诊断试剂分类规则和分类目录的有关要求。

第三章　体外诊断试剂注册

第二十五条　体外诊断试剂研制应当遵循风险管理原则，考虑现有公认技术水平，确保产品所有已知和可预见的风险以及非预期影响最小化并可接受，保证产品在正常使用中受益大于风险。

生物资源管理要求

体外诊断试剂分类规则（节选）

国家药监局关于发布《体外诊断试剂分类规则》的公告

（2021 年第 129 号）

为规范体外诊断试剂分类管理，根据《医疗器械监督管理条例》（国家院令第739 号），国家药品监督管理局组织制定了《体外诊断试剂分类规则》，现予发布，自发布之日起施行。

特此公告。

国家药监局

2021 年 10 月 27 日

附件：体外诊断试剂分类规则（节选）

第五条   体外诊断试剂根据风险程度由低到高，管理类别依次分为第一类、第二类和第三类。

第一类体外诊断试剂是指具有较低的个人风险，没有公共健康风险，实行常规管理可以保证其安全、有效的体外诊断试剂，通常为检验辅助试剂。

第二类体外诊断试剂是指具有中等的个人风险和／或公共健康风险，检验结果通常是几个决定因素之一，出现错误的结果不会危及生命或导致重大残疾，需要严格控制管理以保证其安全、有效的体外诊断试剂。

第三类体外诊断试剂是指具有较高的个人风险和／或公共健康风险，为临床诊断提供关键的信息，出现错误的结果会对个人和／或公共健康安全造成严重威胁，需要采取特别措施严格控制管理以保证其安全、有效的体外诊断试剂。

第六条   体外诊断试剂的分类应当根据如下规则进行判定：

（一）第一类体外诊断试剂

1．不用于微生物鉴别或药敏试验的微生物培养基，以及仅用于细胞增殖培养，不具备对细胞的选择、诱导、分化功能，且培养的细胞用于体外诊断的细胞培养基；

2．样本处理用产品，如溶血剂、稀释液、染色液、核酸提取试剂等；

3．反应体系通用试剂，如缓冲液、底物液、增强液等。

（二）第二类体外诊断试剂

除已明确为第一类、第三类的体外诊断试剂，其他为第二类体外诊断试剂，主要包括：

1．用于蛋白质检测的试剂；

2．用于糖类检测的试剂；

3．用于激素检测的试剂；

4．用于酶类检测的试剂；

5．用于酯类检测的试剂；

6．用于维生素检测的试剂；

7．用于无机离子检测的试剂；

8．用于药物及药物代谢物检测的试剂；

9．用于自身抗体检测的试剂；

10．用于微生物鉴别或者药敏试验的试剂，以及用于细胞增殖培养，对细胞具有选择、诱导、分化功能，且培养的细胞用于体外诊断的细胞培养基；

11．用于变态反应（过敏原）检测的试剂；

12．用于其他生理、生化或者免疫功能指标检测的试剂。

（三）第三类体外诊断试剂

1．与致病性病原体抗原、抗体以及核酸等检测相关的试剂；

2．与血型、组织配型相关的试剂；

3．与人类基因检测相关的试剂；

4．与遗传性疾病检测相关的试剂；

5．与麻醉药品、精神药品、医疗用毒性药品检测相关的试剂；

6．与治疗药物作用靶点检测相关的试剂和伴随诊断用试剂；

伴随诊断用试剂是用于评价相关医疗产品安全有效性的工具，主要用于在治疗前和 / 或治疗中识别出最有可能从相关医疗产品获益的患者和因治疗而可能导致严重不良反应风险增加的患者。用于药物及药物代谢物检测的试剂不属于伴随诊断用试剂。

7．与肿瘤筛查、诊断、辅助诊断、分期等相关的试剂。

第七条　体外诊断试剂分类时，还应当结合以下情形综合判定：

（一）第六条所列的第二类体外诊断试剂如用于肿瘤筛查、诊断、辅助诊断、分期等，或者用于遗传性疾病检测的试剂等，按照第三类体外诊断试剂管理。

（二）用于药物及药物代谢物检测的试剂，如该药物属于麻醉药品、精神药品或者医疗用毒性药品范围的，按照第三类体外诊断试剂管理。

（三）与第一类体外诊断试剂配合使用的校准品、质控品，按照第二类体外诊断试剂管理；与第二类、第三类体外诊断试剂配合使用的校准品、质控品按与试剂

生物资源管理要求

相同的类别管理；多项校准品、质控品，按照其中的高类别管理。

（四）具有明确诊断价值的流式细胞仪用抗体试剂、免疫组化用抗体试剂和原位杂交用探针试剂，流式细胞仪用淋巴细胞亚群分析试剂盒，依据其临床预期用途，根据第六条规定分别按照第二类或第三类体外诊断试剂管理。

仅为专业医生提供辅助诊断信息的流式细胞仪用单一抗体试剂、免疫组化用单一抗体试剂和原位杂交用单一探针试剂，以及流式细胞仪用同型对照抗体试剂，按照第一类体外诊断试剂管理。

（五）第六条所列第一类体外诊断试剂中的样本处理用产品，如为非通用产品，或参与反应并影响检验结果，应当与相应检测试剂的管理类别一致。

用于专利程序的生物材料保藏方法

国家知识产权局令

第 69 号

《用于专利程序的生物材料保藏办法》已经局务会议审议通过，现予公布，自2015 年 3 月 1 日起施行。

局长　申长雨

2015 年 1 月 16 日

用于专利程序的生物材料保藏办法

第一章　总　则

第一条　为了规范用于专利程序的生物材料的保藏和提供样品的程序，根据《中华人民共和国专利法》和《中华人民共和国专利法实施细则》（以下简称专利法实施细则），制定本办法。

第二条　生物材料保藏单位负责保藏用于专利程序的生物材料以及向有权获得样品的单位或者个人提供所保藏的生物材料样品。

第三条　在中国没有经常居所或者营业所的外国人、外国企业或者外国其他组织根据本办法办理相关事务的，应当委托依法设立的专利代理机构办理。

第二章　保藏生物材料

第四条　专利申请人依照专利法实施细则第二十四条提交生物材料保藏时，应当向保藏单位提交该生物材料，并附具保藏请求书写明下列事项：

（一）请求保藏的生物材料是用于专利程序的目的，并保证在本办法第九条规定的保藏期间内不撤回该保藏；

（二）专利申请人的姓名或者名称和地址；

（三）详细叙述该生物材料的培养、保藏和进行存活性检验所需的条件；保藏两种以上生物材料的混合培养物时，应当说明其组分以及至少一种能检查各个组分存在的方法；

（四）专利申请人给予该生物材料的识别符号，以及对该生物材料的分类命名或者科学描述；

（五）写明生物材料具有或者可能具有危及健康或者环境的特性，或者写明专利申请人不知道该生物材料具有此种特性。

第五条 保藏单位对请求保藏的生物材料的生物特性不承担复核的义务。专利申请人要求对该生物材料的生物特性和分类命名进行复核检验的，应当在提交保藏生物材料时与保藏单位另行签订合同。

第六条 保藏单位收到生物材料和保藏请求书后，应当向专利申请人出具经保藏单位盖章和负责人签字的书面保藏证明。保藏证明应当包括下列各项：

（一）保藏单位的名称和地址；

（二）专利申请人的姓名或者名称和地址；

（三）收到生物材料的日期；

（四）专利申请人给予该生物材料的识别符号，以及对该生物材料的分类命名或者科学描述；

（五）保藏单位给予的保藏编号。

第七条 有下列情形之一的，保藏单位对生物材料不予保藏，并应当通知专利申请人：

（一）该生物材料不属于保藏单位接受保藏的生物材料种类；

（二）该生物材料的性质特殊，保藏单位的技术条件无法进行保藏；

（三）保藏单位在收到保藏请求时，有其他理由无法接受该生物材料。

第八条 保藏单位收到生物材料以及保藏请求后应当及时进行存活性检验，并向专利申请人出具经保藏单位盖章和负责人签字的书面存活证明。存活证明应当记载该生物材料是否存活，并应当包括下列各项：

（一）保藏单位的名称和地址；

（二）专利申请人的姓名或者名称和地址；

（三）收到生物材料的日期；

（四）保藏单位给予的保藏编号；

（五）存活性检验的日期。

在保藏期间内，应专利申请人或者专利权人随时提出的请求，保藏单位应当对该生物材料进行存活性检验并向其出具经保藏单位盖章和负责人签字的书面存活证明。

第九条　用于专利程序的生物材料的保藏期限至少 30 年，自保藏单位收到生物材料之日起计算。保藏单位在保藏期限届满前收到提供生物材料样品请求的，自请求日起至少应当再保藏 5 年。在保藏期间内，保藏单位应当采取一切必要的措施保持其保藏的生物材料存活和不受污染。

第十条　涉及保藏的生物材料的专利申请公布前，保藏单位对其保藏的生物材料以及相关信息负有保密责任，不得向任何第三方提供该生物材料的样品和信息。

第十一条　生物材料在保藏期间内发生死亡或者污染等情况的，保藏单位应当及时通知专利申请人或者专利权人。专利申请人或者专利权人在收到上述通知之日起 4 个月内重新提交与原保藏的生物材料相同的生物材料的，保藏单位予以继续保藏。

第三章　提供生物材料样品

第十二条　在保藏期间内，应保藏生物材料的专利申请人或者专利权人或者经其允许的任何单位或者个人的请求，保藏单位应当向其提供该生物材料的样品。

专利申请权或者专利权发生转让的，请求提供生物材料样品的权利以及允许他人获得生物材料样品的权利一并转让。

专利申请权或者专利权发生转让的，受让人应当及时通知保藏单位该专利申请权或者专利权的转让情况。

第十三条　《国际承认用于专利程序的微生物保藏布达佩斯条约》缔约方专利局正在审查的专利申请或者已经授予的专利权涉及保藏单位所保藏的生物材料，该专利局为其专利程序的目的要求保藏单位提供该生物材料样品的，保藏单位应当向其提供。

第十四条　国家知识产权局收到请求人依照专利法实施细则第二十五条提出的请求后，应当核实下列事项：

（一）涉及该保藏生物材料的专利申请已经向国家知识产权局提交，并且该申请的主题包括该生物材料或者其利用；

（二）所述专利申请已经公布或者授权；

（三）请求人已经按照专利法实施细则第二十五条的规定作出保证。

国家知识产权局应当将该请求和有关文件的副本转送专利申请人或者专利权人，要求其在指定期限内就是否同意向请求人提供样品提出意见。专利申请人或者专利权人不同意向请求人提供样品的，应当说明理由并提交必要的证据；逾期不提出意见的，视为同意向请求人提供样品。

国家知识产权局应当综合考虑核实的情况以及专利申请人或者专利权人提出的

意见，确定是否向请求人出具其有权获得生物材料样品的证明。

第十五条　除本办法第十二条和第十三条规定的情形外，请求提供生物材料样品的单位或者个人向保藏单位提交提供样品请求书以及国家知识产权局根据本办法第十四条所出具的证明的，保藏单位应当向其提供生物材料样品。

第十六条　保藏单位依照本办法提供生物材料样品，获得生物材料样品的人使用生物材料样品的，还应当遵守国家有关生物安全、出入境管理等法律法规的规定。

第十七条　保藏单位依照本办法向专利申请人或者专利权人之外的其他单位或者个人提供生物材料样品的，应当及时通知专利申请人或者专利权人。

第十八条　自本办法第九条规定的保藏期限届满之日起 1 年内，专利申请人或者专利权人可以取回所保藏的生物材料或者与保藏单位协商处置该生物材料。专利申请人或者专利权人在该期限内不取回也不进行处置的，保藏单位有权处置该生物材料。

第四章　附　则

第十九条　保藏单位确定的接受保藏的生物材料种类以及收费标准应当予以公布，并报国家知识产权局备案。

第二十条　本办法自 2015 年 3 月 1 日起施行。1985 年 3 月 12 日中华人民共和国专利局公告第八号发布的《中国微生物菌种保藏管理委员会普通微生物中心用于专利程序的微生物保藏办法》和《中国典型培养物中心用于专利程序的微生物保藏办法》同时废止。

疫苗生产流通管理规定（节选）

国家药监局关于发布《疫苗生产流通管理规定》的公告

2022 年 第 55 号

为贯彻落实《中华人民共和国药品管理法》和《中华人民共和国疫苗管理法》等法律法规要求，构建科学、有效的疫苗生产流通监督管理体系，根据疫苗产品特性和疫苗监管要求，依法对疫苗的生产、流通管理活动进行规范，国家药监局组织制订了《疫苗生产流通管理规定》，现予发布，自发布之日起施行。

特此公告。

国家药监局
2022 年 7 月 8 日

疫苗生产流通管理规定（节选）

第二章　持有人主体责任

第四条　国家对疫苗实行上市许可持有人制度。持有人对疫苗的安全性、有效性和质量可控性负主体责任，依法依规开展疫苗上市后生产、流通等环节管理活动，并承担相应责任。

第五条　疫苗生产相关的主要原料、辅料和直接接触药品的包装材料供应商以及疫苗供应过程中储存、运输等相关主体依法承担相应环节的责任。

第八条　持有人应当根据法律、法规、规章、标准、规范等要求，建立完整的疫苗质量管理体系，定期对质量管理体系的运行情况开展自查并持续改进。

持有人应当按照规定，对疫苗生产、流通涉及的原料、辅料、直接接触药品的包装材料、储存配送服务等供应商的质量管理体系进行审核和监督，确保供应商满足疫苗生产、流通的相关要求，不断完善上市后疫苗生产、流通质量管理体系。

第九条　持有人应当对疫苗生产、流通全过程开展质量风险管理，对质量体系运行过程中可能存在的风险进行风险识别、评估、控制、沟通，采取有效预防控制措施，及时开展风险回顾，直至风险得到有效控制。

第三章　疫苗生产管理

第十六条　委托方取得《疫苗委托生产批件》后，按照《药品上市后变更管理办法（试行）》相关规定办理生产场地变更涉及的注册管理事项变更。

委托方和受托方所在地省级药品监督管理部门应当按照《药品生产监督管理办法》第五十二条的规定，对委托方和受托方开展药品生产质量管理规范符合性检查。

……

第五章　疫苗变更管理

第二十九条　持有人应当以持续提升产品的安全性、有效性和质量可控性为原则，对上市产品进行质量跟踪和趋势分析，改进生产工艺，提高生产过程控制能力，持续提升质量控制标准，提升中间产品和成品的质量控制水平。

国家科技创新基地优化整合方案

国科发基〔2017〕250 号

各省、自治区、直辖市及计划单列市科技厅（委、局）、财政厅（局）、发展改革委，新疆生产建设兵团科技局、财务局、发展改革委，国务院有关部委、直属机构，各有关单位：

根据《关于深化中央财政科技计划（专项、基金等）管理改革的方案》（国发〔2014〕64 号）有关工作部署，落实《国家创新驱动发展战略纲要》和《"十三五"国家科技创新规划》有关要求，科技部会同财政部、国家发展改革委制定了《国家科技创新基地优化整合方案》，现印发给你们，请认真贯彻执行。

科技部　财政部　国家发展改革委

2017 年 8 月 18 日

生物资源管理要求

国家科技创新基地优化整合方案

为落实《关于深化中央财政科技计划（专项、基金等）管理改革的方案》中国家科研基地优化整合的任务要求，解决现有基地之间交叉重复、定位不够清晰的问题，进一步推进国家科技创新基地建设，制定本方案。

一、总体目标和基本原则

（一）总体目标

落实实施创新驱动发展战略要求，以提升国家自主创新能力为目标，着眼长远和全局，以国家实验室为引领统筹布局国家科技创新基地建设。国家科技创新基地按照科学与工程研究、技术创新与成果转化、基础支撑与条件保障三类布局建设。围绕国家战略和创新链布局需求，大力推动基础研究、技术开发、成果转化协同创新，夯实自主创新的物质技术基础。到 2020 年初步形成布局合理、定位清晰、管理科学、开放共享、多元投入、动态调整的国家科技创新基地建设发展体系。

（二）基本原则

1．坚持顶层设计原则。以国家目标和战略需求为导向，根据国家科技创新基地功能定位，加强整体设计，统筹布局，加强各类基地之间的相互衔接，避免低水平、交叉和重复建设。

2．坚持机制创新原则。加强管理机制创新，完善评估评价机制，建立人才培养和团队建设评价机制。强化目标考核和动态调整，实现能进能出。加强协同创新，推进开放共享。

3．坚持分类管理原则。根据国家科技创新基地功能定位，强化分类管理、分类支持，制定符合不同基地特点的建设方案和管理办法。

4．坚持能力提升原则。加强重大科技基础设施和科研条件保障能力建设，发挥国家科技创新基地的引领和带动作用，提升原始创新能力。

二、优化国家科技创新基地布局

国家科技创新基地是围绕国家目标，根据科学前沿发展、国家战略需求以及产业创新发展需要，开展基础研究、行业产业共性关键技术研发、科技成果转化及产业化、科技资源共享服务等科技创新活动的重要载体，是国家创新体系的重要组成部分。按照党中央、国务院关于国家科技创新基地建设发展改革有关部署要求，根据国家战略需求和不同类型科研基地功能定位，对现有国家级基地平台进行分类梳理，归并整合为科学与工程研究、技术创新与成果转化和基础支撑与条件保障三类进行布局建设。

（一）科学与工程研究类国家科技创新基地

科学与工程研究类国家科技创新基地定位于瞄准国际前沿，聚焦国家战略目标，围绕重大科学前沿、重大科技任务和大科学工程，开展战略性、前沿性、前瞻性、基础性、综合性科技创新活动。主要包括国家实验室、国家重点实验室。

1．国家实验室。体现国家意志、实现国家使命、代表国家水平的战略科技力量，是面向国际科技竞争的创新基础平台，是保障国家安全的核心支撑，是突破型、引领型、平台型一体化的大型综合性研究基地。

2．国家重点实验室。面向前沿科学、基础科学、工程科学等，开展基础研究、应用基础研究等，推动学科发展，促进技术进步，发挥原始创新能力的引领带动作用。

（二）技术创新与成果转化类国家科技创新基地

技术创新与成果转化类国家科技创新基地定位于面向经济社会发展和创新社会治理、建设平安中国等国家需求，开展共性关键技术和工程化技术研究，推动应用示范、成果转化及产业化，提升国家自主创新能力和科技进步水平。主要包括国家工程研究中心、国家技术创新中心和国家临床医学研究中心。

1．国家工程研究中心。面向国家重大战略任务和重点工程建设需求，开展关键技术攻关和试验研究、重大装备研制、重大科技成果的工程化实验验证，突破关键技术和核心装备制约。

2．国家技术创新中心。面向影响国家长远发展稳定的行业和产业需求，开展重大共性关键技术和产品研发、成果转化及应用示范。

3．国家临床医学研究中心。面向重大临床需求和产业化需要，开展大样本临床循证、转化医学和战略防控策略研究，推动医学科技成果转化推广和普及普惠，为提高我国整体医疗水平提供科技支撑。

（三）基础支撑与条件保障类国家科技创新基地

基础支撑与条件保障类国家科技创新基地定位于为发现自然规律、获取长期野外定位观测研究数据等科学研究工作，提供公益性、共享性、开放性基础支撑和科技资源共享服务。主要包括国家科技资源共享服务平台、国家野外科学观测研究站。

1．国家科技资源共享服务平台。面向科技创新、经济社会发展和创新社会治理、建设平安中国等需求，加强优质科技资源有机集成，提升科技资源使用效率，为科学研究、技术进步和社会发展提供网络化、社会化的科技资源共享服务。

2．国家野外科学观测研究站。服务于生态学、地学、农学、环境科学、材料科学等领域，获取长期野外定位观测数据并开展研究工作。

三、优化调整现有国家级基地

根据整合重构后各类国家科技创新基地功能定位和建设运行标准，对现有试点国家实验室、国家重点实验室、国家工程技术研究中心、国家科技基础条件平台、国家工程实验室、国家工程研究中心等国家级基地和平台进行考核评估，通过撤、并、转等方式，进行优化整合，符合条件的纳入相关基地序列管理。同时，按照国家科技创新基地布局要求，遵循"少而精"的原则，择优择需部署新建一批高水平国家级基地，严格遴选标准，严控新建规模。加强与国家重大科技基础设施相互衔接，推动设施建设与国家实验室等国家科技创新基地发展的紧密结合，强化绩效评估，促进开放共享。

（一）科学与工程研究类国家科技创新基地

1．组建国家实验室。按照中央关于在重大创新领域组建一批国家实验室的要求，突出国家意志和目标导向，采取统筹规划、自上而下为主的决策方式，统筹全国优势科技资源整合组建，坚持高标准、高水平，体现引领性、唯一性和不可替代性，成熟一个，启动一个。（各部门工作任务将按照党中央、国务院部署和决策，另行发文明确。）

2. 优化调整国家重点实验室。在现有试点国家实验室和已形成优势学科群基础上，组建（地名加学科名）国家研究中心，纳入国家重点实验室序列管理。对现有国家重点实验室进行优化调整和统筹布局，对依托高校和科研院所建设的学科国家重点实验室结合评估进行优化调整，对处于国际上领跑、并跑的国家重点实验室加大稳定支持力度，对处于长期跟跑的国家重点实验室要重新确定研究方向和任务，对多年来无重大创新成果、老化僵化的国家重点实验室予以调整。在科学前沿、新兴、交叉、边缘等学科以及布局薄弱与空白学科，依托高校、科研院所和骨干企业，部署建设一批国家重点实验室。统筹推进学科、省部共建、企业、军民共建和港澳伙伴国家重点实验室等建设发展。（牵头单位：科技部、财政部，参与单位：相关部门和地方。）

（二）技术创新与成果转化类国家科技创新基地

对现有国家工程技术研究中心、国家工程研究中心、国家工程实验室等存量进行评估梳理，逐步按照新的功能定位要求合理归并，优化整合。国家发展改革委不再批复新建国家工程实验室，科技部不再批复新建国家工程技术研究中心。

1. 整合组建国家工程研究中心。对现由国家发展改革委管理的国家工程研究中心和国家工程实验室，按整合重构后的国家工程研究中心功能定位，合理归并，符合条件的纳入国家工程研究中心序列进行管理。结合国家重大工程布局和发展需要，依托企业、高校和科研院所，择优建设一批国家工程研究中心。（牵头单位：国家发展改革委，参与单位：相关部门与地方。）

2. 布局建设国家技术创新中心。面向国家长远发展和全球竞争，依托高校、科研院所、企业部署一批战略定位高端、组织运行开放、创新资源集聚的综合性和专业性国家技术创新中心。对现由科技部管理的国家工程技术研究中心加强评估考核和多渠道优化整合，符合条件的纳入国家技术创新中心等管理。（牵头单位：科技部，参与单位：相关部门与地方。）

3. 布局建设国家临床医学研究中心。依据疾病领域和区域的布局要求，依托相关医疗机构建设一批国家临床医学研究中心，大规模整合临床医学资源，构建大数据、样本库等专业化的临床医学公共服务平台。（牵头单位：科技部、卫生计生委、中央军委后勤保障部、食品药品监管总局，参与单位：相关部门与地方。）

（三）基础支撑与条件保障类国家科技创新基地

1. 优化调整国家科技资源共享服务平台。对现有国家科技基础条件平台进行优化调整，通过绩效考评，符合条件的纳入国家科技资源共享服务平台序列进行管理。围绕科研仪器、科研设施、科学数据、科技文献和实验材料等领域，根据功能定位和建设运行标准，依托科研院所、高校建设一批国家科技资源共享服务平台。完善各类国家科技资源数据库、生物种质、人类遗传等资源库建设，加强科技基础资源调查。（牵头单位：科技部、财政部，参与单位：相关部门与地方。）

2．优化调整国家野外科学观测研究站。制定国家野外科学观测研究站数据获取、研究分析和共享服务能力的认定标准，对现有台站进行评估考核，符合条件的纳入国家野外科学观测研究站序列进行管理。在具有研究功能的部门台站基础上，根据功能定位和建设运行标准，依托科研院所、高校择优遴选建设一批国家野外科学观测研究站。（牵头单位：科技部、财政部，参与单位：相关部门与地方。）

四、管理运行机制

（一）完善运行管理机制。各类国家科技创新基地需按照定位、目标和任务，制定相应的建设发展方案。创新管理模式，加强制度建设，明确建设规模，建立与基地特点相适应的管理办法、评价标准和遴选机制，建立注重成果和贡献的人才评价制度，提升国家科技创新基地创新能力和活力。

（二）完善评估考核机制。充分发挥评估的政策导向作用，建立与国家科技创新基地发展目标相一致的评估考核指标体系，加大动态调整力度，做到有进有出，实现基地建设的良性循环。

（三）完善资源配置机制。进一步完善分类支持方式和稳定支持机制，加大绩效考核和财政支持的衔接，科学与工程研究类、基础支撑与条件保障类国家科技创新基地要突出财政稳定支持，中央财政稳定支持学科国家重点实验室运行和能力建设。技术创新与成果转化类国家科技创新基地建设要充分发挥市场配置资源的决定性作用，加强政府引导和第三方考核评估，根据考核评估情况，采用后补助等方式支持基地能力建设。

五、实施进度和工作要求

2017 年，各类国家科技创新基地牵头单位要会同有关部门，根据不同科技创新基地的功能定位和任务要求，按照分类管理和规范运行的原则，完成细化的建设发展方案和相应的管理办法制定，明确建设运行标准和建设规模，根据国发〔2014〕64 号文件和本方案要求开展优化整合和建设工作。

2018 年，全面按照优化整合后的"基地和人才专项"运行，不再保留优化整合之前国家科技创新基地经费渠道。各类国家科技创新基地牵头单位要创新管理机制，完善组织实施方式，完成基地优化整合工作，有序推动各类国家科技创新基地建设发展。

"十三五"国家科技创新基地与条件保障能力建设专项规划

科技部　国家发展改革委　财政部关于印发

《"十三五"国家科技创新基地与条件保障能力建设专项规划》的通知

国科发基〔2017〕322号

各省、自治区、直辖市及计划单列市科技厅（委、局）、发展改革委、财政厅（局），新疆生产建设兵团科技局、发展改革委、财务局，国务院各部委、各直属机构：

落实《国家创新驱动发展战略纲要》、《国民经济和社会发展第十三个五年规划纲要》、《关于深化中央财政科技计划（专项、基金等）管理改革的方案》和《"十三五"国家科技创新规划》的部署要求，依据《国家科技创新基地优化整合方案》，科技部、国家发展改革委、财政部制定《"十三五"国家科技创新基地与条件保障能力建设专项规划》。现予印发，请结合实际，贯彻落实。

科技部　国家发展改革委　财政部

2017年10月24日

"十三五"国家科技创新基地与条件保障能力建设专项规划

科技创新基地和科技基础条件保障能力是国家科技创新能力建设的重要组成部分，是实施创新驱动发展战略的重要基础和保障，是提高国家综合竞争力的关键。为落实《国家创新驱动发展战略纲要》、《国民经济和社会发展第十三个五年规划纲要》、《关于深化中央财政科技计划（专项、基金等）管理改革的方案》和《"十三五"国家科技创新规划》的各项任务，依据《国家科技创新基地优化整合方案》，制定本专项规划。

一、发展现状与面临形势

（一）现状与成效

"十二五"以来，通过实施国家自主创新能力建设、基础研究、重大创新基地建设、科研条件发展、科技基础性工作等专项规划，建设了一批国家科研基地和平台，科技基础条件保障能力得到加强，为推动科技进步、提升自主创新能力、保障经济社会发展提供了重要支撑。

1．在孕育重大原始创新、推动学科发展和解决国家重大科学技术问题方面发挥了主导作用

为满足国家重大战略需求，立足世界科技前沿，推动基础研究和应用基础研究快速发展，1984年启动国家重点实验室计划，2000年启动试点国家实验室建设。"十二五"期间，新建国家重点实验室162个，启动青岛海洋科学与技术试点国家实验室建设，已有国家重点实验室481个、试点国家实验室7个，覆盖基础学科80%以上。集聚了新增的50%以上的中国科学院院士和25%左右的中国工程院院士。获国家科技奖励569项，包括自然科学奖一等奖的100%、自然科学奖二等奖的62.5%、国家技术发明奖一等奖的50%、国家科学技术进步奖特等奖的50%。中央财政给予基础研究国家科研基地稳定支持，累计投入国家重点实验室专项经费和国家（重点）实验室引导经费160亿元。试点国家实验室和国家重点实验室6位科学家获得国家最高科学技术奖。

在科学前沿方面，取得了铁基超导、拓扑绝缘体与量子反常霍尔效应等一批标志性成果，带动了量子调控、纳米研究、蛋白质、干细胞、发育生殖、全球气候变化等领域的重大原始创新。在满足国家重大需求方面，解决了载人航天、高性能计算、青藏铁路、油气资源高效利用、资源勘探、防灾减灾和生物多样性保护等重大科学技术问题，带动了大型超导、精密制造和测控、超高真空等一批高新技术发展。牵头组织实施了大亚湾反应堆中微子实验等重大国际科技合作计划项目。

2．解决了一大批共性关键技术问题，推动了科技成果转化与产业化，带动了相关产业发展

为推动相关产业发展，促进行业共性关键技术研发和科技成果转化与产业化，自1991年开始，启动实施了国家工程技术研究中心、国家工程研究中心、国家工程实验室建设，目前已建设国家工程技术研究中心346个、国家工程研究中心131个、国家工程实验室217个，在先进制造、电子信息、新材料、能源、交通、现代农业、资源高效利用、环境保护、医药卫生等领域取得了一批对产业影响重大、体现自主创新能力的工程化成果，突破了高性能计算机、高速铁路、高端数控机床等一批支撑战略性新兴产业发展的共性关键技术和装备，培育和带动了新兴产业发展。通过科技成果转移转化和技术扩散，推动了农业、环保、水利、国土资源等行

业的技术进步，加快了装备制造、冶金、纺织等传统产业的转型升级。通过面向企业提供设备共享、检测测试、标准化、信息检索、人才培训等服务，促进了大批科技型中小微企业的成长。

3．提高了科技资源有效利用，为全社会科技创新提供了重要的支撑服务

"十二五"期间，科技部、财政部支持了 23 个国家科技基础条件平台建设运行，涵盖科研设施和大型科学仪器、自然科技资源、科学数据、科技文献等领域，形成了跨部门、跨区域、多层次的资源整合与共享服务体系，聚集了全国 700 多家高等院校和科研院所的相关科技资源，涵盖了 17 个国家大型科学仪器中心、81 个野外观测研究实验台站，拥有覆盖气象、农业、地球系统、人口健康、地震等领域 71 大类，总量超过 1.6PB 科技数据资源，保藏的动物种质、植物种质、微生物菌种以及标本、实验细胞等实验材料资源超过 3500 万份。科技资源集聚效应日益显著，为开放共享打下坚实的物质基础，建设了一批有较高知名度的科学数据中心、生物资源库（馆）。国家科技资源共享服务平台聚焦重大需求和科技热点，已开展上百项专题服务，年均服务各级各类科技计划过万项，为大飞机研制、青藏高原生态评估、石漠化治理、防灾减灾等重大工程和重大科研任务提供了大量科技资源支撑和技术服务。

4．科技基础条件保障能力建设成效显著，为科学研究和创新活动提供重要手段和保障

"十二五"以来，通过实施重大科学仪器设备研制和开发专项，攻克了一批基于新原理、新方法的重大科学仪器设备的新技术，研制了一批发现新现象、揭示新规律、验证新原理、获取新数据的原创性科研仪器设备。攻克了一批科研用试剂的核心单元物质、关键技术和生产工艺，研发了一批重要的科研用试剂。支持了重大疾病动物模型、实验动物新品种、实验动物质量监测体系等研究。开展了应对国际单位制变革的基于量子物理基础前沿研究，计量基标准和量传溯源体系进一步完善，国际互认能力进一步提高。

通过生态观测、材料腐蚀试验、特殊环境与灾害研究、大气成分本地观测、地球物理观测等 105 个国家野外科学观测研究站，开展了自然资源和生态环境的长期观测、数据采集和科学研究，积累了大量原始野外科学数据，并广泛应用于资源综合利用、生态环境修复、城市大气和水体污染治理、农业生产技术模式改进、城镇化建设，取得显著的社会和经济效益。

通过实施科技基础性工作专项，开展了土壤、湖泊、冰川、冻土、特殊生境生物多样性等专题调查，中国北方及其毗邻地区、大湄公河地区等跨国综合考察。在

生物资源管理要求

中国动物志、中国植物志和中国孢子植物志等志书编撰及中国地层立典剖面等立典方面取得显著进展。收集了一批重要的科学数据，抢救、整编了一批珍贵资料，促进了支撑科学研究的自然本底、志书典籍等基础性科技资料的长期、系统、规范化采集和整编。

经过多年的努力，国家科研基地与条件保障能力建设取得了重要进展，为科技创新和经济社会发展提供了有力的支撑。但是，与美、德等主要发达国家相比，我国的国家科研基地与条件保障综合实力尚有一定差距，还不能适应创新驱动发展的新要求。目前存在的问题与不足主要表现为：（1）科研基地与科技基础条件保障能力建设缺乏顶层设计和统筹。（2）科研基地布局存在交叉重复，功能定位不明晰，发展不均衡，在若干新兴、交叉和重点领域布局比较薄弱。（3）科技基础条件保障能力建设相对薄弱，为科研创新提供手段和支撑的能力有待加强。（4）科技资源开放共享服务整体水平仍较低，为全社会科技创新活动提供支撑服务的能力有待提高。（5）尚未完全建立多元化、多渠道、多层次的投入机制，支持结构和方式还需要进一步完善，项目、基地、人才的统筹协调机制还需要进一步加强。

（二）形势与需求

当前，我国正处在建设创新型国家的关键时期和深化改革开放、加快转变经济发展方式的攻坚阶段，创新是引领发展的第一动力，科技创新是事关国家全局发展的核心，是打造先发优势的重要手段，是实现经济发展方式转变的根本支撑。科技创新基地与科技基础条件保障能力建设要坚持走中国特色自主创新道路，把科技创新和制度创新双轮驱动作为科技创新发展的根本动力，把人才作为科技创新发展的核心要素，以国家目标和战略需求为导向，全面提升自主创新能力。

1. 科技创新基地与科技基础条件保障能力建设已成为各国创新发展的重要基础

当今世界各发达国家为继续把持世界发展主导权，引领未来科学技术发展方向，纷纷制定新的科学技术发展战略，抢占科技创新制高点，把国家科技创新基地、重大科技基础设施和科技基础条件保障能力建设作为提升科技创新能力的重要载体，作为吸引和集聚世界一流人才的高地，作为知识创新和科技成果转移扩散的发源地。各国通过加强统筹规划、系统布局、明确定位，围绕国家战略使命进行建设，稳定了一支跨学科、跨领域开展重大科学技术前沿探索和协同创新的高水平研究队伍，不断突破重大科学前沿、攻克前沿技术难关、开辟新的学科方向和研究领域，在国家创新体系中发挥着越来越重要的引领和带动作用，如美国阿贡、洛斯阿拉莫斯、劳伦斯伯克利国家实验室和德国亥姆霍兹研究中心等。

2．科技创新基地与科技基础条件保障能力建设是国家实施创新驱动发展战略的必然选择面对世界科技革命和产业变革历史性交汇、抢占未来科学技术制高点的国际竞争日趋激烈的新形势，面对中国经济发展新常态，加快实施创新驱动发展战略，面向世界科技前沿、面向经济主战场、面向国家重大需求，推动跨领域、跨部门、跨区域的协同创新，迫切需要优化国家科技创新基地的建设布局，加强科技基础条件保障能力建设，推进科技资源的开放共享，夯实自主创新的物质技术基础。

3．科技创新基地与科技基础条件保障能力建设是我国创新生态环境建设的重要组成

当今科学前沿的革命性突破、重大颠覆性技术的攻克，急需改变科研组织模式，促进科研主体由单兵作战向协同合作创新转变，促进多学科协同、多种先进技术手段综合运用，更加依赖高水平科技创新基地建设，更加依赖科技基础条件保障能力和科技资源共享服务能力提升。

目前，我国科技创新已步入以跟踪为主转向并跑、领跑和跟跑并存的新阶段，我国与发达国家的科技实力差距主要体现在科技创新能力上，面对新的形势和挑战，加强国家科技创新基地与条件保障能力建设对国家实施创新驱动发展战略具有十分重要的意义。

二、总体要求

（一）指导思想

全面贯彻党的十八大和十八届三中、四中、五中、六中全会精神，落实全国科技创新大会任务目标，坚持创新、协调、绿色、开放、共享发展理念，着眼长远和全局，以全球视野谋划创新发展，聚焦提升原始创新、自主创新能力，聚焦提高科技创新资源供给质量和效率，强化顶层设计，改革管理体制，健全开放共享和协同创新机制，对科技创新基地和科技基础条件保障能力建设进行统筹规划和系统布局，建立完善国家科技创新基地和条件保障能力体系，全面提高国家科技创新基地与条件保障能力，为实现创新型国家建设目标，支撑引领经济社会发展提供强大的基础支撑和条件保障。

（二）基本原则

顶层设计，优化布局。加强国家科技创新基地和条件保障能力体系的顶层设计和系统布局，明确功能定位，明晰工作任务，突出重大需求和问题导向，强化超前部署，推动国家科技创新基地与科技基础条件保障能力建设与发展。

重点建设，持续发展。坚持总体规划与分步实施相结合，国家主导与多元参与

相结合、协调发展与分工协作相结合、工作任务与绩效考核相结合，统筹存量与增量，推动国家科技创新基地建设，促进科技基础条件保障能力的提升。

统筹协调，分类管理。加强国家、部门、地方科技创新基地与科技基础条件保障能力建设的无缝衔接、有机融合，推进分类管理、协同创新。

创新机制，规范运行。推动国家科技创新基地与科技基础条件能力建设运行管理机制体制和制度创新，完善评估机制，强化动态调整与有序进出。建立与目标任务相适应的经费投入方式。建立战略专家智库，强化学术评价、咨询服务。引入竞争机制，加强人才培养和队伍建设。

（三）建设目标

落实实施创新驱动发展战略要求，立足体系建设，着力解决基础研究、技术研发、成果转化的协同创新，着力提升科技基础条件保障能力和科技资源开放共享服务能力，夯实自主创新的物质技术基础。以国家实验室为引领，推进国家科技创新基地建设向统筹规划、系统布局、分类管理的国家科技创新基地体系建设转变，推进科技基础条件建设向大幅提高基础支撑能力和自我保障能力转变，推进科技资源共享服务向大幅提高服务质量和开放程度转变。到 2020 年，形成布局合理、定位清晰、管理科学、运行高效、投入多元、动态调整、开放共享、协同发展的国家科技创新基地与科技基础条件保障能力体系。

布局建设若干体现国家意志、实现国家使命、代表国家水平的国家实验室。

面向前沿科学、基础科学、工程科学，推动学科发展，在优化调整的基础上，部署建设一批国家重点实验室。统筹推进学科、省部共建、企业、军民共建和港澳伙伴国家重点实验室建设发展。

面向国家重大战略任务和重点工程建设需求，在优化整合的基础上建设一批国家工程研究中心。

面向国家长远发展的重大产业技术领域需求，建设若干综合性国家技术创新中心。面向经济社会发展和产业转型升级对共性关键技术的需求，建设一批专业性国家技术创新中心。

面向重大临床医学需求和产业化需要，建设一批国家临床医学研究中心。

面向科技创新需求，在优化调整的基础上，择优新建一批有重要影响力的科学数据中心、生物种质和实验材料资源库（馆）。

面向国家经济社会发展需求，在生态保护、资源环境、农林业资源、生物多样性、地球物理、重大自然灾害防御等方面择优遴选建设一批国家野外科学观测研究站。

面向为科学研究和创新创业提供高水平服务的需求，推动国家重大科研基础设施布局建设，突破实验动物资源和模型、科研用试剂、计量基标准和标准物质等一批关键技术，组织开展重要领域、区域的科学考察调查，完成一批重要志书典籍编研。

三、重点任务

围绕经济社会发展和创新社会治理、建设平安中国等国家战略需求，立足于提升科技创新能力，按照建设发展总体要求，加强统筹规划与系统布局，明确重点任务和目标，全面推进以国家实验室为引领的国家科技创新基地与科技基础条件保障能力建设，为实施创新驱动发展战略提供有力的支撑和保障。

（一）推动国家科技创新基地与科技基础条件保障能力体系建设

根据《"十三五"国家科技创新规划》总体部署和《国家科技创新基地优化整合方案》的具体要求，加强机制创新和分级分类管理，形成科技创新基地与科技基础条件保障能力体系建设和科技创新活动紧密衔接、互融互通的新格局。

推进科学与工程研究、技术创新与成果转化、基础支撑与条件保障等三类国家科技创新基地建设与发展。按照各类基地功能定位和深化改革发展目标要求，进一步聚焦重点，明确定位，对现有的国家工程技术研究中心、国家工程研究中心、国家工程实验室等进行评估梳理，逐步按照新的功能定位要求合理归并，优化整合。国家发展改革委不再批复新建国家工程实验室，科技部不再批复新建国家工程技术研究中心。在此基础上，严格遴选标准，严控新建规模，择优择需部署新建一批高水平国家科技创新基地。加强机制创新，推动国家实验室等国家科技创新基地与国家重大科技基础设施的相互衔接和紧密结合，推动设施建设。

科学与工程研究类基地定位于瞄准国际前沿，聚焦国家战略目标，围绕重大科学前沿、重大科技任务和大科学工程，开展战略性、前沿性、前瞻性、基础性、综合性科技创新活动。主要包括国家实验室、国家重点实验室。

技术创新与成果转化类基地定位于面向经济社会发展和创新社会治理、建设平安中国等国家需求，开展共性关键技术和工程化技术研究，推动应用示范、成果转化及产业化，提升国家自主创新能力和科技进步水平。主要包括国家工程研究中心、国家技术创新中心和国家临床医学研究中心。

基础支撑与条件保障类基地定位于为发现自然规律、获取长期野外定位观测研究数据等科学研究工作，提供公益性、共享性、开放性基础支撑和科技资源共享服务。主要包括国家科技资源共享服务平台、国家野外科学观测研究站。

生物资源管理要求

以提升科技基础条件保障能力为目标，夯实科技创新的物质和条件基础。加强重大科研基础设施、实验动物、科研试剂、计量、标准等科技基础条件建设，有效提升高性能计算能力、科学研究实验保障能力、野外观测研究能力，推动各类科技资源开放共享服务。

（二）加强科学与工程研究类国家科技创新基地建设

1．国家实验室

国家实验室是体现国家意志、实现国家使命、代表国家水平的战略科技力量，是面向国际科技竞争的创新基础平台，是保障国家安全的核心支撑，是突破型、引领型、平台型一体化的大型综合性研究基地。

（1）明确国家实验室使命。突破世界前沿的重大科学问题，攻克事关国家核心竞争力和经济社会可持续发展的核心技术，率先掌握能够形成先发优势、引领未来发展的颠覆性技术，确保国家重要安全领域技术领先、安全、自主、可控。

（2）推进国家实验室建设。按照中央关于在重大创新领域组建一批国家实验室的要求，突出国家意志和目标导向，采取统筹规划、自上而下为主的决策方式，统筹全国优势科技资源整合组建，坚持高标准、高水平，体现引领性、唯一性和不可替代性，成熟一个，启动一个。

2．国家重点实验室

国家重点实验室是面向前沿科学、基础科学、工程科学，推动学科发展，提升原始创新能力，促进技术进步，开展战略性、前沿性、前瞻性基础研究、应用基础研究等科技创新活动的国家科技创新基地。

（1）优化国家重点实验室布局。面向世界科技前沿、面向经济主战场、面向国家重大需求，构建定位清晰、任务明确、布局合理、开放协同、分类管理、投入多元的国家重点实验室建设发展体系，实现布局结构优化、领域优化和区域优化。适应大科学时代基础研究特点，在现有试点国家实验室和已形成优势学科群基础上，组建（地名加学科名）国家研究中心，统筹学科、省部共建、企业、军民共建和港澳伙伴国家重点实验室等建设发展。

（2）统筹国家重点实验室建设发展。面向学科前沿和经济社会及国家安全的重要领域，以提升原始创新能力为目标，引领带动学科和领域发展，在科学前沿、新兴、交叉、边缘等学科以及布局薄弱与空白学科，主要依托高等院校和科研院所建设一批学科国家重点实验室。通过强化第三方评估，对现有学科国家重点实验室进行全面评价，实现实验室动态优化调整。面向区域经济社会发展战略布局，以解决区域创新驱动发展瓶颈问题为目标，提升区域创新能力和地方基础研究能力，主要依托地方所属高等院校和科研院所建设省部共建国家重点实验室。面向产业行业发展需求，以提升企业自主创新能力和核心竞争力为目标，促进产业行业技术创新，启动现有企业国家重点实验室的评估考核和优化调整，在此基础上，主要依托国家重点发展的产业行业的企业开展企业国家重点实验室建设。按照新形势下军民融合发展的总体思路，以支撑科技强军为目标，加强军民协同创新，会同军口相关管理部门，依托军队所属高等院校和科研院所建设军民共建国家重点实验室。面向科学前沿和区域产业发展重点领域，以提升港澳特区科技创新能力为目标，加强与内地实验室协同创新，主要依托与内地国家重点实验室建立伙伴关系的港澳特区高等院校开展建设。

（3）探索国家重点实验室管理新机制。建立与各类实验室目标、定位相适应的治理结构和管理制度。强化实验室主任负责制，赋予实验室选人用人和科研课题设定自主权。完善人才、成果评价机制，建立完善实验室人才流动、开放课题设置、仪器设备开放共享和信息公开制度，建立目标考核评估制度。强化依托单位法人主体责任，为实验室发展提供必要的科研手段和装备，营造良好的学术环境，加快优秀人才的集聚和流动。

（三）加强技术创新与成果转化类国家科技创新基地建设

1. 国家工程研究中心

国家工程研究中心是面向国家重大战略任务和重点工程建设需求，开展关键技术攻关和试验研究、重大装备研制、重大科技成果工程化实验验证，突破关键技术和核心装备制约，支撑国家重大工程建设和重点产业发展的国家科技创新基地。

修订新的国家工程研究中心管理办法。按照贯彻落实"放管服"改革精神和依法行政的要求，加快研究制定国家工程研究中心相关运行管理办法和规则，细化明确国家工程研究中心的功能定位、主要任务、布局组建程序、运行管理、监督要求和支持政策等，优化简化审批流程，推动组建、运行和管理全过程公开透明。着眼加强事中事后监管的需要，研究制定国家工程研究中心评价办法及评价指标体系，引导国家工程研究中心不断提升创新能力，加速推进重大科技成果工程化和产业化。

优化整合现有国家工程研究中心和国家工程实验室。按新的国家工程研究中心定位及管理办法要求，对现有国家工程研究中心和国家工程实验室进行合理归并，对符合条件、达到评价指标要求的纳入新的国家工程研究中心序列进行管理。规范对国家地方联合共建的工程研究中心和工程实验室优化整合与管理，提升服务地方战略性新兴产业和优势特色产业发展的能力。

生物资源管理要求

新布局建设一批国家工程研究中心。根据经济社会发展的重大战略需求，结合国家重点工程实施、战略性新兴产业培育等需要，依托企业、高等院校和科研院所择优建设一批国家工程研究中心，促进产业集聚发展、创新发展。围绕科技创新中心、综合性国家科学中心、全面创新改革试验区域等重点区域创新发展需求，集中布局建设一批国家工程研究中心，探索国家地方联合共建的有效形式，引导相关地方健全区域创新体系，打造若干具有示范和带动作用的区域性创新平台，促进重点区域加快向创新驱动转型。

2．国家技术创新中心

国家技术创新中心是国家应对科技革命引发的产业变革，面向国际产业技术创新制高点，面向重点产业行业发展需求，围绕影响国家长远发展的重大产业行业技术领域，开展共性关键技术和产品研发、科技成果转移转化及应用示范的国家科技创新基地。

（1）加快综合性国家技术创新中心建设。依托大型骨干龙头企业，结合国家重大科技任务，以需求为导向，实施从关键技术突破到工程化、产业化的一体化推进，构建若干战略定位高端、组织运行开放、创新资源集聚、治理结构多元、面向全球竞争的综合性国家技术创新中心，成为重大关键技术的供给源头、区域产业集聚发展的创新高地、成果转化与创新创业的众创平台。

（2）推动专业性国家技术创新中心建设与发展。围绕先进制造、现代农业、生态环境、社会民生等重要领域发展需求，依托高等院校、科研院所和企业建设一批专业性国家技术创新中心，开展产业行业关键共性技术研发、工艺试验和各类规范标准制订，加快成果转化、应用示范及产业化。加强对现有国家工程技术研究中心评估考核和多渠道优化整合，符合条件的纳入国家技术创新中心等管理。

（3）完善运行管理机制。制定国家技术创新中心相关运行管理办法和规则，实行动态调整与有序退出机制，实现国家技术创新中心的良性发展。发挥国家技术创新中心技术和人才优势，加强协同创新，促进产学研用有机结合，推动产业上中下游、大中小微企业的紧密合作，鼓励和引导国家技术创新中心为创新创业提供技术支撑和服务。

3．国家临床医学研究中心

国家临床医学研究中心是面向我国重大临床需求，以临床应用为导向，以医疗机构为主体，以协同网络为支撑，开展临床研究、协同创新、学术交流、人才培养、成果转化、推广应用的技术创新与成果转化类国家科技创新基地。

（1）加强国家临床医学研究中心的布局。依托相关医疗机构，在现有中心建设的基础上，完善疾病领域和区域布局建设。探索省部共建中心的建设，引导重大疾病领域的分中心建设，鼓励省级中心建设。推进医研企结合，打造各疾病领域覆盖全国的网络化、集群化协同创新网络和转化推广体系。整合临床医学资源，构建国家健康医疗大数据、样本库等临床医学公共服务平台。

（2）完善运行管理制度和机制。以转化应用为导向，加强考核评估，进一步规范运行管理。建立有效整合资源、协同创新、利益分享的激励机制和高效管理模式，建立多渠道推进中心建设的支持机制。强化依托单位主体责任，为中心建设提供相应的人、财、物等条件保障。

（四）加强基础支撑与条件保障类国家科技创新基地建设

1．国家科技资源共享服务平台

国家科技资源共享服务平台是面向科技创新、经济社会发展和创新社会治理、建设平安中国等需求，加强优质科技资源有机集成，提升科技资源使用效率，为科学研究、技术进步和社会发展提供网络化、社会化科技资源共享服务的国家科技创新基地。

（1）完善科技资源共享服务平台布局。根据科技资源类型，在对现有国家科技基础条件平台进行优化调整的基础上，面向科技创新需求，新建一批具有国际影响力的国家科学数据中心、生物种质和实验材料资源库（馆）等共享服务平台，形成覆盖重点领域的科技资源支撑服务体系。

（2）推动科技资源共享服务平台建设发展。结合国家大数据战略的实施，加强科学数据库建设，强化科学数据的汇集、更新和深度挖掘，形成一批有国际影响力的国家科学数据中心，为国家重大战略需求提供科学数据支撑服务。加强微生物菌种、植物种质、动物种质、基因、病毒、细胞、标准物质、科研试剂、岩矿化石标本、实验动物、人类遗传资源等资源的收集、整理、保藏和利用，建设一批高水平的生物种质和实验材料库（馆），提升资源保障能力和服务水平。扩大科技文献信息资源采集范围，开展科技文献信息数字化保存、信息挖掘、语义揭示和知识计算等方面关键共性技术研发，构建完善的国家科技文献信息保障服务体系。

（3）完善运行管理制度和机制。研究制定科技资源共享服务平台管理办法，明晰相关部门和地方的管理职责，强化依托单位法人主体责任，建立健全与开展基础性、公益性科技服务相适应的管理体制和运行机制，针对不同类型科技资源特点，制定差异化的评价指标，完善平台运行服务绩效考核和后补助机制，建立"奖优罚劣、有进有出"的动态调整机制，有效提升平台的支撑服务能力。

生物资源管理要求

2．国家野外科学观测研究站

国家野外科学观测研究站是依据我国自然条件的地理分异规律，面向国家社会经济和科技战略布局，服务于生态学、地学、农学、环境科学、材料科学等领域发展，获取长期野外定位观测数据并开展研究工作的国家科技创新基地。

（1）加强国家野外科学观测研究站建设布局。继续加强国家生态系统、材料自然环境腐蚀、地球物理、大气本底和特殊环境等观测研究网络的建设，推进联网观测研究和数据集成。围绕生态保护、资源环境、生物多样性、地球物理、重大自然灾害防御等重大需求，在具有研究功能的部门台站基础上，根据功能定位和建设运行标准，择优遴选建设一批国家野外科学观测研究站，完善观测站点的空间布局，基本形成科学合理的国家野外科学观测研究站网络体系。

（2）建立运行管理机制。制定国家野外科学观测研究站建设与运行管理办法，建立分类评估、动态调整机制。加强野外观测研究设施建设和仪器更新，制定科学观测标准规范，提升观测水平和数据质量。推动多站联网观测和野外科学观测研究站功能拓展，促进协同创新和避免重复建设，保障国家野外科学研究观测站和联网观测的高效运行。

（五）加强科技基础条件保障能力建设

1．加强重大科研基础设施建设

支持有关部门、地方依托高等院校和科研院所围绕科技创新需求共同新建重大科研基础设施，形成覆盖全面、形式多样的国家科研设施体系。创新体制机制，强化科研设施与国家科技创新基地的衔接，提高成果产出质量，充分发挥科研设施在创新驱动发展中的重要支撑作用。

2．加强国家质量技术基础研究

开展新一代量子计量基准、新领域计量标准、高准确度标准物质和量值传递扁平化等研究，开展基础通用与公益标准、产业行业共性技术标准、基础公益和重要产业行业检验检测技术、基础和新兴领域认证认可技术等研究，研发具有国际水平的计量、标准、检验检测和认证认可技术，突破基础性、公益性的国家质量基础技术瓶颈，研制事关我国核心利益的国际标准，提升我国国际互认计量测量能力，在关键领域形成全链条的"计量 - 标准 - 检验检测 - 认证认可"整体技术解决方案并示范应用，实现国家质量技术基础总体水平与发达国家保持同步。

3．加强实验动物资源研发与应用

加强实验动物新品种（品系）、动物模型的研究和我国优势实验动物资源的开发与应用，建立实验动物、动物模型的评价体系和质量追溯体系，开展动物实验替代方法研究，保障实验动物福利。围绕人类重大疾病、新药创制等科研需求，通过基因修饰、遗传筛选和遗传培育等手段，研发相关动物模型资源。加强具有中国特色实验动物资源培育，重点开展灵长类、小型猪、树鼩等实验动物资源研究，加快建立大型实验动物遗传修饰技术和模型分析技术体系。

4．加强科研用试剂研发和应用

以市场需求为导向，推动以企业为主体、产学研用相结合的研发、生产与应用的协同创新。重点围绕人口健康、资源环境以及公共安全领域需求，加强新技术、新方法、新工艺、新材料的综合利用和关键技术研究，开发出一批重要的具有自主知识产权的通用试剂和专用试剂，注重高端检测试剂、高纯试剂、高附加值专有试剂的研发，加强技术标准建设，完善质量体系，提升自我保障能力和市场占有率，增强相关产业的核心竞争力。

（六）全面推进科技资源开放共享和高效利用

1．深入推进科研设施与仪器开放共享

全面落实《关于国家重大科研基础设施和大型科研仪器向社会开放的意见》任务要求，完善科研设施与仪器国家网络管理平台建设，建成跨部门、多层次的网络管理服务体系。强化管理单位法人主体责任，完善开放共享的评价考核和管理制度。以国家重大科研基础设施和大型科研仪器为重点，开展考核评价工作，对开放效果显著的管理单位给予后补助支持。积极探索仪器设施开放共享市场化运作新模式，培育一批从事仪器设施专业化管理与共享服务的中介服务机构。深化科技计划项目和科技创新基地管理中新购大型科学仪器设备购置必要性评议工作，从源头上杜绝仪器重复购置，提高科技资源配置的效益。

2．强化各类国家科技创新基地对社会开放

健全科技创新基地开放共享制度，深化科技资源开放共享的广度和深度，把科技创新基地开放共享服务程度作为评估考核的重要指标。围绕重大科技创新活动、重大工程建设以及大众创新、万众创业的需求，推动各类科技创新基地开展涵盖检验检测、专家咨询、技术服务等方面的专题服务，充分发挥科技创新基地的公共服务作用。

3．积极推动科学数据、生物种质和实验材料共享服务

研究制定国家科学数据管理与开放共享办法，完善科学数据的汇交机制，在保障知识产权的前提下推进资源共享。加强生物种质和实验材料收集、加工和保藏的标准化，改善保管条件，提高资源存储数量和管理水平，完善开放模式，提高服务

质量和水平，为国家科技创新、重大工程建设和社会创新活动提供支撑服务。

（七）加强部门和地方的科技创新基地与条件保障能力建设

1．加强协调，明确任务分工，实现国家、部门、地方科技创新基地分层分类管理

各部门各地方要按照国家科技创新基地的总体布局，结合自身实际，统筹规划，系统布局，加强建设，深化各类各层次科技创新基地的管理改革，形成国家、部门、地方协同发展的科技创新基地体系架构。国家科技创新基地聚焦世界科技前沿、国民经济主战场、国家重大需求中战略性、前沿性、前瞻性的重大科学技术问题，开展创新研究，引领我国基础研究，参与国际科技竞争，提高我国科技水平和国际影响力。部门科技创新基地聚焦产业行业发展中的关键共性科学问题和技术瓶颈，开展科研开发和应用研究，促进产业行业科技进步。地方科技创新基地围绕区域经济社会发展的需求，开展区域创新研发活动，促进地方经济社会发展。

2．发挥部门和地方优势，实现国家科技创新基地与部门、地方科技创新基地的有机融合，协同发展

按照国家科技创新基地总体布局，充分发挥国家、部门、地方各自优势，充分考虑产业行业和区域需求，建立国家、部门、地方科技创新基地联动机制，加强国家对部门、地方科技创新基地的指导和支持，推动部门和地方组织开展符合产业行业特点，体现地方特色的科技创新基地建设，实现部门、地方科技创新基地与国家科技创新基地的协同发展，促进资源开放共享和信息的互联互通，提升产业行业和区域创新保障能力。

3．大力推进部门和地方科技资源共享，构建部门和地方科技资源共享服务体系

各部门各地方要按照国家科技基础条件保障能力建设的总体部署，结合自身实际，推进相关工作。支持各类重大科研基础设施建设，支持开展科研用试剂和实验动物的研发，提高相关产业行业的核心竞争力。

4．探索国家、部门、地方联动的科技基础条件保障能力建设管理机制

各部门各地方要按照国家有关要求，大力推进科研设施和仪器的开放共享，强化科研单位在开放共享中的主体责任，建立后补助机制，形成约束与激励并重的管理机制。推动科学数据、生物种质和实验材料等科技资源的整合，建设和完善共享服务平台，实现与国家共享服务平台的协同发展。有条件的地方可探索实施创新券的有效机制，增强创新券撬动科技资源共享服务能力。扶持一批从事共享服务的中介机构，营造开放共享的社会氛围。

四、保障措施

（一）加强统筹协调和组织实施

各类国家科技创新基地组织实施部门要根据基地定位、目标和任务，制定实施方案，确保规划提出各项任务落实到位。组织开展国家科技创新基地与条件保障能力建设宏观发展战略与政策研究，前瞻部署，高效有序推进基地与条件保障能力建设，提升基地创新能力和活力。加强基地和条件保障能力建设的统筹协调，发挥部门和地方的积极性，形成多层次推动国家科技创新基地与科技基础条件保障能力建设的工作格局。

（二）完善运行管理和评估机制

建立国家科技创新基地与科技基础条件保障能力建设定位目标相适应的管理制度，形成科学的组织管理模式和有效的运行机制。加强对国家科技创新基地全过程管理，形成决策、监督、评估考核和动态调整与退出机制，建立分类评价与考核的标准及体系。加强各类科技创新基地的监督管理，健全用户评价监督机制，完善服务登记、跟踪和反馈制度，不断提高国家科技创新基地的运行效率和社会效益。

（三）推动人才培养和队伍建设

加强人才培养和队伍建设。建立符合国家科技创新基地与科技基础条件保障能力建设特点的人员分类评价、考核和激励政策，开展国际化的人才评聘和学术评价工作，吸引和聚集国际一流水平的高层次创新领军人才，培养具有国际视野和杰出创新能力的科学家，稳定一批科技资源共享服务平台的专业咨询与技术服务人才，为国家科技创新基地与科技基础条件保障能力建设提供各类人才支撑。

（四）深化开放合作与国际交流

在平等、互利、共赢的基础上，积极推进国际科技合作。健全合作机制，积极开拓和吸纳国外科技资源为我所用，积极参与国际组织，争取话语权并发挥重要作用。深化与国际一流机构的交流与合作，成为开展国际合作与交流、聚集一流学者和培养拔尖创新人才的重要平台，具有重要影响的国际科技创新基地。

（五）完善资源配置机制

加强绩效考核和财政支持的衔接，进一步完善国家科技创新基地分类支持方式和稳定支持机制。科学与工程研究类、基础支撑与条件保障类基地要突出财政稳定支持，中央财政稳定支持学科国家重点实验室运行和能力建设。技术创新与成果转化类基地建设要充分发挥市场配置资源的决定性作用，加强政府引导和第三方考核评估，根据考核评估情况，采用后补助等方式支持基地能力建设。

生物资源管理要求

国家科技资源共享服务平台管理办法

科技部　财政部关于印发

《国家科技资源共享服务平台管理办法》的通知

国科发基〔2018〕48号

各省、自治区、直辖市及计划单列市科技厅（委、局）、财政厅，新疆生产建设兵团科技局、财务局，国务院有关部委、有关直属机构，有关单位：

为深入实施创新驱动发展战略，规范管理国家科技资源共享服务平台，推进科技资源向社会开放共享，依据《国家科技创新基地优化整合方案》（国科发基〔2017〕250号），科技部、财政部共同研究制定了《国家科技资源共享服务平台管理办法》，现印发你们，请遵照执行。

科技部财政部

2018年2月13日

国家科技资源共享服务平台管理办法

第一章　总　则

第一条　为深入实施创新驱动发展战略，规范管理国家科技资源共享服务平台（以下简称国家平台），推进科技资源向社会开放共享，提高资源利用效率，促进创新创业，根据《中华人民共和国科学技术进步法》和《国家科技创新基地优化整合方案》（国科发基〔2017〕250号），制定本办法。

第二条　国家科技资源共享服务平台属于基础支撑与条件保障类国家科技创新基地，面向科技创新、经济社会发展和创新社会治理、建设平安中国等需求，加强优质科技资源有效集成，提升科技资源使用效率，为科学研究、技术进步和社会发展提供网络化、社会化的科技资源共享服务。

第三条　本办法所称的国家平台主要指围绕国家或区域发展战略，重点利用科学数据、生物种质与实验材料等科技资源在国家层面设立的专业化、综合性公共服务平台。

科研设施和科研仪器等科技资源，按照《国务院关于国家重大科研基础设施和大型科研仪器向社会开放的意见》（国发〔2014〕70号）和《国家重大科研基础设施和大型科研仪器开放共享管理办法》（国科发基〔2017〕289号）进行管理。图书文献等科技资源，依据相关管理章程和管理办法进行管理。

第四条　国家平台管理遵循合理布局、整合共享、分级分类、动态调整的基本原则，加强能力建设，规范责任主体，促进开放共享。

第五条　利用财政性资金形成的科技资源，除保密要求和特殊规定外，必须面向社会开放共享。鼓励社会资本投入形成的科技资源通过国家平台面向社会开放共享。

第六条　中央财政对国家平台的运行维护和共享服务给予必要的支持。

第二章　管理职责

第七条　科技部、财政部是国家平台的宏观管理部门，主要职责是：

1．制定国家平台发展规划、管理政策和标准规范；

2．确定国家平台总体布局，协调组建国家平台，批准国家平台的建立、调整和撤销；

3．建设国家平台门户系统即"中国科技资源共享网"（以下简称共享网）；

4．组织开展国家平台运行服务评价考核工作，根据评价考核结果拨付相关经费；

5．指导有关部门、地方政府科技管理部门开展平台工作。

第八条　国务院有关部门、地方政府科技管理部门是国家平台的主管部门（以下简称主管部门），主要职责是：

1．按照国家平台规划和布局，研究制定本部门或本地区平台发展规划、管理政策和标准规范；

2．推动本部门或本地区平台建设，促进科技资源整合与共享服务；

3．择优推荐本部门或本地区平台加入共享网，提出国家平台建设意见建议；

4．负责本部门或本地区国家平台管理工作，支持和监督国家平台管理、运行与服务。

第九条　国家科技基础条件平台中心（以下简称平台中心）受科技部、财政部委托承担共享网的建设和运行，以及国家平台的考核、评价等管理工作。

第十条　国家平台的依托单位应选择有条件的科研院所、高等院校等，是国家平台建设和运行的责任主体，主要职责是：

1．制定国家平台的规章制度和相关标准规范；

2．编制国家平台的年度工作方案并组织实施；

3．负责国家平台的科技资源整合、更新、整理和保存，确保资源质量；

4．负责国家平台的在线服务系统建设和运行，开展科技资源共享服务，做好服务记录；

5．负责国家平台的建设、运行与管理并提供支撑保障，根据需要配备软硬件条件和专职人员队伍；

6．配合完成相关部门组织的评价考核，接受社会监督；

7．按规定管理和使用国家平台的中央财政经费，保证经费的单独核算、专款专用。

第三章　组　建

第十一条　科技部、财政部会同有关部门制定并发布国家平台发展的总体规划和布局。主管部门根据总体规划和布局制定本部门或本地区平台发展规划，组织实施本部门或本地区平台建设，鼓励开展跨部门、跨地区科技资源整合与共享。

第十二条　科技部、财政部共同建设共享网。共享网是国家平台的科技资源信息发布平台和网络管理平台，按照统一标准接受和公布科技资源目录及相关服务信息，具备承担平台组建、运行管理和评价考核等工作的在线管理功能。

第十三条　国家平台应具备以下基本条件：

1．依托单位拥有较大体量的科技资源或特色资源，建立了符合资源特点的标准规范、质量控制体系和资源整合模式，在本专业领域或区域范围内具有一定影响力，具备较强的科技资源整合能力；

2．纳入共享网并公布科技资源目录及相关服务信息，且发布的科技资源均按照国家标准进行标识；

3．已按照相关标准建成科技资源在线服务系统，并与共享网实现有效对接和互联互通，资源信息合格，更新及时；

4．具备资源保存和共享服务所需要的软硬件条件，具有稳定的专职队伍，具有保障运行服务的组织机构、管理制度和共享服务机制；

5．建立了符合资源特点的服务模式并取得良好服务成效。

第十四条　科技部、财政部可根据国家平台发展的总体规划和布局，按照国家科技发展战略和重大任务需求，并商有关部门遴选基础较好、资源优势明显、资源特色突出的部门或地区平台组建形成国家平台。

第十五条 牵头组建国家平台的主管部门负责编制国家平台组建与运行管理方案，推荐国家平台依托单位和负责人，并报科技部。

国家平台负责人应由依托单位正式在职、具有较高学术水平、熟悉本领域科技资源、管理协调能力较强的科学家担任，由依托单位负责聘任。

第十六条 科技部、财政部委托平台中心负责组织对国家平台组建与运行管理方案进行论证评审，对上报材料进行形式审查，组织专家进行评审，进行现场考察核实，并将评审结果报科技部、财政部。由科技部、财政部确定并向社会发布国家平台和依托单位名单。

第十七条 根据资源类型和平台的特点，国家平台统一规范命名为"国家××科学数据中心"、"国家××资源库（馆）"等，英文名称为 National XX Data Center、National XX Resource Center 等。

第四章 运行服务

第十八条 国家平台的主要任务包括：

1．围绕国家战略需求持续开展重要科技资源的收集、整理、保存工作；

2．承接科技计划项目实施所形成的科技资源的汇交、整理和保存任务；

3．开展科技资源的社会共享，面向各类科技创新活动提供公共服务，开展科学普及，根据创新需求整合资源开展定制服务；

4．建设和维护在线服务系统，开展科技资源管理与共享服务应用技术研究；

5．开展资源国际交流合作，参加相关国际学术组织，维护国家利益与安全。

第十九条 依托单位要按照有关管理办法制定本国家平台运行管理和科技资源开放共享的管理制度，并报主管部门备案，保障国家平台日常运行，促进科技资源的开放共享。

第二十条 依托单位应该配备规模合理的专职从事国家平台管理的人员队伍，在绩效收入、职称评定等方面采取有利于激发积极性、稳定实验技术队伍的政策措施。

第二十一条 依托单位要建立健全国家平台科技资源质量控制体系，保证科技资源的准确性和可用性。依托单位要按照相关安全要求，建立应急管理和容灾备份机制，健全网络安全保障体系，为资源保存提供所需的软硬件条件。主管部门应定期对资源安全情况进行检查。

第二十二条 依托单位可通过在线或者离线等方式向社会提供信息资源服务和

生物资源管理要求

实物资源服务。积极开展综合性、系统性、知识化的共享服务。鼓励组织开展科技资源加工整理，形成有价值的科技资源产品，向社会提供服务。

第二十三条 利用财政性资金资助的各类科技计划项目所形成的科技资源应汇交到指定平台。主管部门应明确相关科技资源生产、管理、汇交和共享的工作原则，并对科技资源汇交进行审核。

建立国家平台科技资源的内部动态调整机制，及时整合相关科技资源纳入平台。全社会的科技资源拥有者均可通过共享网公布科技资源信息。主管部门可组织推荐本部门或本地区拥有科技资源并具备服务条件的平台通过共享网公布科技资源目录及相关服务信息，开展共享服务。

第二十四条 国家平台应建立符合国家知识产权保护和安全保密等有关规定的制度，保护科技资源提供者的知识产权和利益。

用户使用国家平台科技资源形成的著作、论文等发表时，应明确标注科技资源标识和利用科技资源的情况，并应事先约定知识产权归属或比例。

第二十五条 为政府决策、公共安全、国防建设、环境保护、防灾减灾、公益性科学研究等提供基本资源服务的，国家平台应当无偿提供。

因经营性活动需要国家平台提供资源服务的，当事人双方应签订有偿服务合同，明确双方的权利和义务。有偿服务收费标准应当按成本补偿和非营利原则确定。

国家法律法规有特殊规定的，遵从其规定。

第五章 评价考核

第二十六条 主管部门应按年度组织对本部门或地区所属的国家平台进行年度自评，并将年度自评报告与下一年度工作计划于次年1月底前报科技部、财政部备案。

第二十七条 科技部、财政部组织对国家平台进行分类评价考核，重点考核科技资源整合能力、服务成效、组织运行管理及专项经费使用情况等内容。评价考核采取用户评价、门户系统在线测评和专家综合评价等方式，每两年考核一次。

第二十八条 科技部、财政部委托平台中心开展国家平台的评价考核。平台中心根据经主管部门审核的各国家平台运行服务记录、服务成效等材料，组织专家进行评价考核，考核结果报科技部、财政部。

第二十九条 科技部、财政部确定评价考核结果，并通过共享网予以公示和公布。根据国家平台科技资源整合和运行维护情况给予后补助经费支持，经费主要用于资源建设、仪器设备更新、日常运行维护、人员培训等方面。

第三十条　科技部、财政部根据评价考核结果对国家平台进行动态调整。对于评价考核结果较差的责成其限期整改，仍不合格的不再纳入国家平台序列。

第三十一条　国家平台涉及内部管理重大变化、主要人员变动等重大事项或重要内容，由主管部门公示后确认，并报科技部备案。

第三十二条　依托单位应如实提供运行服务记录、服务成效及相关材料。凡弄虚作假、违反学术道德的，将取消申报和参加评价考核资格，并视具体情况予以严肃处理。

第三十三条　科技部及有关部门和地方要建立投诉渠道，接受社会对国家平台开放共享情况的意见和监督。

第六章　附　　则

第三十四条　本办法由科技部和财政部负责解释。

第三十五条　有关部门和地方可参照本办法结合实际制定或修订部门或地方平台的相关管理办法。

第三十六条　本办法自发布之日起实施。

生物资源管理要求

国家科技资源共享服务平台优化调整名单

科技部 财政部关于发布国家科技资源共享
服务平台优化调整名单的通知

国科发基〔2019〕194 号

教育部、自然资源部、农业农村部、卫生健康委、市场监管总局、林草局、中科院、地震局、气象局、药监局科技、财务主管部门，广东省科技厅、财政厅：

为落实《科学数据管理办法》和《国家科技资源共享服务平台管理办法》的要求，规范管理国家科技资源共享服务平台（简称国家平台），完善科技资源共享服务体系，推动科技资源向社会开放共享，科技部、财政部对原有国家平台开展了优化调整工作，通过部门推荐和专家咨询，经研究共形成"国家高能物理科学数据中心"等 20 个国家科学数据中心、"国家重要野生植物种质资源库"等 30 个国家生物种质与实验材料资源库。

请你们组织依托单位进一步加强对各国家平台的管理，根据相关管理办法要求，制定国家平台五年建设运行实施方案，进一步明确国家平台功能定位和目标任务，梳理本领域科技资源体系架构，推进相关领域科技资源向国家平台汇聚与整合，强化科技资源开发应用与分析挖掘利用，提升科技资源使用效率和科技创新支撑能力，完善科技资源存储、管理和安全所需基础设施，健全网络安全保障体系，创新运行管理机制，加强评价考核组织管理，开展国际交流与合作，充分发挥法人单位主体责任，为科学研究、技术进步和社会发展提供高质量的科技资源共享服务。

特此通知。

科技部　财政部

2019 年 6 月 5 日

国家科技资源共享服务平台名单

序号	国家平台名称	依托单位	主管部门
1	国家高能物理科学数据中心	中国科学院高能物理研究所	中科院
2	国家基因组科学数据中心	中国科学院北京基因组研究所	中科院
3	国家微生物科学数据中心	中国科学院微生物研究所	中科院
4	国家空间科学数据中心	中国科学院国家空间科学中心	中科院
5	国家天文科学数据中心	中国科学院国家天文台	中科院
6	国家对地观测科学数据中心	中国科学院遥感与数字地球研究所	中科院
7	国家极地科学数据中心	中国极地研究中心	自然资源部
8	国家青藏高原科学数据中心	中国科学院青藏高原研究所	中科院
9	国家生态科学数据中心	中国科学院地理科学与资源研究所	中科院
10	国家材料腐蚀与防护科学数据中心	北京科技大学	教育部
11	国家冰川冻土沙漠科学数据中心	中国科学院寒区旱区环境与工程研究所	中科院
12	国家计量科学数据中心	中国计量科学研究院	市场监管总局
13	国家地球系统科学数据中心	中国科学院地理科学与资源研究所	中科院
14	国家人口健康科学数据中心	中国医学科学院	卫生健康委
15	国家基础学科公共科学数据中心	中国科学院计算机网络信息中心	中科院
16	国家农业科学数据中心	中国农业科学院农业信息研究所	农业农村部
17	国家林业和草原科学数据中心	中国林业科学研究院资源信息研究所	林草局
18	国家气象科学数据中心	国家气象信息中心	气象局
19	国家地震科学数据中心	中国地震台网中心	地震局
20	国家海洋科学数据中心	国家海洋信息中心	自然资源部
21	国家重要野生植物种质资源库	中国科学院昆明植物研究所	中科院
22	国家作物种质资源库	中国农业科学院作物科学研究所	农业农村部
23	国家园艺种质资源库	中国农业科学院郑州果树研究所	农业农村部
24	国家热带植物种质资源库	中国热带农业科学院热带作物品种资源研究所	农业农村部
25	国家林业和草原种质资源库	中国林业科学研究院林业研究所	林草局

序号	国家平台名称	依托单位	主管部门
26	国家家养动物种质资源库	中国农业科学院北京畜牧兽医研究所	农业农村部
27	国家水生生物种质资源库	中国科学院水生生物研究所	中科院
28	国家海洋水产种质资源库	中国水产科学研究院黄海水产研究所	农业农村部
29	国家淡水水产种质资源库	中国水产科学研究院	农业农村部
30	国家寄生虫资源库	中国疾病预防控制中心寄生虫病预防控制所	卫生健康委
31	国家菌种资源库	中国农业科学院农业资源与农业区划研究所	农业农村部
32	国家病原微生物资源库	中国疾病预防控制中心	卫生健康委
33	国家病毒资源库	中国科学院武汉病毒研究所	中科院
34	国家人类生殖和健康资源库	国家卫生健康委科学技术研究所	卫生健康委
35	国家发育和功能人脑组织资源库	中国医学科学院基础医学研究所	卫生健康委
36	国家健康和疾病人脑组织资源库	浙江大学	教育部
37	国家干细胞资源库	中国科学院动物研究所	中科院
38	国家干细胞转化资源库	同济大学	教育部
39	国家植物标本资源库	中国科学院植物研究所	中科院
40	国家动物标本资源库	中国科学院动物研究所	中科院
41	国家岩矿化石标本资源库	中国地质大学（北京）	教育部
42	国家标准物质资源库	中国计量科学研究院	市场监管总局
43	国家生物医学实验细胞资源库	中国医学科学院基础医学研究所	卫生健康委
44	国家模式与特色实验细胞资源库	中国科学院上海生命科学研究院	中科院
45	国家啮齿类实验动物资源库	中国食品药品检定研究院	药监局
46	国家鼠和兔类实验动物资源库	中国科学院上海生命科学研究院	中科院
47	国家非人灵长类实验动物资源库	中国科学院昆明动物研究所	中科院
48	国家禽类实验动物资源库	中国农业科学院哈尔滨兽医研究所	农业农村部
49	国家犬类实验动物资源库	广州医药研究总院有限公司	广东省科技厅
50	国家遗传工程小鼠资源库	南京大学	教育部

加强生物遗传资源管理国家工作方案
（2014—2020 年）

关于印发《加强生物遗传资源管理国家工作方案（2014—2020 年）》的通知

中国生物多样性保护国家委员会成员单位、国家民委、安全部、文化部、卫生计生委、食品药品监管总局、邮政局：

　　为加强我国生物遗传资源的保护和管理，促进惠益分享，我部会同有关部门编制了《加强生物遗传资源管理国家工作方案（2014—2020 年）》（以下简称《工作方案》）。《工作方案》已经 2014 年中国生物多样性保护国家委员会审议通过，现印发给你们，请根据任务分工，认真抓好落实。

　　附件：加强生物遗传资源管理国家工作方案（2014—2020 年）

环境保护部

2014 年 12 月 24 日

加强生物遗传资源管理国家工作方案（2014—2020 年）

　　生物遗传资源是国家战略资源，是经济社会可持续发展的基础，也是国家生态安全和生态文明建设的重要物质保障。目前，生物遗传资源及相关传统知识的获取与惠益分享已成为国际谈判的热点和焦点问题。《生物多样性公约》与《名古屋议定书》要求各缔约方采取立法和相关政策措施，确保公正和公平地分享利用遗传资源及相关传统知识所带来的惠益。

　　我国是世界上生物遗传资源及相关传统知识最丰富的国家之一，同时也是遭受生物剽窃最为严重的国家之一。由于我国生物遗传资源方面的法律法规不够健全，监管能力不足，基础力量薄弱，保护意识缺乏，导致生物遗传资源及相关传统知识流失的形势十分严峻。

　　2010 年国务院批准发布《中国生物多样性保护战略与行动计划（2011—2030 年）》，将建立生物遗传资源获取与惠益分享制度作为战略任务和优先行动之一。为贯彻落实国务院领导批示精神，推动实施《中国生物多样性保护战略与行动计划》

以及履行国际公约，针对我国目前生物遗传资源保护和管理存在的薄弱环节，制定《加强生物遗传资源管理国家工作方案》。

一、指导思想

坚持科学发展观，推进生态文明建设。统筹国际国内两个大局，积极履行国际条约，维护国家利益。完善法律法规、健全体制机制，推进"自然资源用途管制制度"和"资源有偿使用制度"建设。统筹现有工作基础、条件以及现有支持生物多样性保护的资金渠道，坚持"谁保护，谁受益"的原则，以公正公平地分享惠益，促进生物遗传资源及相关传统知识有效保护与持续利用。

二、总体目标

至 2020 年，生物遗传资源及相关传统知识保护与利用状况基本查清，生物遗传资源基础信息国家平台和相关传统知识国家数字图书馆初步建立，生物遗传资源及相关传统知识法律法规和制度体系进一步建立健全，国家监管体系基本形成。

三、主要任务

任务 1：加强《名古屋议定书》后续谈判研究

主要内容：加强《名古屋议定书》后续谈判的国家策略研究，深入开展全球多边惠益分享机制、遵约机制、区域合作等方面的研究，积极筹划和开展履行议定书所涉及的国家行动。

负责部门：环境保护部、外交部、发展改革委、教育部、科技部、财政部、住房城乡建设部、农业部、商务部、卫生计生委、海关总署、工商总局、质检总局、食品药品监管总局、林业局、知识产权局、中科院、海洋局、中医药局等。

实施时间：2014—2020 年。

任务 2：建立生物遗传资源及相关传统知识获取与惠益分享国家检查点

主要内容：根据《名古屋议定书》有关规定，在专利申请、出版、科研立项、进出境等环节建立生物遗传资源及相关传统知识惠益分享国家检查点。在原有工作基础上，进一步完善生物遗传资源专利申请国家检查点，要求申请人披露生物遗传资源来源，对依赖生物遗传资源完成的发明创造所提出的专利申请依法审查。建立遗传资源相关传统知识国家检查点。研究建立生物遗传资源及相关传统知识科研立项国家检查点，对利用生物遗传资源及相关传统知识的科研项目，在项目申报立项和成果出版阶段，要求提供和披露所用生物遗传资源及相关传统知识来源。研究建立进出境生物遗传资源及相关传统知识查验国家检查点，要求生物遗传资源进出境申报者出具资源合法获取证明文件。

负责部门：知识产权局、科技部、教育部、海关总署、质检总局、新闻出版广电总局（版权局）、农业部、林业局、海洋局、中医药局、发展改革委、财政部、环境保护部、邮政局等。

实施时间：2014—2020 年。

任务 3：加强生物遗传资源进出境查验与检测能力建设

主要内容：建立和完善生物遗传资源进出境生物遗传资源查验和检验制度，制定生物遗传资源查验和检验技术标准和规范，研究生物遗传资源快速检测鉴定方法。加强查验和检验鉴定能力建设，构建生物遗传资源检验鉴定网络，建立生物遗传资源查验信息共享平台。加强查验、检验人员专业知识培训，提高查验、检验准确率和速率，特别是加大对邮寄和旅客携带出境等环节的查验和检验力度。

负责部门：质检总局、海关总署、环境保护部、林业局、发展改革委、财政部、科技部、商务部、中科院、安全部、邮政局、农业部等。

实施时间：2014—2020 年。

任务 4：建立健全生物遗传资源获取与惠益分享法律制度

主要内容：制定生物遗传资源获取与惠益分享管理法规，修订完善国内相关法律法规。建立获取生物遗传资源及相关传统知识的"事先知情同意程序"和登记、确权制度，建立证明遗传资源及相关传统知识合法来源的国际公认证书制度和"共同商定条件"下的惠益分享制度，制定示范合同，建立传统知识保护专门制度等。

负责部门：环境保护部、教育部、科技部、农业部、商务部、卫生计生委、海关总署、质检总局、林业局、知识产权局、中科院、海洋局、中医药局等。

实施时间：2014—2016 年。

任务 5：开展生物遗传资源及相关传统知识调查、编目与数据库建设

主要内容：调查各类生物遗传资源及相关传统知识利用状况。建立生物遗传资源相关传统知识分类体系，以少数民族传统知识及中医药传统知识为重点，开展生物遗传资源相关传统知识调查和编目。建立生物遗传资源及相关传统知识价值评价体系，制定评价方法及标准。建立生物遗传资源数据库和相关传统知识国家数字图书馆。

负责部门：环境保护部、财政部、农业部、林业局、教育部、科技部、住房城乡建设部、质检总局、海洋局、中医药局、知识产权局、中科院、文化部、国家民委等。

实施时间：2014—2020 年。

任务 6：建立生物遗传资源获取与惠益分享信息平台

主要内容：根据《生物多样性公约》和《名古屋议定书》要求，建立中国生物

遗传资源获取与惠益分享信息交换所。建立健全生物遗传资源及相关传统知识获取与惠益分享信息共享和交流的跨部门协作、协调机制，加大对破坏生物遗传资源违法犯罪行为的打击力度。

负责部门：环境保护部、发展改革委、教育部、科技部、国家民委、公安部、安全部、财政部、国土资源部、住房城乡建设部、水利部、农业部、商务部、卫生计生委、海关总署、工商总局、新闻出版广电总局（版权局）、质检总局、食品药品监管总局、林业局、知识产权局、中科院、海洋局、邮政局、中医药局、新华社、人民日报社、光明日报社。

实施时间：2014—2020 年。

任务 7：加强生物遗传资源保护宣传教育

主要内容：研究制定中国生物遗传资源保护宣传战略，利用报刊、广播、电影、电视、互联网、移动客户端和各类社会媒介广泛开展宣传教育，普及生物遗传资源保护知识，提高公众保护和参与意识。加强对科研院所和高等院校科研人员的宣传教育，提升合法开发利用生物遗传资源及相关传统知识的意识。

负责部门：环境保护部、中宣部、新华社、人民日报社、光明日报社、发展改革委、教育部、科技部、国家民委、公安部、安全部、财政部、国土资源部、住房城乡建设部、水利部、农业部、商务部、卫生计生委、海关总署、工商总局、质检总局、新闻出版广电总局（版权局）、食品药品监管总局、林业局、知识产权局、中科院、海洋局、邮政局、中医药局。

实施时间：2014—2020 年。

四、保障措施

中国生物多样性保护国家委员会负责工作方案的组织领导。环境保护部做好组织协调工作。国家委员会各成员单位和有关部门按照职责分工，根据实际需要制定相关领域工作方案，积极推动相关工作，并加强对地方相关工作的指导和支持。各部门密切配合、协调联动。各地按照国家的总体部署，认真做好实施工作。

中央有关部门和地方各级政府应加大投入力度，支持生物遗传资源及相关传统知识获取与惠益分享政策制度建设、基础研究和试点示范。充分发挥企业参与生物遗传资源保护的积极性，鼓励和引导企业等社会资金投入，拓宽渠道，整合资源，形成多层次、多元化的资金投入机制。

公共卫生防控救治能力建设方案（节选）

关于印发公共卫生防控救治能力建设方案的通知

发改社会〔2020〕735号

各省、自治区、直辖市及计划单列市、新疆生产建设兵团发展改革委、卫生健康委、中医药局：

为全面贯彻习近平总书记系列重要指示批示精神，落实党中央、国务院决策部署，聚焦新冠肺炎疫情暴露的公共卫生特别是重大疫情防控救治能力短板，调整优化医疗资源布局，提高平战结合能力，强化中西医结合，集中力量加强能力建设，补齐短板弱项，国家发展改革委、国家卫生健康委、国家中医药局制定了《公共卫生防控救治能力建设方案》（以下简称《建设方案》），现印发你们，请认真遵照执行。

请根据《建设方案》，在前期相关工作的基础上，抓紧建立项目储备库，推动地方做好项目建设前期工作，并预先做好投资安排建议方案的谋划。

国家发展改革委
国家卫生健康委
国家中医药局
2020 年 5 月 9 日

公共卫生防控救治能力建设方案（节选）

二、建设任务

（一）疾病预防控制体系现代化建设

建设内容

……

三是国家、省级疾控中心重点提升传染病检测"一锤定音"能力和突发传染病防控快速响应能力，推进中国疾控中心菌毒种库和相关实验室升级改造，支持省级疾控中心菌毒种库、生物安全三级（P3）实验室等建设，加强和完善国家突发急性传染病防控队伍装备配置。

"十四五"优质高效医疗卫生服务体系建设
实施方案（节选）

关于印发《"十四五"优质高效医疗卫生服务体系建设实施方案》的通知

发改社会〔2021〕893 号

各省、自治区、直辖市及计划单列市、新疆生产建设兵团发展改革委、卫生健康委、中医药局，北大荒农垦集团有限公司：

为落实《中华人民共和国国民经济和社会发展第十四个五年规划和 2035 年远景目标纲要》《"健康中国 2030"规划纲要》《中共中央、国务院关于促进中医药传承创新发展的意见》《国务院办公厅印发关于加快中医药特色发展若干政策措施的通知》等要求，加快构建强大公共卫生体系，推动优质医疗资源扩容和区域均衡布局，提高全方位全周期健康服务与保障能力，促进中医药传承创新，国家发展改革委、国家卫生健康委、国家中医药管理局和国家疾病预防控制局共同编制了《"十四五"优质高效医疗卫生服务体系建设实施方案》。现印发给你们，请认真遵照执行。

国家发展改革委
国家卫生健康委
国家中医药管理局
国家疾病预防控制局
2021 年 6 月 17 日

"十四五"优质高效医疗卫生服务体系建设实施方案（节选）

二、公共卫生防控救治能力提升工程

（一）现代化疾病预防控制体系建设

1．建设目标

加快推进疾病预防控制机构基础设施达标建设，与区域内各级各类医疗机构互联互通，满足新形势下突发公共卫生事件应对和重大疾病防控需要。

……

2．建设任务

一是加强中国疾病预防控制中心建设，升级改造国家菌毒种保藏中心和高级别生物安全实验室。二是依托高水平省级疾控中心建设若干国家区域公共卫生中心，加强业务用房、病原微生物资源保藏平台、重大疫情确证实验室、食品安全风险评估重点实验室、剧毒化学品和易制毒易制爆化学品库及其检测实验室、人才培训基地等建设，配备移动生物安全三级实验室，建设针对已消除或即将消除疾病的国家级防控技术储备中心。

……

生物资源管理要求

"十四五"生物经济发展规划（节选）

国家发展改革委关于印发《"十四五"生物经济发展规划》的通知

发改高技〔2021〕1850号

各省、自治区、直辖市及计划单列市人民政府，新疆生产建设兵团，国务院有关部委、有关直属机构：

经国务院批复同意，现将《"十四五"生物经济发展规划》印发给你们，请认真贯彻落实。

国家发展改革委
2021年12月20日

"十四五"生物经济发展规划（节选）

一、生物经济发展形势

当前，生命科学已成为前沿科学研究活跃领域，生物技术成为促进未来发展的有效力量。生物经济以生命科学和生物技术的发展进步为动力，以保护开发利用生物资源为基础，以广泛深度融合医药、健康、农业、林业、能源、环保、材料等产业为特征，正在勾勒人类社会未来发展的美好蓝图。

……

生物领域基础研究取得重要原创性突破，创新能力大幅提升。生物安全建设取得历史性成就，生物安全政策体系不断完善，积极应对生物安全重大风险，生物资源保护利用持续加强，为加快培育发展生物经济打下了坚实基础。

五、积极推进生物资源保护利用

强化生物资源保护和综合开发利用能力，提高制度化、规范化、信息化水平，为医药、农业、能源、环保等领域发展提供基础保障。

（十三）加大生物资源保护力度。

健全生物资源监管制度。提高生物资源监管层级，将生物资源作为国家战略资源进行监管。健全完善生物资源保护行政法规，强化生物资源采集、猎捕、品种选育、疫病防控等关键环节制度建设。规范生物资源跨境流转，加强知识产权保护，提升外来入侵物种、感染性物质监测防控水平，建立出入境特殊物品监管系统。

夯实生物资源保护技术基础。积极发展分子生物学、胚胎工程及低温生物学等保存技术，提升资源长期保存能力。

……

（十五）规范生物资源安全共享。

加强生物资源安全管理。强化生物资源安全监管，制定完善生物资源和人类遗传资源目录。完善生物资源数据库建设，加强对涉及国家利益、公共安全等重要生物资源的保护。规范生物资源分级分类应用原则。完善生物资源信息预警机制，及时掌握和动态分析自然灾害等突发事件对我国生物资源的影响，保障我国生物资源安全和动态稳定。

建立国家层面生物资源共享体系。推进生物资源受控共享和安全交换，推进生物资源在科学研究、工业生产、临床诊疗等领域的应用。建立统一的资源数字信息管理接口标准，实现跨地区、跨类型的资源数据集成及无缝连接，提高生物资源共享和生物数据高效利用能力。统筹实现我国生物数据资源统一汇交共享。

六、加快建设生物安全保障体系

生物安全关乎人民生命健康，关乎国家长治久安，关乎中华民族永续发展，是国家总体安全的重要组成部分，也是影响乃至重塑世界格局的重要力量。要深刻认识新形势下加强生物安全建设的重要性和紧迫性，贯彻总体国家安全观，贯彻落实生物安全法，统筹发展和安全，按照以人为本、风险预防、分类管理、协同配合的原则，加强国家生物安全风险防控和治理体系建设，提高国家生物安全保障能力，切实筑牢国家生物安全屏障。

（十六）完善基础保障体系建设。

……

集约化建设生物安全基础设施。加快建设生物信息、人类遗传资源保藏、菌（毒）种保藏、动植物遗传资源保藏等国家战略资源平台。……加强对国内病原微生物实验室生物安全的管理，严格执行有关标准规范，严格管理实验样本、实验动物、实验活动废弃物。加强对抗微生物药物使用和残留的管理。

生物资源管理要求

"十四五"国民健康规划（节选）

国务院办公厅关于印发"十四五"国民健康规划的通知

国办发〔2022〕11号

各省、自治区、直辖市人民政府，国务院各部委、各直属机构：

《"十四五"国民健康规划》已经国务院同意，现印发给你们，请认真贯彻执行。

国务院办公厅

2022年4月27日

"十四五"国民健康规划（节选）

九、强化国民健康支撑与保障

……

（三）加快卫生健康科技创新。推进医学科技创新体系的核心基地建设。新布局一批国家临床医学研究中心，形成覆盖全国的协同研究网络。加强疾病防控和公共卫生科研攻关体系与能力建设，汇聚力量协同开展重大传染病防控全链条研究。面向人民生命健康，开展卫生健康领域科技体制改革试点，启动卫生健康领域科技创新2030—重大项目、"十四五"重点研发计划等国家科技计划，实施"脑科学与类脑研究"等重大项目以及"常见多发病防治研究"、"生育健康及妇女儿童健康保障"等重点专项。健全涉及人的医学研究管理制度，规范生物医学新技术临床研究与转化应用管理。加快推广应用适合基层和边远地区的适宜医疗卫生技术。完善审批程序，加强实验室生物安全管理，强化运行评估和监管。完善高级别病原微生物实验室运行评价和保障体系，完善国家病原微生物菌（毒）种和实验细胞等可培养物保藏体系。

来源于人的生物样本库样本用于体外诊断试剂临床试验的指导原则

国家药监局器审中心关于发布基因测序仪临床评价注册审查指导原则等 3 项指导原则的通告（2022 年第 40 号）

为进一步指导基因测序仪等体外诊断产品临床评价，规范审评工作，国家药监局器审中心组织制定了《基因测序仪临床评价注册审查指导原则》《来源于人的生物样本库样本用于体外诊断试剂临床试验的指导原则》《微卫星不稳定性（MSI）检测试剂临床试验注册审查指导原则》等 3 项指导原则，现予发布。

特此通告。

附件：1. 基因测序仪临床评价注册审查指导原则
　　　2. 来源于人的生物样本库样本用于体外诊断试剂临床试验的指导原则
　　　3. 微卫星不稳定性（MSI）检测试剂临床试验注册审查指导原则

国家药品监督管理局
医疗器械技术审评中心
2022 年 11 月 22 日

来源于人的生物样本库样本用于体外诊断试剂临床试验的指导原则

本指导原则旨在明确来源于人的生物样本库（以下简称"生物样本库"）样本用于体外诊断试剂临床试验的相关要求，从而指导申办者的临床试验工作，也为技术审评部门对临床试验资料的技术审评提供参考。

本指导原则仅针对临床试验中生物样本库样本使用的相关问题进行讨论和规范，临床试验的设计、实施和报告等应符合相关法规、规章和规范性文件的要求。

本指导原则是在现行法规和标准体系以及当前认知水平下制定的，随着法规和标准的不断完善本指导原则相关内容也将适时进行调整。

一、适用范围

本指导原则适用于按照医疗器械管理的体外诊断试剂临床试验中，涉及到入组生物样本库样本的情形。

生物样本库是既往留存样本的来源之一，对于其他类似的情形，如适用，亦可参照本指导原则执行。

二、生物样本库样本用于体外诊断试剂临床试验的要求

体外诊断试剂临床试验中，原则上应在制定临床试验方案后，按照方案规定的入组 / 排除标准、受试者招募方式、样本采集方式等进行受试者入组并采集样本。这样的临床试验设计有助于确保受试人群能够代表目标人群的各种特征，从而对试验体外诊断试剂临床性能进行科学的评价，为证明试验体外诊断试剂安全有效、支持说明书宣称的预期用途提供充分证据。在某些特殊情况下，以上述方式入组足够数量的样本难以实现，可能使用既往留存样本集作为临床试验样本入组的补充方式（例如，某些稀有样本入组），或者既往留存样本入组不仅限于少数样本的补充、还会在临床试验样本中占有一定比例。规范化、标准化管理的生物样本库是其中可选择的样本来源之一。

纳入既往样本时需要充分考虑可能引入偏倚的因素，并进行严格的控制，保证临床试验结果尽量真实地反映试验体外诊断试剂在目标人群中的临床性能。对于经分析认为既往样本纳入时无法对可能发生的偏倚进行有效控制的，临床试验应严格按照预先设定的方案进行受试者入组和样本采集。

用于预测、预后、风险评估、疾病筛查等用途的体外诊断试剂，检测结果一般用于评价受试者未来的某种目标状态，亦可能需要进行受试者随访，一般情况下需要按照预先设定的临床试验方案进行受试者入组和样本采集；如纳入生物样本库样本需要有充分的证据证明试验设计的科学性和合理性，并特别注意避免引入偏倚。

（一）基本要求

生物样本库是可选择的既往留存样本集之一。生物样本库样本用于体外诊断试剂临床试验应满足以下基本要求：

1. 临床试验如允许纳入生物样本库样本应有充分的理由，并进行相应的偏倚控制。

2. 生物样本库中生物样本和相关数据的采集、保存和应用等应符合基本的伦理准则，保护受试者隐私，且不会给受试者带来额外的风险。

3. 生物样本库样本的管理和使用应符合《中华人民共和国生物安全法》《中华人民共和国人类遗传资源管理条例》等法律法规及相关部门规章的要求，且应进行规范化、标准化的管理，符合有关生物样本库质量和管理的国家、行业标准及技术规范要求，建立适当的质量管理体系，获得必要的样本保藏资质，应有定期的质量控制和质量检验。

4．生物样本库中的样本应具有拟开展临床试验所需的必要的受试者临床背景信息，剩余样本量满足临床试验需求；从样本库建立到临床试验开展期间，样本采集和储存技术以及疾病诊断标准、诊断方法等没有发生影响试验体外诊断试剂临床性能评价的实质性变化，导致不能入组该临床试验。

5．入组的生物样本库样本应尽量为原始样本，且样本类型符合临床试验方案要求，不建议采用人体生物样本的衍生物，例如：从人体生物样本中提取纯化的核酸等。

6．生物样本库只能作为样本入组的来源，相关临床试验仍应在具备相应条件且按照规定备案的医疗器械临床试验机构开展。需要从生物样本库入组样本时，原则上，样本来源应为本临床试验机构的生物样本库。

7．临床试验方案中应特别说明将允许入组生物样本库样本，相关方案经伦理委员会批准后方可实施。

（二）临床试验中偏倚的控制

生物样本库提供的是一个既定的样本集，根据生物样本库建立时样本选择和留存的目的，其中的样本可能具有某种既定特征，而这种特征可能不能完全代表临床试验预期目标人群的全部特征；生物样本库建立时，样本的可及性、获取的难易程度、与患者目标状态相关的其他因素等可能影响生物样本库样本对于临床试验预期目标人群的代表性；生物样本库样本的采集方式、处理方式、储存条件和时间等可能与临床试验要求不同；生物样本库建立与临床试验开展之间的时间间隔可能影响生物样本库样本以及相关数据对于临床试验的适用性。上述问题均应在临床试验偏倚的控制中予以考虑。

1．特殊情况下，临床试验需要纳入生物样本库样本，如果生物样本库样本仅用来补充某些稀有样本，不是临床试验主要的样本入组来源，这种情况下可能涉及如下问题需要考虑：

1.1 临床试验中，经过编盲后，试验操作者和结果判读者应不能区分样本是来自生物样本库的样本还是按照临床试验方案采集的样本。

1.2 生物样本库样本采集方式、处理方式、储存条件和时间等应符合临床试验要求。应特别考虑目标被测物可能的降解是否会影响临床性能评价。

1.3 临床试验中有关受试者目标状态的临床诊断结论等，可以引用生物样本库中的相关数据，但需要确认临床诊断与样本采集同步进行，以避免因疾病进程不同引入偏倚；对于临床试验中目标被测物的检测（包括试验体外诊断试剂和对比方法等）则建议在临床试验中同步进行，不建议引用生物样本库中既往的检测数据，以避免由于检测不同步、样本储存时间差异较大引入偏倚。

1.4 生物样本库样本的纳入可能导致具有罕见状况的受试者在临床试验受试人群中的比例显著高于在自然状态下目标人群总体中的比例，这个潜在偏倚应在统计分析中加以考虑。

2．如果生物样本库样本不止用于少数样本的补充，而是在临床试验中占有一定比例，则除上述问题以外，还需格外注意充分论证可能的受试者选择偏倚等问题：

2.1 应充分了解生物样本库建立的目的、样本接收范围等，确定受试人群是否能够代表临床试验目标人群的各种特征（而不仅仅是最典型的特征）。

2.2 一般的，临床试验受试者入组时应实现随机抽样的原则，从而使受试人群（抽样）对目标人群（总体）具有良好的代表性。如果临床试验需要纳入生物样本库样本，且样本量占有一定比例，则为了保证受试人群的代表性，生物样本库样本量应足够大，从而在一定程度上满足随机抽样的要求。涉及稀有样本入组时可根据临床试验目的综合考虑。

2.3 生物样本库建立后是否存在非随机的样本剔除或耗尽等，使得生物样本库的样本组成发生非随机的变化（例如与样本稳定性或受试者目标状态相关的样本库组成结构变化），导致临床试验目标人群的某些特征缺少代表性。

三、生物样本库样本用于体外诊断试剂临床试验的资料要求

体外诊断试剂临床试验中如纳入生物样本库样本，临床试验方案中应特别说明该情况，并列出样本入组的具体规定，包括：

1．入组标准、入组方式，样本质量要求，以及避免引入偏倚的措施；

2．样本运输和储存要求、数据传输方式和内容、记录保存要求等；

3．伦理考虑，包括知情同意、受试者隐私保护、受试者风险和权益保护等方面的考虑，应符合有关医疗卫生机构人类生物样本管理办法的要求。应提交伦理委员会同意按照相关方案开展临床试验的书面意见。

如生物样本库样本和相关数据的采集、保存和应用按照规定获得了相关受试者的知情同意，应按照法规要求提交知情同意书样本。

临床试验报告应针对方案中有关生物样本库样本入组和使用的相关要求陈述具体的实施情况，并对可能的偏倚进行分析。

必要时应提供生物样本库质量控制和质量检验的相关记录或文件。

四、其他

以上针对生物样本库样本用于体外诊断试剂临床试验可能涉及到的伦理、样本质量以及偏倚控制问题提出了原则性的建议和要求。如临床试验中涉及到其他特殊的情况，可能不能完全满足上述要求时，应在充分论证合理性的前提下，在临床试验方案中详述理由，并明确样本入组和试验操作方法，经伦理委员会批准后在临床试验中执行。临床试验全过程应符合《医疗器械临床试验质量管理规范》的相关要求。

生物资源管理要求

中国生物多样性保护战略与行动计划
（2011—2030 年）（节选）

关于印发《中国生物多样性保护战略与行动计划》（2011—2030 年）的通知

各省、自治区、直辖市人民政府，新疆生产建设兵团，中宣部，外交部，发展改革委，教育部，科技部，公安部，财政部，国土资源部，住房城乡建设部，水利部，农业部，商务部，卫生部，海关总署，工商总局，质检总局，广电总局，林业局，知识产权局，新华社，中科院，海洋局，食品药品监管局，中医药局，人民日报社，光明日报社：

《中国生物多样性保护战略与行动计划》（2011—2030 年）已经国务院常务会议第 126 次会议审议通过，现印发给你们，请认真贯彻落实。

附件：《中国生物多样性保护战略与行动计划》（2011—2030 年）

二○一○年九月十七日

附件：中国生物多样性保护战略与行动计划

（2011—2030 年）（节选）

目 录

前 言

一、我国生物多样性现状

（一）概况

（二）生物多样性受威胁现状

二、生物多样性保护工作的成效、问题与挑战

（一）行动计划的实施情况

（二）生物多样性保护成效

（三）生物多样性保护面临的问题与挑战

三、生物多样性保护战略

（一）指导思想

（二）基本原则

（三）战略目标

（四）战略任务

四、生物多样性保护优先区域

（一）内陆陆地和水域生物多样性保护优先区域

（二）海洋与海岸生物多样性保护优先区域

五、生物多样性保护优先领域与行动

优先领域一：完善生物多样性保护与可持续利用的政策与法律体系

优先领域二：将生物多样性保护纳入部门和区域规划，促进持续利用

优先领域三：开展生物多样性调查、评估与监测

优先领域四：加强生物多样性就地保护

优先领域五：科学开展生物多样性迁地保护

优先领域六：促进生物遗传资源及相关传统知识的合理利用与惠益共享

优先领域七：加强外来入侵物种和转基因生物安全管理

优先领域八：提高应对气候变化能力

优先领域九：加强生物多样性领域科学研究和人才培养

优先领域十：建立生物多样性保护公众参与机制与伙伴关系

六、保障措施

（一）加强组织领导

（二）落实配套政策

（三）提高实施能力

（四）加大资金投入

（五）加强国际交流与合作

附录：生物多样性保护优先项目

生物资源管理要求

前　言

"生物多样性"是生物（动物、植物、微生物）与环境形成的生态复合体以及与此相关的各种生态过程的总和，包括生态系统、物种和基因三个层次。生物多样性是人类赖以生存的条件，是经济社会可持续发展的基础，是生态安全和粮食安全的保障。

《生物多样性公约》（以下简称"公约"）规定，每一缔约国要根据国情，制定

并及时更新国家战略、计划或方案。1994 年 6 月，经国务院环境保护委员会同意，原国家环境保护局会同相关部门发布了《中国生物多样性保护行动计划》（以下简称"行动计划"）。目前，该行动计划确定的七大目标已基本实现，26 项优先行动大部分已完成，行动计划的实施有力地促进了我国生物多样性保护工作的开展。

近年来，随着转基因生物安全、外来物种入侵、生物遗传资源获取与惠益共享等问题的出现，生物多样性保护日益受到国际社会的高度重视。目前，我国生物多样性下降的总体趋势尚未得到有效遏制，资源过度利用、工程建设以及气候变化严重影响着物种生存和生物资源的可持续利用，生物物种资源流失严重的形势没有得到根本改变。

为落实公约的相关规定，进一步加强我国的生物多样性保护工作，有效应对我国生物多样性保护面临的新问题、新挑战，环境保护部会同 20 多个部门和单位编制了《中国生物多样性保护战略与行动计划》（2011—2030 年），提出了我国未来 20 年生物多样性保护总体目标、战略任务和优先行动。

……

二、生物多样性保护工作的成效、问题与挑战

……

（三）生物多样性保护面临的问题与挑战

1．生物多样性保护存在的主要问题。生物多样性保护法律和政策体系尚不完善，生物物种资源家底不清，调查和编目任务繁重，生物多样性监测和预警体系尚未建立，生物多样性投入不足，管护水平有待提高，基础科研能力较弱，应对生物多样性保护新问题的能力不足，全社会生物多样性保护意识尚需进一步提高。

2．生物多样性保护面临的压力与挑战。城镇化、工业化加速使物种栖息地受到威胁，生态系统承受的压力增加。生物资源过度利用和无序开发对生物多样性的影响加剧。环境污染对水生和河岸生物多样性及物种栖息地造成影响。外来入侵物种和转基因生物的环境释放增加了生物安全的压力。生物燃料的生产对生物多样性保护形成新的威胁。气候变化对生物多样性的影响有待评估。

三、生物多样性保护战略

（一）指导思想

深入贯彻落实科学发展观，统筹生物多样性保护与经济社会发展，以实现保护和可持续利用生物多样性、公平合理分享利用遗传资源产生的惠益为目标，加强生物多样性保护体制与机制建设，强化生态系统、生物物种和遗传资源保护能力，提高公众保护与参与意识，推动生态文明建设，促进人与自然和谐。

（二）基本原则

——保护优先。在经济社会发展中优先考虑生物多样性保护，采取积极措施，对重要生态系统、生物物种及遗传资源实施有效保护，保障生态安全。

——持续利用。禁止掠夺性开发生物资源，促进生物资源可持续利用技术的研发与推广，科学、合理和有序地利用生物资源。

——公众参与。加强生物多样性保护宣传教育，积极引导社会团体和基层群众的广泛参与，强化信息公开和舆论监督，建立全社会共同参与生物多样性保护的有效机制。

——惠益共享。推动建立生物遗传资源及相关传统知识的获取与惠益共享制度，公平、公正分享其产生的经济效益。

（三）战略目标

1．近期目标。到 2015 年，力争使重点区域生物多样性下降的趋势得到有效遏制。完成 8-10 个生物多样性保护优先区域的本底调查与评估，并实施有效监控。加强就地保护，陆地自然保护区总面积占陆地国土面积的比例维持在 15% 左右，使90% 的国家重点保护物种和典型生态系统类型得到保护。合理开展迁地保护，使80% 以上的就地保护能力不足和野外现存种群量极小的受威胁物种得到有效保护。初步建立生物多样性监测、评估与预警体系、生物物种资源出入境管理制度以及生物遗传资源获取与惠益共享制度。

2．中期目标。到 2020 年，努力使生物多样性的丧失与流失得到基本控制。生物多样性保护优先区域的本底调查与评估全面完成，并实施有效监控。基本建成布局合理、功能完善的自然保护区体系，国家级自然保护区功能稳定，主要保护对象得到有效保护。生物多样性监测、评估与预警体系、生物物种资源出入境管理制度以及生物遗传资源获取与惠益共享制度得到完善。

3．远景目标。到 2030 年，使生物多样性得到切实保护。各类保护区域数量和面积达到合理水平，生态系统、物种和遗传多样性得到有效保护。形成完善的生物多样性保护政策法律体系和生物资源可持续利用机制，保护生物多样性成为公众的自觉行动。

（四）战略任务

1．完善生物多样性保护相关政策、法规和制度。探索促进生物资源保护与可持续利用的激励政策。研究制订加强生物遗传资源获取与惠益共享、传统知识保护、生物安全和外来入侵物种等管理的法规、制度。完善生物多样性保护和生物资源管理协作机制，充分发挥中国履行《生物多样性公约》工作协调组和生物物种资

生物资源管理要求

源保护部际联席会议的作用。

2．推动生物多样性保护纳入相关规划。将生物多样性保护内容纳入国民经济和社会发展规划和部门规划，推动各地分别编制生物多样性保护战略与行动计划。建立相关规划、计划实施的评估监督机制，促进其有效实施。

3．加强生物多样性保护能力建设。加强生物多样性保护基础建设，开展生物多样性本底调查与编目。加强生物多样性保护科研能力建设，完善学科与专业设置，加强专业人才培养。开展生物多样性保护与利用技术方法的创新研究。进一步加强生物多样性监测能力建设，提高生物多样性预警和管理水平。加强生物物种资源出入境查验能力建设，研究制定查验技术标准，配备急需的查验设备。

4．强化生物多样性就地保护，合理开展迁地保护。坚持以就地保护为主，迁地保护为辅，两者相互补充。加强生物遗传资源库建设。

5．促进生物资源可持续开发利用。把发展生物技术与促进生物资源可持续利用相结合，加强对生物资源的发掘、整理、检测、筛选和性状评价，筛选优良生物遗传基因，推进相关生物技术在农业、林业、生物医药和环保等领域的应用，鼓励自主创新，提高知识产权保护能力。

6．推进生物遗传资源及相关传统知识惠益共享。借鉴国际先进经验，开展试点示范，加强生物遗传资源价值评估与管理制度研究，抢救性保护和传承相关传统知识，完善传统知识保护制度，探索建立生物遗传资源及传统知识获取与惠益共享制度，协调生物遗传资源及相关传统知识保护、开发和利用的利益关系，确保各方利益。

7．提高应对生物多样性新威胁和新挑战的能力。建立病源和疫源微生物监测预警体系，提高应急处置能力，保障人畜健康。

8．提高公众参与意识，加强国际合作与交流。开展多种形式的生物多样性保护宣传教育活动，引导公众积极参与生物多样性保护，加强学校的生物多样性科普教育。建立和完善生物多样性保护公众监督、举报制度，完善公众参与机制。建立生物多样性保护伙伴关系，广泛调动国内外利益相关方参与生物多样性保护的积极性，充分发挥民间公益性组织和慈善机构的作用，共同推进生物多样性保护和可持续利用。强化公约履行，积极参与相关国际规则的制定。进一步深化国际交流与合作，引进国外先进技术和经验。

……

五、生物多样性保护优先领域与行动

根据总体目标和战略任务，综合确定我国生物多样性保护的 10 个优先领域及

30 个优先行动。

优先领域一：完善生物多样性保护与可持续利用的政策与法律体系

行动 1 制定促进生物多样性保护和可持续利用政策

（1）建立、完善与促进生物多样性保护与可持续利用相关的价格、税收、信贷、贸易、土地利用和政府采购政策体系，对生物多样性保护与可持续利用项目给予价格、信贷、税收优惠。

……

（3）制定鼓励循环利用生物资源的激励政策，对开发生物资源替代品技术给予政策支持。

行动 2 完善生物多样性保护与可持续利用的法律体系

（1）全面梳理现有法律、法规中有关生物多样性保护的内容，调整不同法律法规之间的冲突和不一致的内容，提高法律、法规的系统性和协调性。

（2）研究制定自然保护区管理、湿地保护、遗传资源管理和生物多样性影响评估等法律法规，研究修订森林法、野生植物保护条例和城市绿化条例。

……

（4）加强国家和地方有关生物多样性法律法规的执法体系建设。

行动 3 建立健全生物多样性保护和管理机构，完善跨部门协调机制

（1）建立健全相关部门的生物多样性管理机构和地方政府生物多样性管理协调机制，加强基层保护和管理机构的能力建设。

（2）评估现有"中国履行《生物多样性公约》工作协调组"和"生物物种资源保护部际联席会议制度"的有效性，加强其协调与决策能力。

（3）加强国家和地方管理机构之间的沟通和协调。

（4）建立打击破坏生物多样性违法行为的跨部门协作机制。

优先领域二：将生物多样性保护纳入部门和区域规划，促进持续利用

行动 4 将生物多样性保护纳入部门和区域规划、计划

（1）林业、农业、建设、水利、海洋、中医药等生物资源主管部门制定本部门生物多样性保护战略与行动计划。

（2）在科技、教育、商务、国土资源、水利、能源、旅游、交通运输、宣传、扶贫等相关部门的规划、计划中体现生物多样性保护要求。

（3）各省级政府制定本地区生物多样性保护战略与行动计划。

（4）制定流域生物多样性保护战略与行动计划。

（5）建立规划、计划实施的评估监督机制，促进其有效实施。

生物资源管理要求

行动 5 保障生物多样性的可持续利用

（1）开展生物多样性影响评价试点，对已完成的大型建设项目开展生物多样性保护措施有效性的后评估。

……

优先领域三：开展生物多样性调查、评估与监测

行动 7 开展生物物种资源和生态系统本底调查

（2）针对重点地区和重点物种类型开展重点物种资源调查。

（3）建立国家和地方物种本底资源编目数据库。

……

（6）建设国家生物多样性信息管理系统。

行动 8 开展生物遗传资源和相关传统知识的调查编目

（1）以边远地区和少数民族地区为重点，开展地方农作物和畜禽品种资源及野生食用、药用动植物和菌种资源的调查和收集整理，并存入国家种质资源库。

（2）重点调查重要林木、野生花卉、药用生物和水生生物等种质资源，进行资源收集保存、编目和数据库建设。

（3）调查少数民族地区与生物遗传资源相关的传统知识、创新和实践，建立数据库，开展惠益共享的研究与示范。

行动 9 开展生物多样性监测和预警

（1）建立生态系统和物种资源的监测标准体系，推进生物多样性监测工作的标准化和规范化。

（2）加大生态系统和不同生物类群监测的现代化设备、设施的研制和建设力度。

（3）依托现有的生物多样性监测力量，构建生物多样性监测网络体系，开展系统性监测，实现数据共享。

（4）开发生物多样性预测预警模型，建立预警技术体系和应急响应机制，实现长期、动态监控。

行动 10 促进和协调生物遗传资源信息化建设

（1）整理各类生物遗传资源信息，建立和完善生物遗传资源数据库和信息系统。

（2）制定部门间统一协调的生物多样性数据管理计划，构建生物遗传资源信息共享体系。

行动 11 开展生物多样性综合评估

（1）开发生态系统服务功能、物种资源经济价值评估体系，开展生物多样性经济价值评估的试点示范。

……

优先领域五：科学开展生物多样性迁地保护

……

行动 18 建立和完善生物遗传资源保存体系

……

（7）加强微生物资源的收集、保护、保藏的能力建设，建立国家微生物资源库及共享体系。

（8）完善各类生物遗传资源保存体系的管理制度和措施，规范生物遗传资源获取利用活动。

……

（10）利用各种多边和双边机制，积极开展生物遗传资源保存方面的国际交流。

优先领域六：促进生物遗传资源及相关传统知识的合理利用与惠益共享

行动 20 加强生物遗传资源的开发利用与创新研究

……

（6）发展能够体现微生物资源特性的检测或筛选技术，有计划地采集、分离、保存、评估和利用微生物菌种及菌株。

（7）实施生物产业专项工程，鼓励生物技术研究创新和知识产权保护，实现生物产业关键技术和重要产品研制的新突破。

……

行动 21 建立生物遗传资源及相关传统知识保护、获取和惠益共享的制度和机制

（1）制定有关生物遗传资源及相关传统知识获取与惠益共享的政策和制度。

（2）完善专利申请中生物遗传资源来源披露制度，建立获取生物遗传资源及相关传统知识的"共同商定条件"和"事先知情同意"程序，保障生物物种出入境查验的有效性。

（3）建立生物遗传资源获取与惠益共享的管理机制、管理机构及技术支撑体系，建立相关的信息交换机制。

行动 22 建立生物遗传资源出入境查验和检验体系

（1）建立生物遗传资源出入境查验和检验制度，做好国内管理与出入境执法的衔接，制定有效的惩处措施，加强出入境监管。

（2）制定生物遗传资源出入境管理名录。加强海关和检验检疫机构人员专业知识培训，提高查验和检测准确度。

（3）研究生物遗传资源快速检测鉴定方法，在旅客和国际邮件出入境重点口岸

配备先进的查验和检测设备，建立和完善相关实验室。

（4）通过多种形式的宣传教育，提高出境旅客，特别是科研人员和涉外工作人员保护生物遗传资源的意识。

优先领域七：加强外来入侵物种和转基因生物安全管理

行动 23 提高对外来入侵物种的早期预警、应急与监测能力

……

（5）加强有害病原微生物及动物疫源疫病监测预警体系建设，从源头控制其发生和蔓延。

（6）加强环保领域使用的微生物菌剂进出口管理能力建设，对养殖业使用的微生物实施规范化管理和长期跟踪监测。

……

优先领域九：加强生物多样性保护领域科学研究和人才培养

行动 27 加强生物多样性保护领域的科学研究

（1）加强生物多样性保护新理论、新技术和新方法的研究，加大对生物分类等基础学科的支持力度。

（2）加强生物多样性基础科研条件建设，合理配置和使用科研资源与设备，增强实验室的研究开发能力。

（3）推广成熟的研究成果和技术，促进成果共享。

行动 28 加强生物多样性保护领域的人才培养

（1）采取措施，吸引优秀科技人才从事生物多样性保护研究。

（2）发挥高等院校专业教育的优势，加强生物多样性专业教育和人才培养。

（3）加强培训，提高专业人员和管理人员技术水平和决策水平，培养科技创新人才。

……

附录：

生物多样性保护优先项目

项目 3：修改和完善生物多样性保护相关法律法规

内容：健全我国生物多样性保护法律体系，对包括《生物多样性公约》在内的相关公约、议定书的国际谈判进程、发展趋势以及其他国家采取的相应对策进行研究。系统梳理国内现行法律法规中有关生物多样性保护的内容，根据管理工作需求，提出修改和完善生物多样性保护法律法规的建议。项目为期 5 年。

项目 4：建立生物遗传资源获取与惠益共享制度

内容：开展国家生物遗传资源获取与惠益共享制度研究，制定相关法规和管理制度，并开展试点示范。项目为期 10 年。

项目 12：生物多样性监测网络建设与示范工程

内容：开发针对不同生态系统、物种和遗传资源的监测技术，研究制定生物多样性监测标准体系。依托现有的监测力量，提出全国生物多样性监测网络体系建设规范，并开展试点示范。项目为期 10 年。

项目 15：传染性动物疫源疫病对生物多样性的影响评估

内容：在全国范围内开展传染性动物疫源疫病本底调查，摸清传染性动物疫源疫病现状、空间分布及发展趋势。建立疫源疫病信息数据库，进一步分析疫源疫病分布与生物多样性的关系，并评估其对生物多样性的影响。项目为期 10 年。

项目 16：全国生物多样性信息管理系统建设

内容：对国内现有生物多样性数据库进行系统整理，根据生态系统、物种、遗传资源、就地保护、迁地保护、生物标本、法规政策等内容，分层次、分类型建立数据库，研究提出生物多样性信息共享机制，逐步形成全国生物多样性信息管理系统。项目为期 5 年。

项目 25：生物物种资源迁地保护体系建设

内容：开展动物、植物、微生物和水生生物（包括海洋生物）等迁地保护物种的调查、整理、收集和编目工作，合理规划迁地保护设施的数量、分布及规模，建立数据库和动态监测系统，构建迁地保护生物物种资源体系。全面保护和利用迁地保护的重要生物物种资源，加强其物种基因库的功能。项目为期 10 年。

项目 32：生物物种资源查验技术体系和平台建设

内容：研究制定生物物种资源查验技术标准和规范，建立国家级物种查验研究中心和口岸物种资源检验鉴定重点实验室，搭建物种查验技术网络体系，建立生物物种资源查验信息共享平台。项目为期 5 年。

项目 33：生物物种资源出入境监管体系建设

内容：研究制定生物物种资源输出和引入的风险评估、许可制度以及出入境查验管理措施。以各类保护物种目录为基础，研究确定出入境查验对象和要求，建立生物物种资源出入境监管体系。项目为期 5 年。

项目 34：外来入侵物种监测预警及应急系统建设

内容：研究外来入侵物种危害机理，提出有效的监测预警机制和应急防治技术，建立外来入侵物种监测预警及应急中心与野外监测台站，形成全国性的监测预警及应急系统。项目为期 5 年。

关于加强对外合作与交流中生物遗传资源利用与惠益分享管理的通知

各省、自治区、直辖市环境保护厅（局）、教育厅（教委）、科技厅（委、局）、农业（农村、农村经济）、畜牧、渔业厅（委、局、办）、林业厅（局），教育部、农业部、林业局各直属单位及各共建高等学校，中国科学院院属各单位，新疆生产建设兵团环境保护局、教育局、科技局、农业局、林业局，各有关单位：

近年来，我国与生物遗传资源相关的对外合作与交流日趋活跃，成果丰硕。但同时，由于法规制度不健全和保护意识不强，对外合作与交流中出现的生物遗传资源流失问题还很突出，致使国家利益遭受损害。为加强对外合作与交流中生物遗传资源管理，促进惠益分享，现就有关问题通知如下：

一、充分认识加强生物遗传资源保护和管理的重要性

生物遗传资源是指具有实际或潜在价值的动植物和微生物种以及种以下的分类单位及其含有生物遗传功能的材料、衍生物及其产生的信息资料（不包括人类遗传资源）。生物遗传资源是经济社会可持续发展的战略资源，也是现代生物产业发展的基础，具有巨大的科研价值和商业开发价值，已经成为各国研究机构和商业公司争夺的重要资源。我国生物遗传资源虽然丰富，但流失现象严重。由于缺乏保护意识，我国一些科研机构、高等学校的科研人员在对外合作与交流中，将我国重要生物遗传资源作为实验材料提供给境外机构、境外机构在我国境内的分支机构或个人，造成我国特有和具有重要科研和经济价值的生物遗传资源大量流失，而我国并未公平地从中分享相关惠益，不利于我国生物技术和生物产业健康、持续、快速发展。各单位要充分认识生物遗传资源作为国家战略资源的重要性及其保护的迫切性，采取有力措施，制定和完善生物遗传资源身份登记和利用管理制度，规范生物遗传资源的采集、利用和对外输出行为，保障我国在生物遗传资源对外合作与交流中的正当权益；要通过宣传教育，加强单位和个人的遵章守法意识和保护生物遗传资源的责任感，并定期开展自查。环境保护部、教育部、科技部、农业部、林业局和中科院将开展联合检查，以典型案例深入开展警示教育。

二、加强对外合作与交流项目的立项管理

对外提供生物遗传资源的，应在项目合同中披露生物遗传资源的来源、研究目的、应用前景等信息，强化知识产权共有、技术转让以及其他体现国家利益的惠益分享安排，明确向第三方转让的限制条件及惠益分享要求，确保生物遗传资源的提供方和合作开发方之间能够公平公正地分享研发成果。各高等学校和科研单位要加强对外合作与交流项目的管理，指定专门机构或人员负责生物遗传资源的获取与惠益分享事宜，定期向上一级生物遗传资源主管部门报告，生物遗传资源主管部门应将有关资料抄送环境保护主管部门。涉及我国列入保护名录的、可能是新物种和新变种的或具有重要价值的生物遗传资源对外合作与交流项目，要严格按照有关法律法规的规定，取得相关主管部门的批准，相关主管部门应将有关资料抄送环境保护主管部门备案。

三、强化对外合作与交流项目实施的监督管理

各单位要加强项目实施期间的监督和管理，涉及我国生物遗传资源的对外合作与交流应有我方相关单位和科研人员的充分参与，原则上要在我国境内从事研究工作；确需在境外开展研究的，要与境外合作方签订生物遗传资源输出与惠益分享协议，报上一级生物遗传资源主管部门批准，生物遗传资源主管部门应将相关资料抄送环境保护主管部门。各单位要规范生物遗传资源原生境获取活动，严格禁止境外机构和个人在原生境采集或收购生物遗传资源；境外机构和个人在生物遗传资源原生境开展野外考察的，需获得有关主管部门的批准。各单位要加强对各类生物遗传资源收集保存设施（如植物园、动物园、树木园、种质资源库、标本馆等）的管理，建立严格制度，规范境外机构和个人的获取行为，定期向上一级生物遗传资源主管部门报告，生物遗传资源主管部门应将有关资料抄送环境保护主管部门。对外提供原生境获取的非活体标本、流行性疾病样本以及用于展览等科学普及目的的生物遗传资源，在遵守国家相关法律法规前提下，可研究采取简化程序和措施。

四、加强对外合作与交流项目成果的跟踪监测和管理

各单位要完善项目成果登记查验制度，跟踪监测涉及我国生物遗传资源研究成果的知识产权情况和后续研发情况，确保获取和惠益分享安排得到切实履行。依赖我国生物遗传资源完成的发明创造在申请知识产权保护时，应披露生物遗传资源的直接来源和原始来源，并强化知识产权共享和技术转让。鼓励优先申请国内知识产权保护，申请国外知识产权保护时，应当依法请求国务院相关主管部门进行保密审查。科研成果的发表也应披露所涉及我国生物遗传资源的直接来源和原始来源。

五、规范对外合作与交流中生物遗传资源的输出行为

携带和寄递珍稀、濒危、特有、可能是新物种和新变种的或具有重要价值的生物遗传资源出境，应符合国家有关法律要求，获得相关主管部门批准，相关主管部门应定期将有关资料抄送环境保护主管部门。各单位要建立对外提供生物遗传资源

的登记和查验制度，详细记录出境生物遗传资源相关重要数据、资料和信息，包括来源、种类、数量、用途、提供者、接受者、目的地、惠益分享安排等，以备上一级生物遗传资源主管部门核查。各生物遗传资源主管部门要采取积极有效的事后监管措施，建立生物遗传资源违规输出行为的曝光、披露以及责任追究机制，对违规输出行为要及时查处，公开曝光，从严追究相关责任人及单位的责任，并向社会披露查处情况；建立生物遗传资源利用的信用评级机制，拟定违规输出行为责任人黑名单，制定奖惩措施。

六、加强部门协调和基础能力建设

建立和完善工作机制，加强相关部门之间的沟通和配合。加大资金投入力度，保障生物遗传资源保护与管理工作的开展。各部门和单位要采取积极措施，切实加强专业和管理人才队伍建设。加大生物遗传资源保护与管理支撑技术的研究和开发力度，加快研制生物遗传资源出境快速、远程查验技术；逐步建立生物遗传资源科学鉴定制度；建立生物遗传资源利用和惠益分享数据库及信息平台，实现信息共享，提高科学管理水平。加强宣传和培训，提高公众意识。

环境保护部

教育部

科技部

农业部

林业局

中科院

2014 年 10 月 28 日

抄送：国务院办公厅。

环境保护部办公厅

2014 年 10 月 30 日印发

涉及人的生命科学和医学研究伦理审查办法

关于印发涉及人的生命科学和医学研究伦理审查办法的通知

国卫科教发〔2023〕4号

各省、自治区、直辖市人民政府，国务院各部委、各直属机构，中国科学技术协会：

《涉及人的生命科学和医学研究伦理审查办法》已经国家科技伦理委员会审议通过。经国务院同意，现印发给你们，请结合工作实际，认真组织实施。

国家卫生健康委　教育部

科技部　国家中医药局

2023年2月18日

涉及人的生命科学和医学研究伦理审查办法

第一章　总　则

第一条　为保护人的生命和健康，维护人格尊严，尊重和保护研究参与者的合法权益，促进生命科学和医学研究健康发展，规范涉及人的生命科学和医学研究伦理审查工作，依据《中华人民共和国民法典》《中华人民共和国基本医疗卫生与健康促进法》《中华人民共和国科学技术进步法》《中华人民共和国生物安全法》《中华人民共和国人类遗传资源管理条例》等，制定本办法。

第二条　本办法适用于在中华人民共和国境内的医疗卫生机构、高等学校、科研院所等开展涉及人的生命科学和医学研究伦理审查工作。

第三条　本办法所称涉及人的生命科学和医学研究是指以人为受试者或者使用人（统称研究参与者）的生物样本、信息数据（包括健康记录、行为等）开展的以下研究活动：

（一）采用物理学、化学、生物学、中医药学等方法对人的生殖、生长、发育、衰老等进行研究的活动；

（二）采用物理学、化学、生物学、中医药学、心理学等方法对人的生理、心理行为、病理现象、疾病病因和发病机制，以及疾病的预防、诊断、治疗和康复等进行研究的活动；

（三）采用新技术或者新产品在人体上进行试验研究的活动；

（四）采用流行病学、社会学、心理学等方法收集、记录、使用、报告或者储存有关人的涉及生命科学和医学问题的生物样本、信息数据（包括健康记录、行为等）等科学研究资料的活动。

第四条 伦理审查工作及相关人员应当遵守中华人民共和国宪法、法律和有关法规。涉及人的生命科学和医学研究应当尊重研究参与者，遵循有益、不伤害、公正的原则，保护隐私权及个人信息。

第二章 伦理审查委员会

第五条 开展涉及人的生命科学和医学研究的二级以上医疗机构和设区的市级以上卫生机构（包括疾病预防控制、妇幼保健、采供血机构等）、高等学校、科研院所等机构是伦理审查工作的管理责任主体，应当设立伦理审查委员会，开展涉及人的生命科学和医学研究伦理审查，定期对从事涉及人的生命科学和医学研究的科研人员、学生、科研管理人员等相关人员进行生命伦理教育和培训。

第六条 机构应当采取有效措施、提供资源确保伦理审查委员会工作的独立性。

第七条 伦理审查委员会对涉及人的生命科学和医学研究进行伦理审查，包括初始审查和跟踪审查；受理研究参与者的投诉并协调处理，确保研究不会将研究参与者置于不合理的风险之中；组织开展相关伦理审查培训，提供伦理咨询。

第八条 伦理审查委员会的委员应当从生命科学、医学、生命伦理学、法学等领域的专家和非本机构的社会人士中遴选产生，人数不得少于 7 人，并且应当有不同性别的委员，民族地区应当考虑少数民族委员。

伦理审查委员会委员应当具备相应的伦理审查能力，定期接受生命科学和研究伦理知识及相关法律法规知识培训。

必要时，伦理审查委员会可以聘请独立顾问，对所审查研究的特定问题提供专业咨询意见。独立顾问不参与表决，不得存在利益冲突。

第九条 伦理审查委员会委员任期不超过 5 年，可以连任。伦理审查委员会设主任委员 1 人，副主任委员若干人，由伦理审查委员会委员协商推举或者选举产生，由机构任命。

第十条　伦理审查委员会委员、独立顾问及其工作人员应当签署保密协议，承诺对伦理审查工作中获知的敏感信息履行保密义务。

第十一条　伦理审查委员会应当接受所在机构的管理和研究参与者的监督。

第十二条　伦理审查委员会应当建立伦理审查工作制度、标准操作规程，健全利益冲突管理机制和伦理审查质量控制机制，保证伦理审查过程独立、客观、公正。

伦理审查委员会应预先制定疫情暴发等突发事件紧急情况下的伦理审查制度，明确审查时限。

第十三条　机构应当在伦理审查委员会设立之日起 3 个月内进行备案，并在国家医学研究登记备案信息系统上传信息。医疗卫生机构向本机构的执业登记机关备案。其他机构按行政隶属关系向上级主管部门备案。伦理审查委员会应当于每年 3 月 31 日前向备案机关提交上一年度伦理审查委员会工作报告。

伦理审查委员会备案材料包括：

（一）人员组成名单和委员工作简历；

（二）伦理审查委员会章程；

（三）工作制度或者相关工作规程；

（四）备案机关要求提供的其他相关材料。

以上信息发生变化时，机构应当及时向备案机关更新信息。

第十四条　机构开展涉及人的生命科学和医学研究未设立伦理审查委员会或者伦理审查委员会无法胜任审查需要的，机构可以书面形式委托有能力的机构伦理审查委员会或者区域伦理审查委员会开展伦理审查。受委托的伦理审查委员会应当对审查的研究进行跟踪审查。医疗卫生机构应当委托不低于其等级的医疗卫生机构的伦理审查委员会或者区域伦理审查委员会开展伦理审查。

省级卫生健康主管部门会同有关部门制定区域伦理审查委员会的建设和管理办法。区域伦理审查委员会向省级卫生健康主管部门备案，并在国家医学研究登记备案信息系统上传信息。

第三章　伦理审查

第十五条　伦理审查一般采取伦理审查委员会会议审查的方式。

第十六条　伦理审查委员会应当要求研究者提供审查所需材料，并在受理后 30 天内开展伦理审查并出具审查意见。

情况紧急的，应当及时开展伦理审查。在疫情暴发等突发事件紧急情况下，一般在 72 小时内开展伦理审查、出具审查意见，并不得降低伦理审查的要求和质量。

第十七条 涉及人的生命科学和医学研究应当具有科学价值和社会价值，不得违反国家相关法律法规，遵循国际公认的伦理准则，不得损害公共利益，并符合以下基本要求：

（一）控制风险。研究的科学和社会利益不得超越对研究参与者人身安全与健康权益的考虑。研究风险受益比应当合理，使研究参与者可能受到的风险最小化；

（二）知情同意。尊重和保障研究参与者或者研究参与者监护人的知情权和参加研究的自主决定权，严格履行知情同意程序，不允许使用欺骗、利诱、胁迫等手段使研究参与者或者研究参与者监护人同意参加研究，允许研究参与者或者研究参与者监护人在任何阶段无条件退出研究；

（三）公平公正。应当公平、合理地选择研究参与者，入选与排除标准具有明确的科学依据，公平合理分配研究受益、风险和负担；

（四）免费和补偿、赔偿。对研究参与者参加研究不得收取任何研究相关的费用，对于研究参与者在研究过程中因参与研究支出的合理费用应当给予适当补偿。研究参与者受到研究相关损害时，应当得到及时、免费的治疗，并依据法律法规及双方约定得到补偿或者赔偿；

（五）保护隐私权及个人信息。切实保护研究参与者的隐私权，如实将研究参与者个人信息的收集、储存、使用及保密措施情况告知研究参与者并得到许可，未经研究参与者授权不得将研究参与者个人信息向第三方透露；

（六）特殊保护。对涉及儿童、孕产妇、老年人、智力障碍者、精神障碍者等特定群体的研究参与者，应当予以特别保护；对涉及受精卵、胚胎、胎儿或者可能受辅助生殖技术影响的，应当予以特别关注。

第十八条 涉及人的生命科学和医学研究的研究者在申请初始伦理审查时应当向伦理审查委员会提交下列材料：

（一）研究材料诚信承诺书；

（二）伦理审查申请表；

（三）研究人员信息、研究所涉及的相关机构的合法资质证明以及研究经费来源说明；

（四）研究方案、相关资料，包括文献综述、临床前研究和动物实验数据等资料；

（五）知情同意书；

（六）生物样本、信息数据的来源证明；

（七）科学性论证意见；

（八）利益冲突申明；

（九）招募广告及其发布形式；

（十）研究成果的发布形式说明；

（十一）伦理审查委员会认为需要提交的其他相关材料。

第十九条　伦理审查委员会收到申请材料后，应当及时受理、组织初始审查。重点审查以下内容：

（一）研究是否违反法律法规、规章及有关规定的要求；

（二）研究者的资格、经验、技术能力等是否符合研究要求；

（三）研究方案是否科学、具有社会价值，并符合伦理原则的要求；中医药研究方案的审查，还应当考虑其传统实践经验；

（四）研究参与者可能遭受的风险与研究预期的受益相比是否在合理范围之内；

（五）知情同意书提供的有关信息是否充分、完整、易懂，获得知情同意的过程是否合规、恰当；

（六）研究参与者个人信息及相关资料的保密措施是否充分；

（七）研究参与者招募方式、途径、纳入和排除标准是否恰当、公平；

（八）是否向研究参与者明确告知其应当享有的权益，包括在研究过程中可以随时无理由退出且不会因此受到不公正对待的权利，告知退出研究后的影响、其他治疗方法等；

（九）研究参与者参加研究的合理支出是否得到了适当补偿；研究参与者参加研究受到损害时，给予的治疗、补偿或者赔偿是否合理、合法；

（十）是否有具备资格或者经培训后的研究者负责获取知情同意，并随时接受研究有关问题的咨询；

（十一）对研究参与者在研究中可能承受的风险是否有预防和应对措施；

（十二）研究是否涉及利益冲突；

（十三）研究是否涉及社会敏感的伦理问题；

（十四）研究结果是否发布，方式、时间是否恰当；

（十五）需要审查的其他重点内容。

第二十条　与研究存在利益冲突的伦理审查委员会委员应当回避审查。伦理审查委员会应当要求与研究存在利益冲突的委员回避审查。

第二十一条　伦理审查委员会批准研究的基本标准是：

（一）研究具有科学价值和社会价值，不违反法律法规的规定，不损害公共利益；

（二）研究参与者权利得到尊重，隐私权和个人信息得到保护；

（三）研究方案科学；

（四）研究参与者的纳入和排除的标准科学而公平；

（五）风险受益比合理，风险最小化；

（六）知情同意规范、有效；

（七）研究机构和研究者能够胜任；

（八）研究结果发布方式、内容、时间合理；

（九）研究者遵守科研规范与诚信。

第二十二条　伦理审查委员会可以对审查的研究作出批准、不批准、修改后批准、修改后再审、继续研究、暂停或者终止研究的决定，并应当说明理由。

伦理审查委员会作出决定应当得到超过伦理审查委员会全体委员二分之一同意。委员应当对研究所涉及的伦理问题进行充分讨论后投票，与审查决定不一致的意见应当详细记录在案。

第二十三条　经伦理审查委员会批准的研究需要修改研究方案、知情同意书、招募材料、提供给研究参与者的其他材料时，研究者应当将修改后的文件提交伦理审查委员会审查。

第二十四条　经伦理审查委员会批准的研究在实施前，研究者、伦理审查委员会和机构应当将该研究、伦理审查意见、机构审核意见等信息按国家医学研究登记备案信息系统要求分别如实、完整、准确上传，并根据研究进展及时更新信息。鼓励研究者、伦理审查委员会和机构在研究管理过程中实时上传信息。

国家卫生健康委应当不断优化国家医学研究登记备案信息系统。

第二十五条　对已批准实施的研究，研究者应当按要求及时提交研究进展、严重不良事件，方案偏离、暂停、终止，研究完成等各类报告。

伦理审查委员会应当按照研究者提交的相关报告进行跟踪审查。跟踪审查包括以下内容：

（一）是否按照已批准的研究方案进行研究并及时报告；

（二）研究过程中是否擅自变更研究内容；

（三）是否增加研究参与者风险或者显著影响研究实施的变化或者新信息；

（四）是否需要暂停或者提前终止研究；

（五）其他需要审查的内容。

跟踪审查的时间间隔不超过 12 个月。

第二十六条　除另有规定外，研究者应当将研究过程中发生的严重不良事件立即向伦理审查委员会报告；伦理审查委员会应当及时审查，以确定研究者采取的保护研究参与者的人身安全与健康权益的措施是否充分，并对研究风险受益比进行重新评估，出具审查意见。

第二十七条　在多个机构开展的研究可以建立伦理审查协作机制，确保各机构遵循一致性和及时性原则。

牵头机构和参与机构均应当组织伦理审查。

参与机构的伦理审查委员会应当对本机构参与的研究进行跟踪审查。

第二十八条　机构与企业等其他机构合作开展涉及人的生命科学和医学研究或者为企业等其他机构开展涉及人的生命科学和医学研究提供人的生物样本、信息数据的，机构应当充分了解研究的整体情况，通过伦理审查、开展跟踪审查，以协议方式明确生物样本、信息数据的使用范围、处理方式，并在研究结束后监督其妥善处置。

第二十九条　学术期刊在刊发涉及人的生命科学和医学研究成果时，应当确认该研究经过伦理审查委员会的批准。研究者应当提供相关证明。

第三十条　伦理审查工作应当坚持独立性，任何机构和个人不得干预伦理审查委员会的伦理审查过程及审查决定。

第三十一条　以下情形可以适用简易程序审查的方式：

（一）研究风险不大于最小风险的研究；

（二）已批准的研究方案作较小修改且不影响研究风险受益比的研究；

（三）已批准研究的跟踪审查；

（四）多机构开展的研究中，参与机构的伦理审查委员会对牵头机构出具伦理审查意见的确认等。

简易程序审查由伦理审查委员会主任委员指定两个或者以上的委员进行伦理审查，并出具审查意见。审查意见应当在伦理审查委员会会议上报告。

简易程序审查过程中，出现研究的风险受益比变化、审查委员之间意见不一致、审查委员提出需要会议审查等情形的，应调整为会议审查。

第三十二条　使用人的信息数据或者生物样本开展以下情形的涉及人的生命科学和医学研究，不对人体造成伤害、不涉及敏感个人信息或者商业利益的，可以免除伦理审查，以减少科研人员不必要的负担，促进涉及人的生命科学和医学研究开展。

（一）利用合法获得的公开数据，或者通过观察且不干扰公共行为产生的数据进行研究的；

（二）使用匿名化的信息数据开展研究的；

（三）使用已有的人的生物样本开展研究，所使用的生物样本来源符合相关法规和伦理原则，研究相关内容和目的在规范的知情同意范围内，且不涉及使用人的生殖细胞、胚胎和生殖性克隆、嵌合、可遗传的基因操作等活动的；

（四）使用生物样本库来源的人源细胞株或者细胞系等开展研究，研究相关内容和目的在提供方授权范围内，且不涉及人胚胎和生殖性克隆、嵌合、可遗传的基因操作等活动的。

第四章　知情同意

第三十三条　研究者开展研究前，应当获得研究参与者自愿签署的知情同意书。研究参与者不具备书面方式表示同意的能力时，研究者应当获得其口头知情同意，并有录音录像等过程记录和证明材料。

第三十四条　研究参与者为无民事行为能力人或者限制民事行为能力人的，应当获得其监护人的书面知情同意。获得监护人同意的同时，研究者还应该在研究参与者可理解的范围内告知相关信息，并征得其同意。

第三十五条　知情同意书应当包含充分、完整、准确的信息，并以研究参与者能够理解的语言文字、视频图像等进行表述。

第三十六条　知情同意书应当包括以下内容：

（一）研究目的、基本研究内容、流程、方法及研究时限；

（二）研究者基本信息及研究机构资质；

（三）研究可能给研究参与者、相关人员和社会带来的益处，以及可能给研究参与者带来的不适和风险；

（四）对研究参与者的保护措施；

（五）研究数据和研究参与者个人资料的使用范围和方式，是否进行共享和二次利用，以及保密范围和措施；

（六）研究参与者的权利，包括自愿参加和随时退出、知情、同意或者不同意、保密、补偿、受损害时获得免费治疗和补偿或者赔偿、新信息的获取、新版本知情同意书的再次签署、获得知情同意书等；

（七）研究参与者在参与研究前、研究后和研究过程中的注意事项；

（八）研究者联系人和联系方式、伦理审查委员会联系人和联系方式、发生问题时的联系人和联系方式；

（九）研究的时间和研究参与者的人数；

（十）研究结果是否会反馈研究参与者；

（十一）告知研究参与者可能的替代治疗及其主要的受益和风险；

（十二）涉及人的生物样本采集的，还应当包括生物样本的种类、数量、用途、保藏、利用（包括是否直接用于产品开发、共享和二次利用）、隐私保护、对外提供、销毁处理等相关内容。

第三十七条　在知情同意获取过程中，研究者应当按照知情同意书内容向研究参与者逐项说明。

研究者应当给予研究参与者充分的时间理解知情同意书的内容，由研究参与者作出是否同意参加研究的决定并签署知情同意书。

在心理学研究中，因知情同意可能影响研究参与者对问题的回答，而影响研究结果准确性的，在确保研究参与者不受伤害的前提下经伦理审查委员会审查批准，研究者可以在研究完成后充分告知研究参与者并征得其同意，否则不得纳入研究数据。

第三十八条　研究过程中发生下列情形时，研究者应当再次获取研究参与者的知情同意：

（一）与研究参与者相关的研究内容发生实质性变化的；

（二）与研究相关的风险实质性提高或者增加的；

（三）研究参与者民事行为能力等级提高的。

第五章　监督管理

第三十九条　国家卫生健康委会同有关部门共同负责全国涉及人的生命科学和医学研究伦理审查的监督管理。

国家卫生健康委负责全国医疗卫生机构开展的涉及人的生命科学和医学研究伦理审查监督，国家中医药局负责涉及人的中医药学研究伦理审查监督。教育部负责全国高等学校开展的涉及人的生命科学和医学研究伦理审查监督，并管理教育部直属高等学校相关工作。其他高等学校和科研院所开展的涉及人的生命科学和医学研究伦理审查的监督管理按行政隶属关系由相关部门负责。

县级以上地方人民政府卫生健康、教育等部门依据职责分工负责本辖区涉及人的生命科学和医学研究伦理审查的监督管理。

主要监督检查以下内容：

（一）机构是否按照要求设立伦理审查委员会，并进行备案；

（二）机构是否为伦理审查委员会提供充足经费，配备的专兼职工作人员、设备、场所及采取的有关措施是否可以保证伦理审查委员会独立开展工作；

（三）伦理审查委员会是否建立健全利益冲突管理机制；

（四）伦理审查委员会是否建立伦理审查制度；

（五）伦理审查内容和程序是否符合要求；

（六）审查的研究是否如实、及时在国家医学研究登记备案信息系统上传、更新信息；

（七）伦理审查结果执行情况；

（八）伦理审查文档管理情况；

（九）伦理审查委员会委员的伦理培训、学习情况；

（十）其他需要监督检查的相关内容。

各级卫生健康主管部门应当与同级政府各相关部门建立有效机制，加强工作会商与信息沟通。

第四十条　国家和省级卫生健康主管部门应当牵头设立同级医学伦理专家委员会或者委托相关机构承担同级医学伦理专家委员会工作，为卫生健康、教育等部门开展伦理审查及其监督管理提供技术支持，定期对辖区内的伦理审查委员会委员进行培训，协助同级卫生健康、教育等主管部门开展监督检查。

第四十一条　机构应当加强对本机构设立的伦理审查委员会开展的涉及人的生命科学和医学研究伦理审查工作的日常管理，定期评估伦理审查委员会工作质量和审查效率，对发现的问题及时提出改进意见或者建议，根据需要调整伦理审查委员会或者委员等。

第四十二条　机构应当督促本机构的伦理审查委员会落实县级以上政府相关部门提出的整改意见；伦理审查委员会未在规定期限内完成整改或者拒绝整改，违规情节严重或者造成严重后果的，其所在机构应当调整伦理审查委员会、撤销伦理审查委员会主任委员资格，追究相关人员责任。

第四十三条　任何单位或者个人均有权举报涉及人的生命科学和医学研究中存在的违反医学研究伦理、违法违规或者不端行为。

第四十四条　医疗卫生机构未按照规定设立伦理审查委员会或者未委托伦理审查委员会审查，擅自开展涉及人的生命科学和医学研究的，由县级以上地方卫生健康主管部门对有关机构和人员依法给予行政处罚和处分。

其他机构按照行政隶属关系，由其上级主管部门处理。

第四十五条　医疗卫生机构及其伦理审查委员会违反本办法规定，有下列情形之一的，由县级以上地方卫生健康主管部门对有关机构和人员依法给予行政处罚和处分：

（一）伦理审查委员会组成、委员资质不符合要求的；

（二）伦理审查委员会未建立利益冲突管理机制的；

（三）未建立伦理审查工作制度或者操作规程的；

（四）未按照伦理审查原则和相关规章制度进行审查的；

（五）泄露研究信息、研究参与者个人信息的；

（六）未按照规定进行备案、在国家医学研究登记备案信息系统上传信息的；

（七）未接受正式委托为其他机构出具伦理审查意见的；

（八）未督促研究者提交相关报告并开展跟踪审查的；

（九）其他违反本办法规定的情形。

其他机构按照行政隶属关系，由其上级主管部门处理。

第四十六条 医疗卫生机构的研究者违反本办法规定，有下列情形之一的，由县级以上地方卫生健康主管部门对有关机构和人员依法给予行政处罚和处分：

（一）研究或者研究方案未获得伦理审查委员会审查批准擅自开展研究工作的；

（二）研究过程中发生严重不良反应或者严重不良事件未及时报告伦理审查委员会的；

（三）违反知情同意相关规定开展研究的；

（四）未及时提交相关研究报告的；

（五）未及时在国家医学研究登记备案信息系统上传信息的；

（六）其他违反本办法规定的情形。

其他机构按照行政隶属关系，由其上级主管部门处理。

第四十七条 机构、伦理审查委员会、研究者在开展涉及人的生命科学和医学研究工作中，违反法律法规要求的，按照相关法律法规进行处理。

第四十八条 县级以上人民政府有关行政部门对违反本办法的机构和个人作出的行政处理，应当向社会公开。机构和个人严重违反本办法规定的，记入科研诚信严重失信行为数据库，按照国家有关规定纳入信用信息系统，依法依规实施联合惩戒。

第四十九条 机构和个人违反本办法规定，给他人人身、财产造成损害的，应当依法承担民事责任；构成犯罪的，依法追究刑事责任。

第六章　附　则

第五十条　本办法所称研究参与者包括人体研究的受试者，以及提供个人生物样本、信息数据、健康记录、行为等用于涉及人的生命科学和医学研究的个体。

第五十一条　本办法所称人或者人的生物样本包括人体本身以及人的细胞、组织、器官、体液、菌群等和受精卵、胚胎、胎儿。

第五十二条　涉及国家秘密的，在提交伦理审查和获取研究参与者知情同意时应当进行脱密处理。无法进行脱密处理的，应当签署保密协议并加强管理。未经脱密处理的研究不得在国家医学研究登记备案信息系统上传。

第五十三条　纳入科技伦理高风险科技活动清单的涉及人的生命科学和医学研究的伦理审查，还应当遵守国家关于科技伦理高风险科技活动伦理审查的相关要求。

第五十四条　本办法自发布之日起施行。本办法施行前，从事涉及人的生命科学和医学研究的机构已设立伦理审查委员会的，应当自本办法施行之日起6个月内按规定备案，并在国家医学研究登记备案信息系统上传信息。已经伦理审查批准开展的涉及人的生命科学和医学研究，应当自本办法实施之日起9个月内在国家医学研究登记备案信息系统完成上传信息。逾期不再受理。

（三）相关国际条约

国际承认用于专利程序的微生物保存
布达佩斯条约

国际承认用于专利程序的微生物保存布达佩斯条约

1977 年 4 月 28 日于布达佩斯签订

绪 则

第一条 本联盟的建立

参加本条约的国家（以下称为"缔约国"）组成国际承认用于专利程序的微生物保存联盟。

第二条 定义

在本条约和施行细则中：

（i）"专利"，应解释为发明专利、发明人证书、实用证书、实用新型、增补专利或增补证书、增补发明人证书和增补实用证书；

（ii）"微生物保存"，按照使用该用语的上下文，指按照本条约以及施行细则发生的下列行为：向接收与受理微生物的国际保存单位送交微生物或由国际保存单位贮存此种微生物，或兼有上述送交与贮存两种行为；

（iii）"专利程序"，指与专利申请或专利有关的任何行政的或司法的程序；

（iv）"用于专利程序的公布"，指专利申请文件或专利说明书的官方公布或官方公开供公众查阅；

（v）"政府间工业产权组织"，指按照第九条第（1）款递交了声明的组织；

（vi）"工业产权局"，指缔约国的或政府间工业产权组织的主管授予专利的机构；

（vii）"保存机构"，指接收、受理和贮存微生物并提供其样品的机构；

（viii）"国际保存单位"，指取得第七条所规定的国际保存单位资格的保存机构；

（ix）"交存人"，指向接收与受理微生物国际保存单位送交微生物的自然人或法人，以及该自然人或法人的任何合法继承人；

（x）"本联盟"，指第一条所述的联盟；

（xi）"大会"，指第十条所述的大会；

（xii）"本组织"，指世界知识产权组织；

（xiii）"国际局"，指上述组织的国际局，在保护工业产权联合国际局（BIRPI）存在期间亦指该联合国际局；

（xiv）"总干事"，指本组织的总干事；

（xv）"施行细则"，指第十二条所述的施行细则。

第一章 实质性条款

第三条 微生物保存的承认与效力

（1）（a）缔约国允许或要求保存用于专利程序的微生物的，应承认为此种目的而在任一国际保存单位所做的微生物保存。这种承认由该国际保存单位说明的保存事实和交存日期，以及承认提供的样品是所保存的微生物样品。

（b）任一缔约国均可索取由国际保存单位发出的（a）项所述保存的存单副本。

（2）就本条约和施行细则所规定的事务而言，任何缔约国均无需遵守和本条约及施行细则的规定不同的或另外的要求。

第四条 重新保存

（1）（a）国际保存单位由于任何原因，特别是由于下列原因而不能提供所保存的微生物样品，

（i）这种微生物不能存活时，或

（ii）提供的样品需要送出国外，而因出境或入境限制向国外送出或在国外接受该样品有阻碍时，该单位在注意到它不可能提供样品后，应立即将这种不可能情况通知交存人，并说明其原因，除第（2）款另有规定应适用该规定外，根据本款规定，交存人享有将原来保存的微生物重新提交保存的权力。

（b）重新保存应向原接受保存的国际保存单位提交，但下列情况下在此限：

（i）原接受保存机构无论是全部或仅对保存的微生物所属种类丧失了国际保存单位资格时，或者原接受保存的国际保存单位对所保存的微生物暂时或永久停止履行其职能时，应向另一国际保存单位保存；

（ii）在（a）项第（ii）目所述情况下，可同另一国际保存单位保存。

（c）任一重新保存均应附具有交存人签字的文件，声明重新提交保存的微生物与原来保存的微生物相同。如果对交存人的声明有争议时，应根据适用的法律确定举证责任。

（d）除（a）项至（c）项和（e）项另有规定应适用各该规定外，如果涉及原保存微生物存活能力的所有文件都表明该微生物是能存活的，而且交存人是在收到（a）项所述通知之日起三个月内重新保存的，该重新保存的微生物应视为在原保存日提出。

（e）如果属于（b）项第（i）目所述情况，但在国际局将（b）项第（i）目所述丧失或限制国际保存单位资格或停止保存公告之日起六个月内，交存人仍未收到（a）项所述通知时，则（d）项所述的三个月期限应自上述公告之日起算。

（2）如果保存的微生物已经移交另一国际保存单位，只要另一国际保存单位能够提供这种微生物样品，第（1）款（a）项所述的权利即不存在。

第五条　输出入限制

各缔约国公认以下规定是十分合乎需要的，即如某些种类微生物自其领土输出或向其领土输入受到限制时，只有在对国家安全或对健康或环境有危险而需要进行限制的情况下，这样的限制才适用于根据本条约保存或将要保存的微生物。

第六条　国际保存单位的资格

（1）任何保存机构如要具备国际保存单位的资格，必须是设在缔约国领土上的，而且必须由该国做出该保存机构符合并将继续符合第（2）款所列各项要求条件的保证。上述保证也可由一政府间工业产权组织做出；在这种情况下，该保存机构必须设在该组织的成员国领土上。

（2）保存机构欲具有为国际保存单位的资格必须：

（i）连续存在；

（ii）拥有施行细则所规定的必要人员和设施，执行按照本条约承担的科学和管理的任务；

（iii）公正和客观；

（iv）对任何要求保存的交存人按照同样条件提供服务；

（v）按照施行细则的规定受理各种或某些类别的微生物的交存，审查其存活能力并予贮存；

（vi）按照施行细则的规定发给交存人存单，以及所要求的关于存活能力的声明；

（vii）按照施行细则的规定，遵守对所保存的微生物保密的规定；

（viii）按照施行细则规定的条件和手续提供所保存的任何微生物的样品。

（3）施行细则应规定在下述情况下采取的措施：

（i）如果一个国际保存单位对于所保存的微生物暂时或永久停止履行其职责，或者拒绝受理按照所作保证应受理的任何种类的微生物；

生物资源管理要求

（ii）当终止或限制一个国际保存单位的国际保存单位资格时。

第七条　国际保存单位资格的取得

（1）（a）通过保存机构所在的缔约国递交总干事的书面通知，包括一件声明保证该机构符合并将继续符合第六条第（2）款规定的各项要求，该保存机构即可取得国际保存单位资格。也可通过政府间工业产权组织递交总干事的书面通知，其中包括上述声明，取得上述资格。

（b）上述通知还应包括按照施行细则规定需提供的关于该保存机构的情报，并可写明自何日起国际保存单位资格开始生效。

（2）（a）如果总干事确认该通知包括了所要求的声明，并且收到了所要求的全部情报，国际局应将该通知立即予以公布。

（b）国际保存单位资格自该通知公布之日起取得，或者，如果根据第（1）款（b）项表明了某一日期，而此日期迟于该通知的公布日，则自此日期起取得资格。

（3）第（1）款和第（2）款规定的手续细节应在施行细则中规定。

第八条　国际保存单位资格的终止和限制

（1）（a）任何缔约国或任何政府间工业产权组织均可以按第六条规定的各项要求没有得到或不再得到满足为理由，请求大会终止任何保存单位的国际保存单位资格，或将其资格限制在某些微生物种类之内。但是一个缔约国或政府间工业产权组织曾为一国际保存单位做出第七条第（1）款（a）项所述保证的，该缔约国或政府间工业产权组织不得就该国际保存单位提出这种请求。

（b）在按照（a）项提出请求之前，该缔约国或政府间工业产权组织应通过总干事把即将提出请求的理由告知递交了第七条第（1）款所述通知的缔约国或政府间工业产权组织，以便该国或该组织自接到通知之日起六个月内采取适当行动排除提出该请求的需要。

（c）如果大会确认该请求有充分的依据时，则应决定终止（a）项中所述单位的国际保存单位资格，或限制其保存的微生物种类。大会的这种决定需要以三分之二多数的赞成票通过。

（2）（a）曾做出第七条第（1）款（a）项所述声明的缔约国或

政府间工业产权组织可以向总干事发出通知，全部地或只就某些种类微生物撤回其声明，而当其做出的保证不再适用时，无论如何都应就其不适用的范围撤回其声明。

（b）自施行细则规定的日期起，如果该通知关系到整个声明，则使该国际保存单位资格停止，或者，如果只关系到某些种类微生物，则使这种资格受到相应限制。

(3) 第 (1) 款和第 (2) 款规定的手续细节应在施行细则中规定。

第九条　政府间工业产权组织

(1) (a) 受若干国家委托以批准地区专利而其成员国都是保护工业产权国际 (巴黎) 联盟成员国的任何政府间组织，均可以向总干事递交一份声明，表明其承担第三条第 (1) 款 (a) 项所规定的承认义务，承担第三条第 (2) 款所述要求的义务，并接受本条约和施行细则适用于政府间工业产权组织的各种规定的全部效力。如果是在本条约根据第十六条第 (1) 款生效之前递交的，则前一句中所述声明，自条约生效之日起生效。如果是在条约生效之后递交的，所述声明应自递交三个月之后生效，除非在声明中指定了较迟的日期。在后一种情况下，该声明应自该指定日期生效。

(b) 所述组织应享有第三条第 (1) 款 (b) 项所规定的权利。

(2) 如果本条约或施行细则有关政府间工业产权组织的任何规定经修订或修正时，任何政府间工业产权组织均可以向总干事发出通知撤回其按第 (1) 款中所述的声明。撤回应自下列日期生效：

(i) 通知在该修订或修正生效之日以前收到的，自修订或修正生效之日起：

(ii) 如果通知是在第 (i) 目所述日期以后收到的，自通知指定日期起，或者没有做出这种指定时，自收到通知之日后三个月起。

(3) 除第 (2) 款所述情况外，任何政府间工业产权组织还可以向总干事发出通知撤回其按第 (1) 款 (a) 项所述声明。撤回应自总干事收到该通知之日两年后生效。在该声明生效之日起五年期间不接受根据本款提出的撤回通知。

(4) 一个政府间工业产权组织根据第七条第 (1) 款发出的通知使得一个保存机构取得国际保存单位资格的，该政府间工业产权组织所发的按第 (2) 款或第 (3) 款所述撤回，应在总干事收到该撤回通知之日起一年后终止这种资格。

(5) 第 (1) 款 (a) 项所述声明，第 (2) 款或第 (3) 款所述撤回通知，根据第七条第 (1) 款 (a) 项发出的声明，包括根据第六条第 (1) 款第 2 句做出的保证，根据第八条第 (1) 款提出的请求，以及第八条第 (2) 款所述撤回通知，均应要求得到该政府间工业产权组织的上级机关明确认可，该上级机关成员国应全部是该组织成员国，并且决定是由这些国家政府的正式代表做出的。

生物资源管理要求

第二章　行政性条款

第十条　大会

（1）（a）大会应由缔约国组成。

（b）每一缔约国应有一名代表，可辅以副代表、顾问和专家。

（c）各政府间工业产权组织在大会以及由大会建立的各委员会和工作组的会议上应由特别观察员代表。

（d）任何本组织成员或保护工业产权国际（巴黎）联盟成员而非本联盟成员的国家以及除第二条第（v）项定义的政府间工业产权组织之外的专门从事专利方面事务的任何政府间组织，在大会的会议上，如经大会决定，在大会建立的各委员会和工作组的会议上，都可由观察员出席。

（2）（a）大会的职权如下：

（i）处理有关本联盟的维持与发展和有关本条约的执行的一切事务；

（ii）行使本条约专门赋予的权利，执行本条约专门分配的任务；

（iii）就修订会议的筹备事项给予总干事指示；

（iv）审核和批准总干事关于本联盟的报告和活动，并就有关本联盟职权范围内的事务给予总干事一切必要的指示；

（v）建立大会为促进本联盟的工作认为应当建立的委员会和工作组；

（vi）除第（1）款（d）项另有规定应适用该规定外，确定哪些非缔约国国家除第二条第（v）项定义的政府间工业产权组织以外的哪些政府间组织以及哪些非政府间国际组织应作为观察员出席会议，以及在何种范围内国际保存单位应作为观察员出席会议；

（vii）为促进实现本联盟的目标而采取任何其它适当的行动；

（viii）履行按照本约是适当的其他职责。

（b）关于与本组织管理的其它联盟共同有关的事项，大会应在听取本组织协调委员会的意见后做出决议。

（3）一个代表只可以代表一个国家，并以该国的名义投票。

（4）每一缔约国应有一票表决权。

（5）（a）缔约国的半数构成开会的法定人数。

（b）不足法定人数时，大会可以做出决议，但除有关其本身程序的决议外，所有这类决议都应按照施行细则规定以通信投票方式取得法定人数及所需的多数票之后才生效。

（6）（a）除第八条第（1）款（c）项、第十二条第（4）款和第十四条第（2）款（b）项另有规定应适用该规定外，大会的决定需有所投票数的多数票。

（b）弃权不应认为是投票。

（7）（a）大会每三历年由总干事召集一次通常会议，最好与本组织的大会在同时同地举行。

（b）经总干事主动发起或应四分之一缔约国要求，应由总干事召集大会临时会议。

（8）大会应通过其自身的议事规程。

第十一条　国际局

（1）国际局应：

（i）执行有关本联盟的行政工作，特别是本条约和施行细则规定或由大会专门指定的这类工作；

（ii）为修订会议、大会、大会建立的委员会和工作组以及由总干事召集的处理本联盟有关事务的任何其它会议设立秘书处。

（2）总干事为本联盟的最高行政官员，并代表本联盟。

（3）总干事应召集有关处理本联盟事务的一切会议。

（4）（a）总干事及其指定的职员应参加大会和由大会建立的委员会和工作组的所有会议，以及由总干事召集的有关处理本联盟事务的任何其它会议，但无表决权。

（b）总干事，或由其指定的职员，应作为大会、各委员会、各工作组以及（a）项所述其它会议的当然秘书。

（5）（a）总干事应遵照大会的指示为修订会议进行筹备。

（b）总干事可以就修订会议的筹备工作与政府间组织和非政府间国际组织进行磋商。

（c）总干事及其指定人员应参加修订会议的讨论，但无表决权。

（d）总干事，或其指定的职员，应作为任何修订会议的当然秘书。

第十二条　施行细则

（1）施行细则应规定有关以下事项的规则：

（i）本条约明文规定由施行细则规定或明文规定应予以规定的事项；

（ii）任何行政性的要求、事项或手续；

（iii）对执行本条约有用的任何细节。

（2）与本条约同时通过的施行细则作为附件附在本条约之后。

（3）大会可以修订施行细则。

（4）（a）除（b）项另有规定应适用该规定外，对本施行细则的任何修正需有所投票数的三分之二票。

（b）有关由国际保存单位提供所保存的微生物样品规定的任何修正，在没有任何缔约国投票反对该修正提案的情况下才能通过。

（5）在本条约与施行细则的规定发生抵触时，以本条约的规定为准。

第三章　修订和修正

第十三条　本条约的修订

（1）本条约可以由缔约国参加的会议随时修订。

（2）修订会议的召集均应由大会决定。

（3）第十条和第十一条可以由修订会议或按照第十四条的规定进行修正。

第十四条　本条约中某些规定的修正

（1）（a）根据本条约提出修正第十条和第十一条的提案，可以由任何缔约国或由总干事提出。

（b）这些提案应在提供大会对其审议之前至少六个月，由总干事预先通知各缔约国。

（2）（a）对第（1）款所述各条的修正应由大会通过。

（b）对第十条的任何修正需要所投票数的五分之四票；对第十一条的任何修正需有所投票数的四分之三票。

（3）（a）对第（1）款所述各条的修正，应在总干事收到大会通过该修正时四分之三的成员国依照各自的宪法程序表示接受该修正的书面通知起一个月后生效。

（b）对上述各条的任何修正，一经接受后，对于在该修正案经大会通过时是缔约国的所有缔约国都有约束力，但对上述缔约国产生财政义务或增加这种义务的任何修正仅对通知接受这种修正的国家有约束力。

（c）根据（a）项规定接受并生效的任何修正对在大会通过该修正案后成为缔约国的所有国家均有约束力。

第四章　最后条款

第十五条　成为本条约的缔约国

（1）保护工业产权国际（巴黎）联盟的任何成员国经下列手续均可成为本条约的缔约国：

（i）签字后递交批准书。

（ii）递交加入书。

（2）批准书或加入书应交总干事保存。

第十六条　本条约的生效

（1）对于最早递交批准书或加入书的五个国家，本条约应自递交第五份批准书或加入书之日后三个月开始生效。

（2）对于任何其它国家，除非在其批准书或加入书中指定以后的日期，本条约应自该国递交其批准书或加入书之日三个月后开始生效。在指定日期的情况下，本条约应在该国指定的日期开始生效。

第十七条　退出本条约

（1）任何缔约国均可通知总干事退出本条约。

（2）自总干事收到退出通知之日起两年后，退出发生效力。

（3）任何缔约国在其成为本条约缔约国之日起五年届满以前，不得行使第（1）款规定的退约权利。

（4）一个缔约国曾对于一保存机构发出第七条第（1）款（a）项所述声明因而使该保存机构取得国际保存单位资格的，该国退出本条约应使这种资格在总干事收到第（1）款所述通知之日起一年后终止。

第十八条　本条约的签字和使用语言

（1）（a）本条约应在一份用英语和法语两种语言写成的条约原本上签字，两种文本均为同等的正本。

（b）总干事在与有关政府协商后，并在本条约签字日起两个月内用建立世界知识产权组织公约签字时所用的其它语言制定本条约的正式文本。

（c）总干事在与有关政府协商后，应用阿拉伯语、德语、意大利语、日语和葡萄牙语以及大会指定的其他语言制定本条约的正式文本。

（2）本条约在布达佩斯开放签字至一九七七年十二月三十一日截止。

第十九条　本条约的保存；文本的送交；本条约的登记

（1）本条约签字截止后，其原本应由总干事保存。

（2）总干事应将经其证明的本条约和施行细则文本二份送交第十五条第（1）款所述所有国家的政府，送交可能按照第九条第（1）款（a）项递交声明的政府间组织，并根据请求，送交任何其他国家政府。

（3）总干事应将本条约向联合国秘书处登记。

（4）总干事应将经其证明的对本条约和施行细则的修正条款文本二份送交所有缔约国、所有政府间工业产权组织，并根据请求送交任何其它国家政府和按照第九条第（1）款（a）项递交声明的任何其它政府间组织。

第二十条 通知

总干事应将以下事项通知缔约国、政府间工业产权组织以及不是本联盟成员国而是保护工业产权国际（巴黎）联盟成员国的国家：

（i）按照第十八条的签字；

（ii）按照第十五条第（2）款保存的批准书或加入书；

（iii）按照第九条第（1）款（a）项递交的声明以及按照第九条第（2）款或第（3）款撤回声明的通知；

（iv）按照第十六条第（1）款本条约的生效日期；

（v）按照第七条和第八条发出的通知以及按照第八条作出的决议；

（vi）按照第十四条第（3）款接受对本条约的修正；

（vii）对施行细则的任何修正；

（viii）对本条约或施行细则所作修正的生效日期；

（ix）按照第十七条收到的退约通知。

病原微生物保藏技术与方法

一、数据技术规范

病原生物资源数据管理技术规范

中国疾病预防控制中心关于印发

病原生物资源数据管理技术规范的通知

各国家级病原微生物菌（毒）种保藏中心、保藏专业实验室，各省、自治区、直辖市疾病预防控制中心，新疆生产建设兵团疾病预防控制中心，中心直属各相关单位：

为推进病原微生物菌（毒）种保藏机构建设，指导全国病原微生物菌（毒）种保藏工作规范化管理，根据国家卫生健康委科教司委托工作安排，我中心组织国家级病原微生物菌（毒）种保藏中心及有关单位共同制定了《病原生物资源数据管理技术规范（第一版）》（见附件），现印发给你们，供各保藏机构及相关单位在实际工作中参考使用。

附件：病原生物资源数据管理技术规范（第一版）

中国疾病预防控制中心

2018 年 6 月 6 日

病原生物资源数据管理技术规范（第一版）

病原生物资源数据管理

技术规范

（第一版）

中国疾病预防控制中心

2018 年 5 月

病原生物资源数据管理技术规范

目　录

编写单位

中国疾病预防控制中心病原微生物菌（毒）种保藏中心

中国医学科学院病原微生物菌（毒）种保藏中心

中国食品药品检定研究院医学微生物菌种保藏中心

青海省地方病预防控制所鼠疫菌保藏中心

中国科学院武汉病毒研究所微生物菌（毒）种保藏中心

中国科学院微生物研究所普通微生物菌（毒）种保藏中心

前　言

病原生物（pathogenic organism）是指在自然界中能够给人类和动、植物造成危害的微小生物。它存在于土壤、空气、水、织物表面、人类和动物的体表及与外界相通的腔道中。病原生物主要包括病原微生物与寄生虫两大部分。

病原生物是重要国家战略资源之一，关系国家生物安全。病原生物资源的价值体现除其实物资源外，其所含信息资源同样重要。实物资源所对应的信息越完整、越清晰、越准确，其价值也就越高，对生物产业发展和传染病防控支撑作用更明显。病原生物资源数据管理技术规范是实现信息资源价值的重要手段和途径。同时，建立病原生物资源数据管理技术规范，是将生物信息转化为生产力的重要手段，能够促进病原生物资源的整合，便于明确病原生物的持续性研究，有利于将生物资源用信息技术进行有效的集成与传播，是实现资源共享、有效利用和深入研究的基础。

为做好全国病原生物资源信息规范管理工作，实现全国资源的规范化管理，并为共享和利用提供基础，受国家卫生计划生育委员会（现国家卫生健康委员会）科教司委托，中国疾控中心成立《病原生物资源数据管理技术规范》编写工作组。编写组从病原生物资源保藏需要出发，通过对病原生物病原学、流行病学、基因组遗传变异等相关信息研究，分析了病原微生物资源数据管理规范共性指标和个性指标，提出并建立了包括现场、临床、实验室、基因等各方面的资源信息整合体，由此获得病原生物资源数据管理技术规范。规范主要包括病原生物共性规范，以及细菌、病毒、真菌和寄生虫个性规范与描述表，用于指导全国病原生物资源规范化管理。

在研究编制过程中，编写组参考了科技部"国家自然资源共享平台项目"《微生物菌种资源描述规范》《微生物菌种资源描述规范汇编》，通过调研、文献资料收集等方式，在普通微生物数据规范基础上，结合病原生物特点与特殊性，提出编写框架。在中国疾病控制中心牵头组织下，经国家卫生计生委规划的6家国家级保藏中心专家共同努力，多次征求国内病原生物专家的意见，并多次论证后，完成了《病原生物资源数据管理技术规范（第一版）》。

编写过程中，国家卫生健康委科教司多次给予具体指导，同时得到了全国有关疾控机构、科研单位、高等院校多名专家的大力协助，在此谨致诚挚的谢意！由于编者水平有限以及病原生物研究的不断深入，疏漏和不妥之处在所难免，敬请读者与使用者批评指正，以便不断完善本技术规范。

中国疾病预防控制中心

2023 年 12 月

一、病原生物数据管理技术共性规范

（一）病原生物共性描述规范

1．护照信息

1.1 编号　原始编号、资源归类编码、保藏中心编号、其他保藏机构编号等。

1.2 中文名称　病原生物菌、毒、虫种资源的中文名称。尚无中文译名时，可填"暂无"。

1.3 学名　病原生物菌、毒、虫种资源的完整科学名称。

1.4 来源历史　病原生物菌、毒、虫种资源在收藏单位之间的转移情况。收藏单位前以左指向箭头"←"开头，收藏单位之间用左指向箭头连接。示例：← DSMZ

1.5 保藏时间　病原生物菌、毒、虫种资源被保藏机构收集、保藏的时间。格式为 YYYY-MM-DD，其中 YYYY 为年，MM 为月，DD 为日。

1.6 来源国家　病原生物菌、毒、虫种资源分离基物采集地所在国家名称。

1.7 来源省份　病原生物菌、毒、虫种资源分离基物采集地所在国家为中国时，指明来源省份。

1.8 来源市　病原生物菌、毒、虫种资源分离基物采集地所在国家为中国时，指明来源市。

1.9 来源区县　病原生物菌、毒、虫种资源分离基物采集地所在国家为中国时，指明来源区县。

1.10 来源地生态环境　描述该菌、毒、虫种分离样本采集具体地点的生态环境。

1.11 分离基物　病原生物菌、毒、虫种资源分离物质的具体名称，对于寄生或共生的宜指明分离的具体组织部位。

1.12 界名　菌、毒、虫种在分类学上的界名：中文（拉丁文）。

1.13 门名　菌、毒、虫种在分类学上的门名：中文（拉丁文）。

1.14 纲名　菌、毒、虫种在分类学上的纲名：中文（拉丁文）。

1.15 目名　菌、毒、虫种在分类学上的目名：中文（拉丁文）。

1.16 科名　菌、毒、虫种在分类学上的科名：中文（拉丁文）。

1.17 属名　菌、毒、虫种在分类学上的属名：中文（拉丁文）。

1.18 种名　菌、毒、虫种在分类学上的种名：中文（拉丁文）。

2．标记信息

2.1 模式菌株　病原生物菌、毒、虫种资源是否为模式菌株：①模式菌株；②非模式菌株。

2.2　主要用途　病原生物菌、毒、虫种资源的主要用途：①分类；②研究；③教学；④分析检测；⑤生产；⑥其他。

3．基本特征特性描述信息

3.1　特征特性　病原生物菌、毒、虫种资源的主要内容：①营养类型；②生长的温度范围；③水活度；④酸碱适应性；⑤需氧类型；⑥其他特殊性（如代谢特点和突变类型）。

3.2　具体用途　病原生物菌、毒、虫种资源的具体用途。

3.3　生物危害程度　病原生物菌、毒、虫种资源的分类，其分类方法见《病原微生物实验室生物安全管理条例》：①一类；②二类；③三类；④四类；⑤未定。

3.4　宿主名称　病原生物菌、毒、虫种资源寄生宿主的中文或拉丁文名称。

3.5　致病对象　病原生物菌、毒、虫种资源的致病对象类群：①人；②动物；③昆虫；④人畜共患；⑤植物；⑥微生物；⑦无；⑧不清楚。

3.6　致病名称　病原生物菌、毒、虫种资源引起的疾病名称及其组织部位。

3.7　传播途径　病原生物菌、毒、虫种资源在自然界的传播途径：①接触传播；②空气传播；③食物传播；④水传播；⑤血液传播；⑥媒介——节肢动物传播；⑦土壤传播；⑧医源性传播；⑨垂直传播；⑩其他。

3.8　培养温度　病原生物菌、毒、虫种资源的最适培养温度，单位为℃。

3.9　消毒方法　杀灭或清除传播媒介上病原生物，使其达到无害化的处理：①高压蒸汽灭菌；②干热灭菌；③紫外线消毒；④环氧乙烷气体消毒；⑤臭氧消毒；⑥戊二醛消毒；⑦过氧乙酸消毒；⑧过氧化氢消毒；⑨含氯消毒剂消毒；⑩乙醇消毒。

4．其他信息描述

4.1　记录地址　提供病原生物菌、毒、虫种资源详细信息的网址或数据库记录链接。

4.2　图像信息　病原生物菌、毒、虫种资源的数字图像信息，包括电镜照片、显微镜照片，数字图像的文件大小宜在 1M 以内，以外部文件存放，在该字段上填写图像文件的文件名称。图像文件命名规则为：编号 .jpg。

5．收藏单位信息

5.1　机构名称　通过国家卫生计生委指定的病原生物菌、毒、虫种保藏机构的全称。

5.2　机构名称缩写　病原生物菌、毒、虫种资源保藏机构名称的英文缩写。

5.3　隶属单位名称　病原生物菌、毒、虫种资源保藏机构隶属单位全称。

5.4　资源保藏类型　病原生物菌、毒、虫种资源的类型：①培养物；②二元培养物；③基因；④其他。

5.5　保藏方法　病原生物菌、毒、虫种资源长期保藏采用的技术方法：①液氮超低温冻结法；②−80℃冰箱冻结法；③真空冷冻干燥法；④矿物油法；⑤定期移植法；⑥其他。

5.6　实物状态　病原生物菌、毒、虫种资源的实物状态：①有实物；②无实物。

6．共享信息

6.1　共享方式　病原生物菌、毒、虫种资源的共享方式：①公益性共享；②公益性借用共享；③合作研究共享；④知识产权性交易共享；⑤资源交换性共享；⑥收藏地共享；⑦行政许可性共享。

6.2　提供形式　提供给资源利用者的病原生物菌、毒、虫种资源的形式：①斜面培养物；②冻干物；③冻结物；④其他。

6.3　获取途径　获得病原生物菌、毒、虫种资源的途径：①购买；②赠送；③临床收集；④环境分离；⑤其他。

6.4　联系人　获取病原生物菌、毒、虫种资源的联系人姓名。

6.5　联系电话　获取病原生物菌、毒、虫种资源的联系电话。

6.6　联系地址　获取病原生物菌、毒、虫种资源的联系地址。

6.7　电子邮箱　获取病原生物菌、毒、虫种资源的电子邮箱。

6.8　传真　获取病原生物菌、毒、虫种资源的传真。

6.9　邮编　获取病原生物菌、毒、虫种资源的邮编。

（二）病原生物共性描述表

护照信息			
编号			
中文名称		学名	
来源历史			
保藏时间		来源国家	
来源省份		来源市	
来源区县		来源地生态环境	
分离基物		界名	
门名		纲名	
目名		科名	
属名		种名	

续表

标记信息	
模式菌株	①模式菌株　②非模式菌株
主要用途	①研究　②教学　③疾病控制　④生产　⑤分析检测　⑥其他
基本特征特性描述信息	

特征特性	①营养类型　②最适温度类型　③水活度 ④酸碱适应性　⑤需氧类型　⑥其他特殊性（如代谢特点和突变类型）		
具体用途		致病名称	
生物危害程度	①一类　②二类　③三类　④四类　⑤未定		
宿主名称			
致病对象	①人　②动物　③昆虫　④人畜共患　⑤植物　⑥微生物　⑦无　⑧不清楚		
传播途径	①接触传播　②空气传播　③食物传播　④水传播 ⑤血液传播　⑥媒介——节肢动物传播　⑦土壤传播 ⑧医源性传播　⑨垂直传播　⑩其他		
培养温度			
消毒方法	①高压蒸汽灭菌　②干热灭菌　③紫外线消毒　④环氧乙烷气体消毒 ⑤臭氧消毒　⑥戊二醛消毒　⑦过氧乙酸消毒　⑧过氧化氢消毒 ⑨含氯消毒剂消毒　⑩乙醇消毒		

其他信息描述			
记录地址		图像信息	
收藏单位信息			
机构名称		机构名称缩写	
隶属单位名称			
资源保藏类型	①培养物　②二元培养物　③基因　④其他		
保藏方法	①液氮超低温冻结法　②−80℃ 冰箱冻结法　③真空冷冻干燥法 ④矿物油法　⑤定期移植法　⑥其他		
实物状态	①有实物　②无实物		
共享信息			
共享方式	①公益性共享　②公益性借用共享　③合作研究共享 ④知识产权性交易共享　⑤资源交换性共享 ⑥收藏地共享　⑦行政许可性共享		
提供形式	①斜面培养物　②冻干物　③冻结物　④其他		
获取途径	①购买　②赠送　③临床收集　④环境分离　⑤其他		
联系人		联系电话	
联系地址		电子邮箱	
传真		邮编	

二、细菌菌种数据管理技术规范

（一）细菌菌种数据个性描述规范

1．护照信息

1.1　编号　原始编号、资源归类编码、中心保藏编号、其他保藏机构编号等。

1.2　中文名称　病原生物菌种资源的中文名称。尚无中文译名时，可填"暂无"。

1.3　学名　病原生物菌种资源的完整科学名称。

1.4　界名　菌种在分类学上的界名：中文（拉丁文）。

1.5　门名　菌种在分类学上的门名：中文（拉丁文）。

1.6　纲名　菌种在分类学上的纲名：中文（拉丁文）。

1.7　目名　菌种在分类学上的目名：中文（拉丁文）。

1.8　科名　菌种在分类学上的科名：中文（拉丁文）。

1.9　属名　菌种在分类学上的属名：中文（拉丁文）。

1.10　种名　菌种在分类学上的种名：中文（拉丁文）。

1.11　别名　菌种常用的同种异名。

1.12　原产国或地区　应指明该菌种分离样本采集地所在国家或地区的名称。

1.13　资源采集地　宜指明该菌种的采集地行政区划，详细到县。

1.14　资源采集单位　采集机构的名称及缩写。

1.15　采集人　采集者的姓名。

1.16　鉴定人　鉴定者的姓名。

1.17　资源采集时间　采集的具体时间，年、月、日，格式为 YYYY-MM-DD，其中 YYYY 为年，MM 为月，DD 为日。

1.18　采集地生态　采集地点的生态环境描述。

1.19　海拔高度　采集地的海拔高度。

1.20　经度　采集地的经度。

1.21　纬度　采集地的纬度。

1.22　主要用途　①分类；②研究；③教学；④分析检测；⑤生产；⑥其他。

1.23　保藏方法　菌种的保存形式：①低温，−80 ～ −40℃；②冻干，2 ～ 8℃；③其他。

1.24　生物危害程度　生物危害程度归类，其分类方法见《病原微生物实验室生物安全管理条例》：①一类；②二类；③三类；④四类；⑤未定。

1.25　模式菌株　该菌种是否是模式菌株：①模式菌株；②非模式菌株。

1.26　收藏单位　菌种转移信息。

1.27 共享方式　资源共享的方式：①公益性共享；②公益性借用共享；③合作研究共享；④知识产权性交易共享；⑤资源交换性共享；⑥收藏地共享；⑦行政许可性共享。

1.28 获取途径　获取资源的途径：①购买；②赠送；③临床收集；④环境分离；⑤其他。

1.29 联系方式　获取资源的联系方式：①联系人；②地址；③邮编；④传真；⑤电话；⑥ E-mail；⑦其他。

2．形态信息

2.1 大小　单位 μm。

2.2 形状　①球菌；②杆菌（短杆状、棒杆状、梭状、月亮状、分枝状、球杆状、丝状、直杆状、弯曲杆状）；③螺旋菌：弧菌、螺菌、螺旋体；④特殊形态：柄细菌、鞘衣菌；⑤支原体、衣原体。

2.3 排列方式　①球菌：单球菌、双球菌、链球菌、四叠球菌、八叠球菌；②杆菌：链状、栅状、八字状。

2.4 鞭毛运动方式　①螺旋状波动；②圆锥状旋转。

2.5 鞭毛特征　①单端鞭毛；②两端鞭毛；③丛生鞭毛；④周毛。

2.6 细菌染色　①革兰氏颜色反应：革兰氏阳性（G^+）/ 革兰氏阴性（G^-）；②抗酸染色；③荧光染色；④其他：鞭毛染色、异染颗粒染色、荚膜染色。

2.7 菌落特征　①大小；②形状；③边缘；④光泽；⑤质地；⑥颜色；⑦透明程度。

3．培养特征

3.1 培养基　①牛肉膏琼脂培养基；②牛心培养基；③淀粉硝酸盐培养基（高氏一号培养基）；④面粉琼脂培养基；⑤ BG-11 培养基；⑥ EMB 培养基；⑦ 2216E 培养基；⑧伊红美蓝培养基；⑨罗氏培养基；⑩其他。

3.2 培养条件需求　①氧气 / 二氧化碳（CO_2）；②光照；③温度；④ pH；⑤ NaCl；⑥其他。

4．生化鉴定

4.1 糖（醇）类发酵试验　①葡萄糖发酵试验；②醇的发酵；③ β- 半乳糖苷酶试验；④其他。

4.2 甲基红试验（M.R 试验）

4.3 Voges-Proskauer 试验（伏 - 普试验，V-P 试验）

4.4 靛基质（吲哚）试验

4.5 硫化氢试验

4.6 明胶液化试验

4.7 柠檬酸盐利用试验

4.8 淀粉水解试验

5．抗生素敏感性

对抗生素敏感的种类及敏感程度（最小抑制浓度；minimum inhibitory concentration，MIC）。

6．免疫特征

细胞或体液免疫及其保护作用。

7．血清学鉴定

鉴定结果。

8．分子分型

8.1 脉冲场凝胶电泳（pulsed field gel electrophoresis，PFGE） 鉴定结果。

8.2 多位点可变数目串联重复序列分析 鉴定结果。

8.3 16S rRNA 鉴定

9．遗传信息

9.1 核酸类型 ① DNA；② RNA。

9.2 碱基组成 ［（G+C）mol%］。

9.3 基因组的大小 以 kb 或者 Mb 表示。

10．流行病学信息

10.1 宿主 ①人；②牛；③狗；④鼠；⑤禽；⑥猪；⑦其他。

10.2 感染方式和途径 ①呼吸道传播；②血液传播；③接触传播；④其他。

10.3 危害方式 菌种对宿主的危害方式：①致病；②传播疾病；③其他。

10.4 消毒方法 杀灭或清除传播媒介上的病原生物，使其达到无害化的处理：①高压蒸汽灭菌；②干热灭菌；③紫外线消毒；④环氧乙烷气体消毒；⑤臭氧消毒；⑥戊二醛消毒；⑦过氧乙酸消毒；⑧过氧化氢消毒；⑨含氯消毒剂消毒；⑩乙醇消毒。

11．其他

11.1 图像信息 菌种的实物图像信息，镜检图像、菌落形态、电镜图片等。

11.2 文献信息 菌种相关参考文献。

（二）细菌菌种数据个性描述表

数据技术规范

护照信息		
编号		
中文名称		学名
界名		
门名		纲名
目名		科名
属名		种名
别名		
原产国或地区		
资源采集地		资源采集单位
采集人		鉴定人
资源采集时间		采集地生态
海拔高度		经度
纬度		
主要用途	①研究　②教学　③疾病控制　④生产　⑤分析检测　⑥其他	
保藏方法	①低温：−80℃ ~ −40℃　②冻干：2℃ ~ 8℃　③其他	
生物危害程度	①一类　②二类　③三类　④四类　⑤未定	
模式菌株	①模式菌株　②非模式菌株	
收藏单位		
共享方式	①公益性共享 ②公益性借用共享 ③合作立项研究共享 ④知识产权性交易共享 ⑤资源交换性共享 ⑥行政许可性共享 ⑦收藏地共享	

续表

获取途径	①购买　②赠送　③临床收集　④环境分离　⑤其他
联系方式	①联系人　②地址　③邮编 ④传真　⑤电话　⑥E-mail　⑦其他

<table>
<tr><td colspan="2" align="center">形态信息</td></tr>
<tr><td>大小</td><td></td></tr>
<tr><td>形状</td><td>①球菌
②杆菌：a. 短杆状　b. 棒杆状　c. 梭状　d. 月亮状　e. 分枝状
f. 球杆状　g. 丝状　h. 直杆状　i. 弯曲杆状
③螺旋菌：a. 弧菌　b. 螺菌　c. 螺旋体
④柄细菌：特殊形态
⑤鞘衣菌：特殊形态
⑥支原体、衣原体</td></tr>
<tr><td>排列方式</td><td>①球菌：单球菌、双球菌、链球菌、四叠球菌、八叠球菌
②杆菌：链状、栅状、八字状</td></tr>
<tr><td>鞭毛运动方式
（运动性）</td><td>①螺旋状波动
②圆锥状旋转</td></tr>
<tr><td>鞭毛特征</td><td>①单端鞭毛　②丛生鞭毛
③两端鞭毛　④周毛</td></tr>
<tr><td>细菌染色</td><td>①革兰氏颜色反应：革兰氏阳性（G⁺）/ 革兰氏阴性（G⁻）
②抗酸染色
③荧光染色
④其他：鞭毛染色、异染颗粒染色、荚膜染色</td></tr>
<tr><td>菌落特征</td><td>①大小　②形状　③边缘　④光泽　⑤质地
⑥颜色　⑦透明程度</td></tr>
<tr><td colspan="2" align="center">培养特征</td></tr>
<tr><td>培养基</td><td>①牛肉膏琼脂培养基　②牛心培养基　③淀粉硝酸盐培养基　④面粉琼脂培养基　⑤BG-11 培养基　⑥EMB 培养基　⑦2216E 培养基
⑧伊红美蓝培养基　⑨罗氏培养基　⑩其他</td></tr>
<tr><td>培养条件</td><td>①氧气 / 二氧化碳　②光照　③温度　④pH　⑤NaCl　⑥其他</td></tr>
</table>

数据技术规范

续表

生化鉴定	a 糖（醇）类发酵试验： ①葡萄糖发酵试验　②醇的发酵　③β-半乳糖苷酶试验　④其他 b 甲基红试验（M.R 试验） c Voges-Proskauer 试验（伏 - 普试验，V-P 试验） d 靛基质（吲哚）试验 e 硫化氢试验 f 明胶液化试验 g 柠檬酸盐利用试验 h 淀粉水解试验		
抗生素敏感性			
免疫特征		血清学鉴定	
分子分型			
脉冲场凝胶电泳 （PFGE）		多位点可变数目 串联重复序列分析	
16S rRNA 鉴定			
遗传信息			
核酸类型	① DNA　② RNA		
碱基组成 [（G+C）mol%]		基因组的大小	
流行病学信息			
宿主	①人　②牛　③狗　④鼠　⑤禽　⑥猪　⑦其他		
感染方式和途径	①呼吸道传播　②血液传播 ③接触传播　④其他		
危害方式	①致病　②传播疾病　③其他		
消毒方法	①高压蒸汽灭菌　②干热灭菌　③紫外线消毒　④环氧乙烷气体消毒 ⑤臭氧消毒　⑥戊二醛消毒　⑦过氧乙酸消毒　⑧过氧化氢消毒　⑨含氯消毒剂消毒　⑩乙醇消毒		
其他			
图像信息		文献信息	

三、病毒毒种数据管理技术规范

（一）病毒毒种数据个性描述规范

1. 护照信息

1.1 编号　原始编号、资源归类编码、中心保藏编号、其他保藏机构编号等。

1.2 学名　应指明该毒株的完整的科学名称。

1.3 中文名称　应指明该毒株的中文名称（如有别名，可在括号中注明）。尚无中文译名时，填写"暂无"。

1.4 来源历史　应指明得到该毒株的途径。如毒株转移经过多个保藏机构，则保藏机构之间用一个左指向的箭头"←"连接。示例：← DSMZ

1.5 分离人　应指明该毒株最初分离人的姓名。

1.6 分离时间　应指明该毒株的分离时间。格式为 YYYY-MM-DD，其中 YYYY 为年，MM 为月，DD 为日。

1.7 鉴定人　宜指明该毒株的鉴定人。

1.8 鉴定人所在单位　宜指明该毒株的鉴定人所在单位。

1.9 保藏时间　宜指明保藏机构收集、保存该毒株的时间。格式为 YYYY-MM-DD，其中 YYYY 为年，MM 为月，DD 为日。

1.10 原产国或地区　应指明该毒株分离样本采集地所在国家或地区的名称。

1.11 采集地区　宜指明该毒株的采集地行政区划，详细到县。

1.12 分离基物　宜指明具体的分离样本名称。

1.13 采集地生态环境　宜描述该毒株分离样本采集具体地点的生态环境，参照《微生物菌种资源采集环境描述规范》。

1.14 生物危害程度　应指明该毒株的生物危害等级归类，参照《病原微生物实验室生物安全管理条例》：①一类；②二类；③三类；④四类；⑤未定。

1.15 参考毒株　凡是参考毒株应予指明：①参考毒株；②非参考毒株。

1.16 参考文献　与病毒毒种相关的资料信息，包括：①书籍；②期刊；③学术报告；④其他。

1.17 共享方式　资源共享的方式：①公益性共享；②公益性借用共享；③合作研究共享；④知识产权性交易共享；⑤资源交换性共享；⑥收藏地共享；⑦行政许可性共享。

1.18 获取途径　获取资源的途径：①购买；②赠送；③临床收集；④环境分离；⑤其他。

1.19 联系方式　获取资源的联系方式：①联系人；②地址；③邮编；④传真；

⑤电话；⑥ E-mail；⑦其他。

2．形态学特征

2.1 病毒形状　病毒在电子显微镜下的形状描述：①球形；②子弹形；③砖形；④卵形；⑤杆状；⑥丝状；⑦多形状；⑧其他类型。

2.2 排列方式　多个病毒粒子的排列方式，是否形成结晶等。

2.3 有无纤突　①有表面纤突；②无表面纤突。

2.4 纤突特征

2.5 囊膜　①有囊膜；②无囊膜。

2.6 衣壳形态　衣壳对称性和结构：①立体对称（立体对称病毒粒子的壳粒数目）；②螺旋对称；③复合对称。

2.7 病毒的大小　完整病毒的体积描述，以 nm 表示。

3．培养特性

3.1 培养物　适合病毒毒种生长的营养物质，包括：①敏感细胞 /vero 细胞；②禽类胚胎；③动物。

3.2 培养条件　适合病毒毒种所需要的条件（填写）：①温度；② pH 值；③营养因子；④其他条件。

3.3 培养时间　病毒毒种在特定培养条件下，生长至最高滴度所需要的时间，以小时（h）表示。

3.4 其他特征　病毒粒子在培养物（细胞或禽胚或动物）内的（填写）特征：①聚集场所；②装配场所；③成熟；④释放部位；⑤细胞病变效应。

4．生化特性

4.1 分子量

4.2 浮密度

4.3 沉降系数

4.4 对酸碱性的稳定性

4.5 对热的稳定性

4.6 对两价离子（Mg^{2+} 和 Mn^{2+}）的稳定性　日常的病毒培养分离传代鉴定均未涉及这 2 种离子，适用于特殊病毒的建议注明。

4.7 对乙醚或氯仿的稳定性

4.8 对消毒剂的稳定性

4.9 对辐射的稳定性

5．细胞化学 / 蛋白质

5.1　结构蛋白的数目和氨基酸的序列

5.2　结构蛋白的大小

5.3　结构蛋白的功能

5.4　非结构蛋白的数目和氨基酸序列

5.5　非结构蛋白的大小

5.6　非结构蛋白的功能

6．遗传信息

6.1　核酸类型　①DNA；②RNA。

6.2　核苷酸序列　全部或部分序列。

6.3　基因组的大小　基因组的碱基对数目，以 kb 表示。

6.4　碱基链数目　①单股；②双股。

6.5　碱基链存在方式　①线状；②环状。

6.6　碱基链性质　①正义；②负义；③双义。

6.7　基因组连续性　①分节段；②不分节段。

6.8　节段信息　①节段名称；②节段大小；③节段数目。

6.9　开放阅读框的数目和位置

7．流行病学信息及生物学特征

7.1　自然宿主

7.2　流行季节

7.3　传播方式

7.4　地理分布

7.5　组织嗜性

7.6　对宿主致病的病理变化

7.7　消毒方法　杀灭或清除传播媒介上病原生物，使其达到无害化的处理：①高压蒸汽灭菌；②干热灭菌；③紫外线消毒；④过氧乙酸消毒；⑤过氧化氢消毒；⑥含氯消毒剂消毒；⑦乙醇消毒。

7.8　血清型

7.9　抗原性　与同种或同属病毒的血清学关系或与标准毒株、参考毒株或疫苗毒株的血清学关系。

7.10　基因型

7.11　致病性　是否致病、致病对象、致病力。对细胞或禽胚或动物的致病力分别以细胞培养半数感染量（cell culture infective dose 50%，CCID50）、半数组织

数据技术规范

培养感染剂量（tissue culture infective dose 50%，TCID50）、鸡胚半数感染量（egg infections dose 50%，EID50）或半数致死量（Median lethal dose，LD50）表示。

7.12　常用分离样本　①咽拭子；②肛门拭子；③其他。

7.13　保藏方式　①液氮超低温冻结法；②−80℃冰箱冻结法；③真空冷冻干燥法；④定期移植法；⑤其他。

7.14　毒株代数

8．其他

该病毒特有的或必须说明的，但上述项目中未包括的特征（人员防护要求、实验室操作要求等）。

（二）病毒毒种数据个性描述表

护照信息			
编号			
中文名称		学名	
来源历史			
分离人		分离时间	
鉴定人		鉴定人所在单位	
保藏时间		原产国或地区	
采集地区		分离基物	
采集地生态环境			
生物危害程度	①一类　②二类　③三类　④四类　⑤未定		
参考毒株	①参考毒株　②非参考毒株		
参考文献	①书籍　②期刊　③学术报告　④其他		
共享方式	①公益性共享 ②公益性借用共享 ③合作立项研究共享 ④知识产权性交易共享 ⑤资源交换性共享 ⑥行政许可性共享 ⑦收藏地共享		

续表

获取途径	①购买　②赠送　③临床收集　④环境分离　⑤其他		
联系方式	①联系人　②地址　③邮编　④传真　⑤电话　⑥ E-mail　⑦其他		
形态学特征			
病毒形状	形状	①球形　②子弹形　③砖形　④卵形　⑤杆状　⑥丝状 ⑦多形状　⑧其他类型	
	排列方式		
纤突	有无纤突	①有表面纤突　②无表面纤突	
	特征		
囊膜	①有囊膜 ②无囊膜	衣壳形态	①立体对称 ②螺旋对称 ③复合对称
病毒的大小			
培养特性			
培养物	①敏感细胞　②禽胚　③动物		
培养条件	①温度　② pH　③营养因子　④其他条件		
培养时间			
其他特征	①聚集场所　②装配场所　③成熟　④释放部位　⑤细胞病变效应		
生化特性			
分子量		浮密度	
沉降系数		对酸碱性的稳定性	
对热的稳定性		对两价离子（Mg^{2+} 和 Mn^{2+}）的稳定性	
对乙醚或氯仿的稳定性		对消毒剂的稳定性	
对辐射的稳定性			
细胞化学 / 蛋白质			

数据技术规范

结构蛋白的数目和氨基酸的序列		结构蛋白的大小	
结构蛋白的功能		非结构蛋白的数目和氨基酸序列	
非结构蛋白的大小		非结构蛋白的功能	
遗传信息			
核酸类型		核苷酸序列	
基因组的大小		碱基链数目	①单股②双股
碱基链存在方式	①线状②环状	碱基链性质	①正义②负义③双义
基因组连续性	①分节段②不分节段	开放阅读框的数目和位置	
节段信息	①节段名称②节段大小③节段数目		
流行病学信息及生物学特征			
自然宿主		流行季节	
传播方式		组织嗜性	
地理分布		对宿主致病的病理变化	
消毒方法	①高压蒸汽灭菌　②干热灭菌　③紫外线消毒　④过氧乙酸消毒⑤过氧化氢消毒　⑥含氯消毒剂消毒　⑦乙醇消毒		
血清型		抗原性	
基因型		致病性	
常用分离样本	①咽拭子　②肛门拭子　③其他		
保藏方式	①液氮超低温冻结法　②-80℃冰箱冻结法　③真空冷冻干燥法④定期移植法　⑤其他		
毒株代数			

四、真菌菌种数据管理技术规范

（一）真菌菌种数据个性描述规范

1. 护照信息

1.1 编号 原始编号、资源归类编码、保藏中心编号、其他保藏机构编号等。

1.2 中文名称 病原生物菌种资源的中文名称。尚无中文译名时，可填"暂无"。

1.3 学名 病原生物菌种资源的完整科学名称。

1.4 界名 菌种在分类学上的界名：中文（拉丁文）。

1.5 门名 菌种在分类学上的门名：中文（拉丁文）。

1.6 纲名 菌种在分类学上的纲名：中文（拉丁文）。

1.7 目名 菌种在分类学上的目名：中文（拉丁文）。

1.8 科名 菌种在分类学上的科名：中文（拉丁文）。

1.9 属名 菌种在分类学上的属名：中文（拉丁文）。

1.10 种名 菌种在分类学上的种名：中文（拉丁文）。

1.11 亚种 菌种在分类学上的亚种：中文（拉丁文）。

1.12 亚型 菌种在分类学上的亚型：中文（拉丁文）。

1.13 别名 菌种常用的同种异名。

1.14 原产国或地区 应指明该菌种分离样本采集地所在国家或地区的名称。

1.15 资源采集地 宜指明该菌种的采集地行政区划，详细到县。

1.16 资源采集单位 采集机构的名称及缩写。

1.17 采集人 采集者的姓名。

1.18 鉴定人 鉴定者的姓名。

1.19 资源采集时间 采集的具体时间，年、月、日，格式为 YYYY-MM-DD，其中 YYYY 为年，MM 为月，DD 为日。

1.20 采集地生态 采集地点的生态环境描述。

1.21 海拔高度 采集地的海拔高度。

1.22 经度 采集地的经度。

1.23 纬度 采集地的纬度。

1.24 主要用途 ①分类；②研究；③教学；④分析检测；⑤生产；⑥其他。

1.25 保藏方法 菌种的保藏形式：①液氮超低温冻结法；②−80℃冰箱冻结法；③真空冷冻干燥法；④定期移植法；⑤其他。

1.26 生物危害程度 生物危害程度归类，其分类方法见《病原微生物实验室生物安全管理条例》：①一类；②二类；③三类；④四类；⑤未定。

1.27　模式菌株　该菌种是否是模式菌株：①模式菌株；②非模式菌株。

1.28　收藏单位　菌种转移信息。

1.29　共享方式　资源共享的方式：①公益性共享；②公益性借用共享；③合作研究共享；④知识产权性交易共享；⑤资源交换性共享；⑥收藏地共享；⑦行政许可性共享。

1.30　获取途径　获取资源的途径：①购买；②赠送；③临床收集；④环境分离；⑤其他。

1.31　联系方式　获取资源的联系方式：①联系人；②地址；③邮编；④传真；⑤电话；⑥ E-mail；⑦其他。

2．形态信息

2.1　大小　单位 μm。

2.2　形态特征　①酵母及酵母样真菌（真菌丝、假菌丝、荚膜，厚垣孢子、芽生孢子、分生孢子、关节孢子、孢子囊孢子）；②霉菌（暗色菌丝、透明菌丝，有隔菌丝、无隔菌丝，特殊结构，厚垣孢子、芽生孢子、分生孢子、关节孢子、孢子囊孢子）；③双相真菌的菌丝相、酵母相的描述信息及转化实验。

2.3　产孢方式

2.4　镜下特征　特殊孢子、特殊菌丝、特殊菌丝与孢子的排列。

2.5　菌落特征　①大小；②形状；③边缘；④光泽；⑤质地；⑥颜色；⑦生长速度。

3．培养特征

3.1　培养基　① SDA 培养基；② PDA 培养基；③ YPD 培养基；④察氏培养基；⑤脑心浸液琼脂培养基；⑥马丁培养基。

3.2　培养条件　条件需求：①氧气；②湿度；③温度；④ pH；⑤特殊营养；⑥其他。

4．生化鉴定

4.1　生理生化反应　微生物自动鉴定仪的结果。

4.2　抗真菌药物敏感性　对抗真菌药物敏感的种类及敏感程度。

4.3　血清学鉴定　鉴定结果。

5．分子分型

5.1　内转录间隔（internal transcribed spacer，ITS）区测序

5.2　线粒体 DNA

5.3　核糖体 RNA 非转录间隔（non-transcribed spacer，NTS）区

5.4　核糖体 RNA　核糖体大亚基（large submit，LSU）区、核糖体小亚基（small submit，SSU）区测序

5.5　β- 微管蛋白（β-tubulin，Bt2）区

5.6　随机扩增多态性 DNA（random amplified polymorphic DNA，RAPD）

5.7　基因型微卫星分析　鉴定结果。

6．遗传信息

6.1　核酸类型　① DNA；② RNA。

6.2　碱基组成　[（G+C）mol%]。

6.3　基因组的大小　以 Mb 表示。

6.4　基因组特点

7．基质辅助激光解析电离飞行时间（matrix-assisted laser desorption/ionization time of flight，MALDI-TOF）质谱信息

7.1　图谱信息

8．流行病学信息

8.1　宿主　①人；②牛；③狗；④鼠；⑤其他。

8.2　感染方式和途径　①呼吸道传播；②血液传播；③接触传播；④内源性播散。

8.3　危害方式　菌种对宿主的危害方式：①致病；②传播疾病；③致敏；④致癌；⑤中毒。

8.4　消毒方法　杀灭或清除传播媒介上病原生物，使其达到无害化的处理：①高压蒸汽灭菌；②干热灭菌；③紫外线消毒；④环氧乙烷气体消毒；⑤臭氧消毒；⑥苯酚消毒；⑦戊二醛消毒；⑧过氧乙酸消毒；⑨过氧化氢消毒；⑩含氯消毒剂消毒；⑪乙醇消毒。

9．其他

9.1　图像信息　菌种的实物图像信息。

9.2　文献信息　菌种相关参考文献。

（二）真菌菌种数据个性描述表

护照信息			
编号			
中文名称		外文名称	
界名			
门名		纲名	
目名		科名	
属名		种名	
亚种		亚型	
别名			
原产国或地区			
资源采集地		资源采集单位	
采集人		鉴定人	
资源采集时间		采集地生态	
海拔高度		经度	
纬度			
主要用途	①研究　②教学　③疾病控制　④生产　⑤分析检测　⑥其他		
保藏方法	①液氮超低温冻结法 ②−80℃冰箱冻结法 ③真空冷冻干燥法 ④定期移植法 ⑤其他		
生物危害程度	①一类　②二类　③三类　④四类　⑤未定		
模式菌株	①模式菌株　②非模式菌株		
收藏单位			
共享方式	①公益性共享 ②公益性借用共享 ③合作立项研究共享 ④知识产权性交易共享 ⑤资源交换性共享 ⑥行政许可性共享 ⑦收藏地共享		

续表

获取途径	①购买 ②赠送 ③临床收集 ④环境分离 ⑤其他		
联系方式	①联系人 ②地址 ③邮编 ④传真 ⑤电话 ⑥ E-mail ⑦其他		
形态信息			
大小			
形态特征	①酵母及酵母样真菌（真菌丝、假菌丝、荚膜，厚垣孢子、芽生孢子、分生孢子、关节孢子、孢子囊孢子）； ②霉菌（暗色菌丝、透明菌丝，有隔菌丝、无隔菌丝，特殊结构，厚垣孢子、芽生孢子、分生孢子、关节孢子、孢子囊孢子）； ③双相真菌（菌丝相、酵母相的描述信息及转化实验）；		
产孢方式			
镜下特征	①特殊孢子 ②特殊菌丝 ③特殊菌丝与孢子的排列 ④特殊结构		
菌落特征	①大小 ②形状 ③边缘 ④光泽 ⑤质地 ⑥颜色 ⑦生长速度		
培养特征			
培养基	① SDA 培养基 ② PDA 培养基 ③ YPD 培养基 ④察氏培养基 ⑤脑心浸液琼脂培养基 ⑥马丁培养基		
培养条件	①氧气 ②湿度 ③温度 ④ pH ⑤特殊营养 ⑥其他		
生化鉴定			
生理生化反应	微生物自动鉴定仪的结果		
抗真菌药物敏感性	对抗真菌药物敏感的种类及敏感程度		
血清学鉴定			
分子分型			
ITS 区测序		线粒体 DNA、核糖体 R NA 非转录间隔（NTS）区	
核糖体 RNA（LSU、SSU）		β- 微管蛋白（Bt2）区	
随机扩增多态性 DNA（RAPD）		基因型微卫星分析	
遗传信息			
核酸类型	① DNA ② RNA		
碱基组成（G+C）mol%		基因组的大小	

数据技术规范

续表

<table>
<tr><td colspan="3" align="center">MALDI-TOF 质谱信息</td></tr>
<tr><td>图谱信息</td><td colspan="2"></td></tr>
<tr><td colspan="3" align="center">流行病学信息</td></tr>
<tr><td>宿主</td><td colspan="2">①人　②牛　③狗　④鼠　⑤其他</td></tr>
<tr><td>感染方式和途径</td><td colspan="2">①呼吸道传播　②血液传播　③接触传播　④内源性播散</td></tr>
<tr><td>危害方式</td><td colspan="2">①致病　②传播疾病　③致敏　④致癌　⑤中毒</td></tr>
<tr><td>消毒方法</td><td colspan="2">①高压蒸汽灭菌　②干热灭菌　③紫外线消毒　④环氧乙烷气体消毒
⑤臭氧消毒　⑥苯酚消毒　⑦戊二醛消毒　⑧过氧乙酸消毒　⑨过氧
化氢消毒　⑩含氯消毒剂消毒　⑪乙醇消毒</td></tr>
<tr><td colspan="3" align="center">其他</td></tr>
<tr><td>图像信息</td><td></td><td>文献信息</td></tr>
</table>

五、寄生虫虫种数据管理技术规范

（一）寄生虫虫种数据个性描述规范

1．护照信息

1.1　编号　原始编号、资源归类编码、中心保藏编号、其他保藏机构编号等。

1.2　中文名称　寄生虫资源的虫种中文实物名称。

1.3　学名　寄生虫资源的拉丁文实物名称。

1.4　界名　寄生虫资源在分类学上的界名：中文（拉丁文）。

1.5　门名　寄生虫资源在分类学上的门名：中文（拉丁文）。

1.6　纲名　寄生虫资源在分类学上的纲名：中文（拉丁文）。

1.7　目名　寄生虫资源在分类学上的目名：中文（拉丁文）。

1.8　科名　寄生虫资源在分类学上的科名：中文（拉丁文）。

1.9　属名　寄生虫资源在分类学上的属名：中文（拉丁文）。

1.10　种名　寄生虫资源在分类学上的种名：中文（拉丁文）。

1.11　别名　寄生虫资源常用的同种异名。

1.12　资源采集地　宜指明该虫种的采集地行政区划，详细到县。

1.13　原产国或地区　应指明该虫种分离样本采集地所在国家或地区的名称。

1.14　资源采集单位　采集机构的名称及缩写。

1.15　资源采集时间　采集的具体时间，年、月、日，格式为 YYYY-MM-DD，其中 YYYY 为年，MM 为月，DD 为日。

1.16　共享方式　资源共享的方式：①公益性共享；②公益性借用共享；③合作研究共享；④知识产权性交易共享；⑤资源交换性共享；⑥收藏地共享；⑦行政许可性共享。

1.17　获取途径　获取资源的途径：①购买；②赠送；③临床收集；④环境分离；⑤其他。

1.18　联系方式　获取资源的联系方式：①联系人；②地址；③邮编；④传真；⑤电话；⑥ E-mail；⑦其他。

2．标记信息

2.1　类别特征　寄生虫的主要寄生宿主类别：①人体寄生虫；②人畜共患寄生虫；③动物寄生虫；④植物寄生虫；⑤其他寄生虫；⑥节肢动物；⑦软体动物；⑧甲壳动物。

2.2　主要用途　①分类；②研究；③教学；④分析检测；⑤生产；⑥其他。

2.3　资源保存类型　寄生虫种质资源的保存形式：①固定标本；②活体；③生

物材料；④其他。

3．特征特性描述信息

3.1 形态　寄生虫的形态描述或数据库链接。

3.2 生活史　寄生虫的生活史描述或数据库链接。

3.3 宿主　寄生虫的宿主：①终末宿主；②中间宿主；③保虫宿主；④转续宿主。

3.4 感染阶段　①成熟包囊/卵囊；②尾蚴；③丝状蚴；④虫卵和囊尾蚴；⑤感染性棘头体；⑥吸血；⑦并殖吸虫囊蚴；⑧源头节。

3.5 感染方式和途径　①经口；②接触；③皮肤；④自身；⑤呼吸道；⑥虫媒叮咬；⑦胎盘；⑧血液；⑨其他。

3.6 危害方式　寄生虫对宿主的危害方式：①致病；②传播疾病；③其他。

3.7 生物危害程度　该种寄生虫的生物危害程度归类：①一类；②二类；③三类；④四类；⑤未定。

3.8 消毒方法　杀灭或清除传播媒介上病原生物，使其达到无害化的处理：①高压蒸汽灭菌；②干热灭菌；③紫外线消毒；④环氧乙烷气体消毒；⑤臭氧消毒；⑥戊二醛消毒；⑦过氧乙酸消毒；⑧过氧化氢消毒；⑨含氯消毒剂消毒；⑩乙醇消毒。

4．其他描述信息

4.1 图像信息　寄生虫种质资源的实物图像信息。

4.2 记录地址　提供寄生虫种质资源实物详细信息的网址或数据库链接（个性描述信息）。

5．采集/收藏单位信息

5.1 资源采集单位　寄生虫种质资源采集机构的名称及缩写。

5.2 采集人　寄生虫种质资源采集者的姓名。

5.3 鉴定人　寄生虫种质资源鉴定者的姓名。

5.4 资源采集时间　寄生虫种质资源采集的具体时间，年、月、日，格式为YYYY-MM-DD，其中 YYYY 为年，MM 为月，DD 为日。

5.5 资源采集地　寄生虫种质资源的采集具体地点。

5.6 采集地生态　寄生虫种质资源采集地点的生态环境描述。

5.7 海拔高度　寄生虫种质资源采集地的海拔高度。

5.8 经度　寄生虫种质资源采集地的经度。

5.9 纬度　寄生虫种质资源采集地的纬度。

5.10 模式标本　①模式标本；②非模式标本。

5.11 资源收藏单位　寄生虫种质资源保存机构单位的名称。

5.12 资源保存方式 寄生虫种质资源的保存方式：①低温保存；②动物传代；③体外培养；④玻片标本；⑤虫体标本；⑥病理标本；⑦其他。

（二）寄生虫虫种数据个性描述表

护照信息			
编号			
中文名称		学名	
界名			
门名		纲名	
目名		科名	
属名		种名	
别名			
原产国或地区			
资源采集地			
资源采集单位		资源采集时间	
共享方式	①公益性共享　②公益性借用共享　③合作立项研究共享 ④知识产权性交易共享　⑤资源交换性共享　⑥行政许可性共享 ⑦收藏地共享		
获取途径	①购买　②赠送　③临床收集　④环境分离　⑤其他		
联系方式	①联系人　②地址　③邮编　④传真　⑤电话　⑥ E-mail　⑦其他		
标记信息			
类别特征	①人体寄生虫 ②人畜共患寄生虫 ③动物寄生虫 ④植物寄生虫 ⑤其他寄生虫 ⑥节肢动物 ⑦软体动物 ⑧甲壳动物		
主要用途	①研究　②教学　③疾病控制　④生产　⑤分析检测　⑥其他		
资源保存类型	①固定标本　②活体　③生物材料　④其他		

数据技术规范

续表

基本特征描述信息		
形态		
生活史	宿主	
感染阶段	①成熟包囊/卵囊　②尾蚴　③丝状蚴　④虫卵和囊尾蚴 ⑤感染性棘头体　⑥吸血　⑦并殖吸虫囊蚴　⑧源头节	
感染方式和途径	①经口　②接触　③皮肤　④自身　⑤呼吸道　⑥虫媒叮咬 ⑦胎盘　⑧血液　⑨其他	
危害方式	①致病　②传播疾病　③其他	
生物危害等级	①一级　②二级　③三级　④四级　⑤未定	
消毒方法	①高压蒸汽灭菌　②干热灭菌　③紫外线消毒　④环氧乙烷气体消毒 ⑤臭氧消毒　⑥戊二醛消毒　⑦过氧乙酸消毒　⑧过氧化氢消毒 ⑨含氯消毒剂消毒　⑩乙醇消毒	
其他描述信息		
图像信息	记录地址	
采集/收藏单位信息		
资源采集单位	采集人	
鉴定人	资源采集时间	
资源采集地	采集地生态	
海拔高度	经度	纬度
模式标本	①模式标本　②非模式标本	
资源收藏单位		
资源保存方式	①低温保存　②动物传代　③体外培养　④玻片标本 ⑤虫体标本　⑥病理标本　⑦其他	

二、病原微生物保藏技术概述

保藏技术

概述

病原微生物菌（毒）种是指可培养的，人间传染的真菌、放线菌、细菌、立克次体、螺旋体、支原体、衣原体、病毒等具有保存价值的，经过保藏机构鉴定、分类并给予固定编号的微生物。它是从事微生物学及生命科学研究的基本材料。作为一项重要的生物资源，病原微生物菌（毒）种在医学研究和传染病的防控，如诊断试剂的制备、疫苗的生产、新现（emerging）与再现（reemerging）病原微生物的研究、病原微生物致病机制的研究、标准化诊断方法和技术的建立、抗感染免疫的基础理论及应用的研究、药物敏感性实验及抗感染药物的研制与开发中具有重要作用。随着病原微生物菌（毒）种供应的持续来源需求逐渐增加，使菌（毒）种保持稳定的生物活性、生物特征和遗传特性用于教学与科研是保藏工作者急需解决的问题之一。因此，病原微生物菌（毒）种的保藏方法与技术的研究尤为重要。

目前菌（毒）种的保藏技术研究分两个方向：一是科研机构寻找保藏期长且稳定的方法，如冷冻干燥法、液氮超低温保藏法等，同时开展保藏基础理论的研究；二是基层单位寻找简便实用、经济的方法，如定期移植法等。冷冻干燥法是目前保藏技术领域研究最多、使用最广泛的一种方法，同时也被证明是长期保存微生物菌（毒）种最安全、可靠的方法。它集冷冻和干燥为一体，应用于病原微生物菌（毒）种、疫苗、生化产品的长期保存。其原理是将冷冻状态下的菌（毒）种在真空减压情况下利用升华现象去除水分，使菌（毒）种处于干燥、缺氧状态，降低新陈代谢速度，使细菌的生命活动处于半永久性的休眠状态，从而达到保藏目的。冷冻干燥法的操作较为繁琐，因此影响冷冻干燥效果的因素众多，如微生物的生理状态、菌悬液浓度、菌龄、菌（毒）种的抗逆能力、环境因素、培养基的种类、保护剂类型、保护剂浓度、预冻温度及时间、降温速率、冷冻干燥条件、细胞含水量等。关于冷冻干燥法研究的问题集中在保护剂的选择和解冻后菌（毒）种生理特性变化这两方面。其目的是力求提高微生物菌（毒）种的生物学活性和延长其保存期限，进而对保藏质量加以控制。液氮超低温保藏法是除冷冻干燥法外另一公认的长期保藏菌（毒）种方法，具有操作简便、高效的特点。其主要原理是利用微生物在 −130℃的低温环境下新陈代谢趋于停止，菌（毒）种处于休眠状态，因此在液氮中（−196℃的超低温环境下）可有效地进行菌（毒）种保藏。通常保藏时间可达 15 年以上。冷冻干燥法和液氮超低温保藏法作为长期保藏微生物的效果虽好，但对操作条件和使用设备要求高，一般基层单位难以实施，影响了其在基层单位的实际应用。取而代之的是定期移植法，此方法简单易行，不需要特殊设备，能随时观察保藏的菌（毒）种是否死亡、变异或污染杂菌，常用的方法有琼脂斜面法、半固体穿刺法等。

随着科学技术研究的不断深入发展与进步、科技创新能力的不断提升、知识产权体系的不断完善，大量新方法、新技术被应用于菌（毒）种保藏领域的研究中。自 2005 年至今，微生物保藏领域被授权的发明和实用新型专利主要涉及菌（毒）种保藏技术、保存介质、保藏设备（装置）、标签技术等。

关于保藏技术的专利主要集中在对方法和步骤的改进上。在国外，有专门针对逆转录病毒的保藏方法的专利，可将病毒维持在溶液中并保持非冻结状态，溶液中含有蛋白质和糖类；还有收集细菌菌落的装置的专利，包括光学透明容器、培养基、显示屏等，以及涉及通过联通多孔材料保存微生物的方法，此专利的重点创新在于多孔材料。除此也有涉及微生物的冷冻干燥方法的专利。在我国，有针对菌种保藏液的发明，可使菌种在 0 ~ 26℃下长期保藏，并维持良好活力。某些菌种保藏方法具有较高的生物安全性和保存效能，且具有操作简便、易于转运的特点。除此，我国自主研发的实用新型菌种保藏装置专利，如菌种保藏柜、低温保藏盒培养兼用装置、菌种保存管等也层出不穷。特别是新冠肺炎疫情以来，高致病性病原微生物的保藏工作备受重视。由我国自主研发的生物安全型冻干工作站，作为重要保藏用生物安全防护设备，越发受到青睐。

由于菌（毒）种保藏技术众多、方法各异，是一项较为繁杂的科研工作，我们必须从多方面开展研究。日常工作中结合实际需要，选择适宜、简便、实用的技术、方法进行保藏是今后菌（毒）种保藏研究的目标之一。科研机构及高等院校应多做一些保藏基础理论的研究探讨，开展各种保藏条件、介质、方法对菌（毒）种生理生化特性 / 形态结构等影响的保藏研究，以期对菌（毒）种保藏工作进行指导，这将是菌（毒）种保藏工作者的努力方向。

常见保护剂介绍

1．根据保护剂的化学结构进行分类　根据保护剂的化学结构大体可将保护剂分为三类：糖类保护剂、蛋白类保护剂及其他保护剂。其中糖类保护剂和蛋白类保护剂是相关研究中应用最广泛的两类保护剂，是研究人员进行相关研究时优先考虑的对象。

糖类保护剂主要包括单糖、二糖、三糖。最常用的单糖保护剂有葡萄糖、果糖、半乳糖，其中半乳糖的保护效果最好。二糖对细菌的保护作用普遍较好，其中最常用的保护剂有海藻糖、蔗糖、乳糖。三糖中最常用且对细菌保护作用最好的保护剂是棉籽糖。

蛋白类保护剂主要包括牛乳蛋白、血清、大豆蛋白、胶原蛋白等，有研究表明蛋白质比糖类有更高的玻璃化转变温度，在冷冻干燥形成玻璃态方面，蛋白质在其中扮演着更为重要的角色。此外，蛋白质可在微生物细胞壁外形成保护性外膜。0.1 ~ 4 g/100 ml 的血清白蛋白在很长一段时间里一直是病毒和立克次体冻干保护剂的首要选择。有研究表明，2 g/100 ml 的类人胶原蛋白可使长双歧杆菌（*Bifidobacterium longum*）存活率达到 39.09% ± 1.27%。

2．根据保护剂的来源进行分类　根据保护剂的来源可将保护剂分为内源性保护剂和外源性保护剂两大类。内源性保护剂是指微生物本身存在的或培养条件、周围环境改变使其自身合成的具有保护性的物质。外源性保护剂是指冷冻前另加入菌悬液中以保护为目的的物质，此种分类研究方法主要针对的是海藻糖。最早研究发现酵母菌中有特殊的海藻糖载体，所以很多酵母菌细胞内都存在一定量的海藻糖，它可使酵母菌在高温、冷冻、干燥、高渗透压等恶劣环境中生存，并且在冷冻干燥过程中，只有细胞膜两侧都存在海藻糖才能有效地保护酵母菌，如果冷冻前的准备时间不足无法使细胞运输足够的海藻糖进入细胞内，将降低酵母菌的存活率。

为了提高细胞质中海藻糖的含量，可在培养微生物过程中，用海藻糖或柠檬酸取代葡萄糖作为碳源以增加细胞中海藻糖的含量。

3．根据保护剂的穿透能力进行分类　穿透能力的不同反过来会影响它们对微生物的保护机制，保护作用大致可分为细胞内保护和细胞外保护。此种分类方法最初是用来分类冷冻保护剂的。根据保护剂的穿透能力可将保护剂分为：能够穿透细胞壁和细胞膜的保护剂、能够穿透细胞壁而无法穿透细胞膜的保护剂、既不能穿透细胞壁又不能穿透细胞膜的保护剂三种。

　　能够穿透细胞壁和细胞膜的保护剂主要有二甲基亚砜、甘油等。二甲基亚砜和甘油是应用最广泛的冷冻保护剂，在微生物冷冻保种中发挥着重要作用。二甲基亚砜和甘油作为保护剂也有一定的不足之处。二甲基亚砜对一些生物系统具有毒性，毒性因微生物类别而异，在使用时，应该避免二甲基亚砜的浓度超过 15%，且需要在解冻后对悬浮液进行离心或稀释。加有甘油的悬浮液很大程度上会延长干燥时间，若干燥不完全，甘油对冻干菌有负面作用，但也有研究得出乳酸菌在中性环境中的存活率要高于酸性环境，甘油有助于克服酸性环境给乳酸菌带来的不良影响。

　　能够穿透细胞壁而无法穿透细胞膜的保护剂主要有氨基酸、分子量较小的聚合物（如 PEG-1000）。此类保护剂主要通过在细胞膜和细胞壁之间形成缓冲层，抑制冰晶的形成，从而达到保护细胞膜的目的。常见的氨基酸保护剂有谷氨酸、天冬氨酸、脯氨酸、半胱氨酸等。

　　既不能穿透细胞壁又不能穿透细胞膜的保护剂主要指较高分子量的聚合物，例如蛋白质、多糖、葡聚糖等。此类保护剂可在细胞表面形成黏性层，保护细胞。

　　4．根据保护剂的保护阶段进行分类　根据保护剂的保护阶段可将保护剂分为冷冻保护剂、干燥保护剂、贮藏保护剂。此种分类方法是根据保护剂在某个阶段所起的主要作用而进行归类的，事实上有些保护剂的保护作用是交叉的，可能在 3 个阶段都起作用，例如海藻糖等。甘油和二甲基亚砜是优良的冷冻保护剂，在微生物冷冻保种中的作用不可忽视，但随着真空冷冻干燥技术的发展，被广泛应用到冻干领域。

　　一般认为冷冻保护剂和干燥保护剂在冷冻干燥的不同阶段发挥重要作用，在冷冻阶段添加冷冻保护剂能够促进微生物悬浮液玻璃态的形成，抑制减少冰晶的形成，防止冰晶破坏细胞膜和蛋白质。在干燥过程中干燥保护剂能够取代水分子吸附在磷脂、蛋白质表面，与磷脂双分子层相互作用，降低它从液晶相转变为刚性凝胶相的温度。

　　有些物质可阻止或降低冷冻干燥过程对微生物的不良影响，而无法在贮藏过程发挥保护作用。研究表明，氧化作用在贮藏期可能对微生物存活率造成影响，因此一些抗氧化剂被用作贮藏保护剂，例如抗坏血酸钠、硫代硫酸钠等，它们甚至在一些糖类的贮藏过程中也可起到抗氧化的作用。此外有研究证明谷氨酸钠在冻干酵母菌贮藏过程中也可起到抗氧化的作用。除氧化作用对微生物存活率有影响外，高水分含量的干粉对微生物贮藏稳定性也有负面作用，而糖类可以促进干粉玻璃态的形成，减弱了微生物贮藏过程中生化反应的发生，这也是糖类成为贮藏保护剂的原因之一。

综合以上几种分类方法，一个优良的保护剂首先要能使冻干的菌种达到一定的存活率，并且冻干后菌种的功能性不会减弱，其次还要求加入保护剂后悬浮液能够在一定的时间内冻干，并且容易复水；最后应确保保护剂本身不具有毒性、不易分解。此外对于要进行商业化应用的冻干制剂，还应该考虑保护剂的成本问题。

病原微生物保藏技术概述

鉴定技术

概述

　　免疫学、分子生物学、蛋白质及基因组学的发展，特别是基因芯片技术、自动化和计算机技术等新技术的出现，使微生物鉴定技术中一些简便、敏感、及时的检测新思路、新方法得到了改进和提升，菌（毒）种的鉴定已经从以形态学和培养特征为主的表型鉴定法、以生化特征为鉴定依据的生物化学法、以化学组分进行分析的化学分类法逐渐过渡到免疫检测法、核酸检测法、基质辅助激光解吸电离飞行时间质谱（matrix-assisted laser desorption ionization time-of-flight mass spectrometry，MALDI-TOF MS）等快速检测技术。微生物的快速检测方法在传染病诊断方面的作用越来越突出。快速检测方法将从根本上改变传统的检测方法，具有非常广阔的应用前景；但是快速检测方法还有许多需要完善和改进的地方，从定性和定量检测技术两方面出发，保证快速检测方法的准确性、可靠性，并使其灵敏度及准确度达到标准要求是当前的主要问题。在实践中使用快速检测技术，必须熟练掌握各种方法的优缺点，选择符合实际情况的方法。快速检测方法只有更加实用，提高检测产品质量及检测的特异性、灵敏度、准确性，实现快速检测标准化、国产化，降低相关技术及产品的使用成本，才能得到更好的推广。近年来，基于全基因组测序的菌（毒）种鉴定技术，从基因层面全面解析了微生物的信息，使菌（毒）种的鉴定结果更为准确、可靠，是菌（毒）种鉴定的金标准。

　　商业试剂盒在菌（毒）种鉴定中起到快速筛查的作用，目前鉴定技术的进展体现在鉴定试剂盒和鉴定方法的改进方面，如国内某公司开发的 16S rDNA 微生物菌种鉴定引物系统，可以提高菌种的检测效率；利用噬菌体快速鉴定嗜水气单胞菌的试剂盒，可用于快速地检出样本中的嗜水气单胞菌；用于 MADLI-TOF-MS 微生物样本前处理的试剂组合物，可以有效地裂解细菌，得到信号强、区分度高的特征图谱，使鉴定结果更为可靠；多重逆转录 - 聚合酶链反应（reverse transcription-polymerase chain reaction，RT-PCR）用于同时检测诺如病毒 G Ⅰ 型、G Ⅱ 型和大肠杆菌噬菌体 MS2，可以及时地为医院食源性疾病检测及食品样品提供全面、精确、高效的诺如病毒检测结果。手足口病混合感染中柯萨奇 A 组 10 型病毒的检测方法，具有操作简单、检测速度快、准确率高和成本低等优点，适合用于大规模分子流行病学调查。国外公司开发的菌株鉴定方法和数据库系统，通过将待鉴定的微生物碱基序列和已知微生物碱基序列进行对比来确定菌株，建立了分类数据库，以确保鉴定的高度准确性。国外公司开发的存储登记信息的射频识别技术（radio frequency identification，RFID）芯片装载在培养容器中，以便识别对应的信息，改变了菌（毒）种保藏传统的人工登记方法，使保藏方法向智能化、信息化迈进。

科学技术日新月异的发展，使微生物菌（毒）种鉴定技术有了新突破，免疫学技术的新发展、分子生物学技术的新探索、基因组测序技术的新开创，不仅实现了对病原微生物进行准确鉴定，而且在灵敏度、特异性和实用性方面，更符合全面、快速、高通量检测的需要，为传染病的防控、临床治疗、科学研究、教学提供及时准确的鉴定结果。

常见检测鉴定技术介绍

1. 细菌的常见检测鉴定技术

（1）形态学鉴定：显微镜是观察细菌形态的必备仪器，分为光学显微镜和电子显微镜。其中，光学显微镜有普通光学显微镜、暗视野显微镜、相差显微镜、荧光显微镜等。

1）不染色可以观察细菌的动力及运动等活体状况，由于细菌的折光性不强，并不能清楚看到细菌的形态特征和结构。标本的制作可选择悬滴法、压滴法和毛细管法，后者主要用于厌氧菌的动力观察。用普通光学显微镜、暗视野显微镜或位相差显微镜观察。

2）染色标本的形态检查：细菌的染色方法包括革兰氏染色法和抗酸染色法。革兰氏染色法中，革兰氏阳性菌呈紫色，革兰氏阴性菌呈红色。抗酸染色法主要用于结核分枝杆菌和麻风分枝杆菌的检查，抗酸菌呈红色，非抗酸菌和细胞呈蓝色。

（2）血清学鉴定：血清学鉴定是采用含有已知特异性抗体的免疫血清（诊断血清）与分离培养出的未知纯种细菌或标本中的抗原进行血清学反应，以确定病原菌的种或型。该方法具有高效省时、特异性强、适合大量样品检测等优点，但是检测过程中会经常出现假阳性反应、检测的灵敏度较低、制备抗血清的时间较长，且利用该方法一次只能检测一种细菌。经典的血清学反应分 3 种类别：凝集反应、沉淀反应和补体结合反应。

1）凝集反应：颗粒性抗原（细菌、红细胞等）与相应抗体结合，在电解质参与下所形成的肉眼可见的凝集现象，称为凝集反应（agglutination reaction）。其中的抗原称为凝集原，抗体称为凝集素。在该反应中，因为单位体积抗体量大，做定量实验时，应稀释抗体。

2）沉淀反应：可溶性抗原与相应抗体结合，在有适量电解质存在下，经过一定时间，形成肉眼可见的沉淀物，称为沉淀（precipitation）反应。反应中的抗原称为沉淀原，抗体为沉淀素。由于在单位体积内抗原量大，为了不使抗原过剩，故应稀释抗原，并以抗原的稀释度作为沉淀反应的效价。

3）补体结合反应（complement fixation reaction）：是在补体参与下，以绵羊红细胞和溶血素作为指示系统的抗原抗体反应。其试验原理是补体不单独和抗原或抗体结合。如果出现溶菌，是补体与待检系统结合的结果，说明抗原抗体是相对应的；如果出现溶血，说明抗原抗体不相对应。此反应操作复杂，敏感性高，特异性强，能测出少量抗原和抗体，所以应用范围较广。

（3）生理生化试验：微生物生化试验是指用化学反应来测定微生物的代谢产物，试验常用来鉴别一些在形态和其他方面不易区别的微生物。各种细菌所具有的酶系统不尽相同，对营养基质的分解能力也不一样，因此代谢产物或多或少地各有区别，可用于鉴别细菌。微生物生化反应是微生物分类鉴定中的重要依据之一，微生物检验中常用的生化试验有：糖酵解试验、淀粉水解试验、V-P试验、甲基红（methyl red）试验、靛基质（indole）试验、硝酸盐（nitrate）还原试验、明胶（gelatin）液化试验、尿素酶（urease）试验、氧化酶（oxidase）试验、硫化氢（H_2S）试验、三糖铁（TSI）琼脂试验、硫化氢-靛基质-动力（SIM）琼脂试验等。

（4）16S rRNA序列分析：生物体内的RNA分子包括三类，分别为tRNA、mRNA和rRNA。rRNA即核糖体RNA，是RNA分子中含量最多、分子量最大的一种。rRNA单独存在时不执行其功能，但与多种蛋白质结合成核糖体后，能读取mRNA核苷酸序列所包含的遗传信息，并翻译为蛋白质中氨基酸的序列。按单位离心力场下的沉降速度的沉降系数分类，细菌的rRNA有5S、16S及23S三种。16S rRNA指单位离心力场下沉降系数为16的rRNA，16S rDNA则表示细菌基因组上编码16S rRNA合成的基因。16S rDNA即16S rRNA基因。

细菌的16S rRNA基因的编码序列常用于细菌的分类学研究。16S rRNA基因用于细菌的分类研究的优势有：①存在于所有的原核生物中，功能同源且最为古老，素有"细菌化石"之称；②约有1540个核苷酸，大小适中、易于操作；③由不连续保守区和可变区组成，保守区可用于通用引物设计，可变区可推测其分类学地位。

16S rRNA靶基因的DNA测序应用于菌种鉴定，依赖于迅速发展的互联网技术、计算机技术与分子生物学相结合而诞生的生物信息技术。世界范围内生物信息资源的交流、共享及在线核酸分析程序的开发，为细菌16S rRNA靶基因测序鉴定奠定了基础。目前，几乎全部原核生物的 16S rRNA 基因序列已测序成功并保存在公共核酸库中，且对于所有新命名的细菌，亦必须测序其 16S rRNA 基因并提交到公共核酸库中。因此，对于未知的细菌，只需要采用针对 16S rRNA 基因保守区的通用引物进行扩增和测序，再通过公共的核酸库的生物大分子序列对比搜索工具（BLAST）（http://blast.ncbi.nlm.nih.gov/Blast.cgi）进行核酸序列分析，即可快速判定该细菌归于哪个属甚至哪个种，以及它与其他细菌在系统发育上的亲缘关系。

（5）多位点序列分析（MLSA）：多位点序列分析是采用多个保守基因位点对物种进行鉴定分型的方法，广泛应用于研究不同的抗生素抵抗株、毒力或抗原的相关特殊基因型，以及新变异株引起的疾病流行病学研究。

不同的基因由于进化速率及进化时间的关系，有效的信息位点不一，其分辨力存在差异，为此，研究者创新性地将基因序列进行串联，增加有效信息位点数量，以便提高分辨力对难以区分的相似菌群进行鉴定，这一方法被称为多位点序列分析（multilocus sequence analysis，MLSA）。这一方法得益于多位点序列分型（multilocus sequence typing，MLST）方法的快速发展，是近些年用于鉴定争议菌株的有力工具。MLSA 方法具有快速简便、重复性好、高区分力的特点。

MLSA 方法不使用分配的等位基因，而是将持家基因的基因片段序列连接在一起，并使用此连接序列，确定物种系统发育关系。MLSA 方法采用多个保守基因位点进行鉴定分型，保守基因的选择对鉴定分型的结果至关重要。同时，已开发共享的 MLSA 互联网数据库和高速发展的 PCR 测序技术优势使该方法逐步被广泛地应用于病原菌的鉴定分型研究中。

与 MLST 不同，MLSA 法的序列之间的高相似性由单个核苷酸差异决定，序列之间的低相似性显示多个核苷酸差异，因此，这种分析方法更加适用于具有克隆进化的细菌，不太适用于经常发生重组事件的细菌。也可用来确定密切相关的物种之间的系统发育关系。

细菌基因在进化过程中的自然变异使得菌种鉴定研究者可以根据变异信息对菌株进行区分，不同的基因位点变异的速率有差异，变异率大的基因能够更好地区分菌种。然而细菌的快速繁殖及自由频繁的信息交换也可能使得基因获得更大的变异，一些基因位点的同源片段重组使得对其辨别力降低，导致发生同源重组的菌种不能被很好地鉴别。为此，研究者们在应用 MLSA 法进行分析时，将用于鉴定分型的基因序列进行串联拼接，增加了有效变异位点的数量，同时降低重组事件带来的影响。

（6）实时定量 PCR：实时定量 PCR（qPCR）是通过对 PCR 扩增反应中每一个

循环产物荧光信号的实时检测实现对起始模板定量的分析，具有特异性强、重复性好、准确、快速等优点。通常使用的荧光化学方法有 TaqMan 荧光探针法和 SYBR 荧光染料法等。许多因素都会影响 qPCR 反应在定量上的准确性，如细胞裂解效率、抑制剂的去除程度、SYBR Green I 的浓度、同源或异源 DNA 背景、操作流程设计、目标基因的选择以及 PCR 产物的长度等，因此在操作时需要优化条件，最大化地减小误差。各种 qPCR 方法都有其自身的优缺点，操作时需要根据实验设计特点选择。对于特定类群微生物，也可使用一些功能基因代替 16S rRNA 基因对它们进行定量。在绝对定量时，要用到标准样品，可以用带有特定基因的质粒，或者利用直接从环境样品中扩增的 PCR 产物做标准样品。各种实验操作因素（不同反应批次的差异、加液误差等）对 qPCR 结果影响很大，因此在定量多个环境样品时，最好能用 96 或 384 孔的反应板一次完成。

（7）基质辅助激光解吸电离飞行时间质谱（MALDI-TOF MS）：基质辅助激光解吸电离飞行时间质谱（MALDI-TOF MS）是近些年发展起来的一种新型的软电离技术方法，因其具有样本制备方便、实验操作简单、数据库可以不断扩展的优势受到青睐，成为了一种新的微生物鉴定方法。该项技术在细菌分类学上的研究以及常规诊断方面有很好的应用先例，既弥补了传统细菌鉴定方法检测时间长的缺点，又降低了患者的医疗负担，适用于细菌性感染患者，尤其是危重症患者的快速检测，为临床救治争取了宝贵的时间。MALDI-TOF MS 已被证明是表征微生物蛋白质组学的合适工具，方法用于分析完整细菌的可溶性蛋白质组，所产生的光谱具有良好的分辨率。

MALDI-TOF MS 具有许多优点：灵敏度高；高通量；能够提供样品的精确分子量；结合源后衰变（post-source decay，PSD）技术和串联质谱，也可以获得样品分子的结构信息；高的检测范围使其很适合研究蛋白质、多肽、核酸和多糖等生物大分子；对样品的纯度要求不高，能耐受一定量的小分子（如盐，去污剂等），也可以直接分析细菌培养液、菌体、动物组织等非常复杂的生物样品。目前，MALDI-TOF MS 作为一种快速和准确的检测技术，已广泛用于细菌的鉴定和分型，有希望在快速、实时和准确地鉴定细菌方面开创一个新的时代。

应用质谱检测或鉴定细菌，主要是根据细菌含有的蛋白质、核苷酸、脂类、多糖等成分，通过测定其分子量及结构等信息完成。由于这些成分具有种属特征或与其分类位置密切相关，可作为细菌分类的指标，及作为生物标志物标志着某一类或某种细菌的存在。近年来，全菌质谱鉴定方法的发展提供了更加快速和简单的鉴定方法，主要是依据存在于细菌表面的多个蛋白质的分子量信息，完成细菌的鉴定和分类。

从鉴定的角度讲，细菌的进化具有多样性的特点，存在科、属、种甚至株的差别，不同的细菌包含的蛋白质信息对于不同科、属、种甚至株的细菌鉴定意义不同。这导致了质谱方法不能统一，对于不同的细菌需要采用不同的处理方法才能得到更有鉴定意义的图谱，如由于革兰氏阳性菌和革兰氏阴性菌的细胞壁结构不同，当采用相同的处理方法时，得到的指纹图提供的信息量差异很大。对于革兰氏阳性菌，必须多加一步细胞壁破坏的过程才能得到可与革兰氏阴性菌的指纹图相媲美的信息量。

（8）基因组种系关系：基于基因组的细菌种属鉴定方法，目前广泛使用的有平均核苷酸一致性和 DNA-DNA 电子杂交（DNA-DNA hybridization，DDH）。

平均核苷酸相似度（average nucleotide identity，ANI）是在核苷酸水平比较两个基因组亲缘关系的指标，被定义为两个微生物基因组同源片段之间平均的碱基相似度。由于是基于两基因组之间所有直系同源蛋白编码基因序列比较的平均值，该值可反映基因组之间的进化距离。在近缘物种之间，ANI 有较高的区分度。基因组之间的 ANI 值与 16S rRNA 基因序列相似性分析结果相一致，两菌株基因组 ANI 值为 95% ～ 96% 时，相当于 16S rRNA 基因相似性为 98.65%。因此，当两菌株基因组 ANI 值大于 96% 时，鉴定为同一个物种；小于 95% 时，鉴定为不同物种。用在线工具 EzBioCloud 数据库（https://www.ezbiocloud.net/）可以计算 ANI。它是一个快速计算全基因组 ANI 的工具，支持一对一、一对多、多对多基因组之间的两两比较。也有研究者使用 fastANI 对 9 万个基因组进行分析，发现大多数谱系种内与种间存在一个明显的 ANI 分界线，确实存在相同物种的基因组 ANI 大于 95%，不同物种的基因组 ANI 小于 95%，因此常以 95% 的 ANI 作为物种划分与物种聚类的标准。

如果待鉴定菌株和参考菌株有基因组序列，可以用在线工具 Genome-to-Genome Distance Calculator（GGDC，http://ggdc.dsmz.de/）计算 DDH，一般认为 DDH 小于 70% 时，可以判断为不同的种。

2．病毒的常见检测鉴定技术

（1）病毒培养：病毒只能在活细胞中复制增殖，且具有组织嗜性。将病毒接种至其敏感的细胞、胚胎或动物，对其进行培养，可以根据病毒引起的病变特点或感染能力来鉴别病毒。常用的方法为病毒的细胞培养。

1）致细胞病变效应（CPE）：当病毒在细胞中生长时，通常会引起感染细胞的改变，称为致细胞病变效应（cytopathic effect，CPE）。光学显微镜下可以观察到多数病毒可引起细胞产生不同类型的改变，如细胞聚集成团、细胞肿大、细胞颗粒增多、细胞圆缩脱落、细胞融合成多核细胞，或无明显的细胞变化等，从而可区别不同的病毒。致细胞病变效应的不同点包括：病毒感染的细胞类型不同、病毒产生细胞病变的时间和过程不同、病变所引起的细胞形态改变不同等。

多数病毒可看到明显的细胞病变，但有些病毒虽然可以复制到很高的滴度却不形成可见的细胞病变，需要利用其他方法检测病毒复制。

2）血凝试验：正黏病毒和副黏病毒科病毒，包括流感病毒、副流感病毒和流行性腮腺炎病毒，可能形成很小的可见的致细胞病变效应，因此检测这些病毒时通常采用血凝试验。血凝试验的原理是某些病毒感染细胞后会在细胞表面表达与特定红细胞膜结合的病毒蛋白，从而引起红细胞发生凝集。例如，利用血凝试验检测病毒，可以将豚鼠红细胞的悬浮液加入已经接种了病毒的细胞中，孵育30分钟后，光学显微镜下观察红细胞是否吸附在培养细胞的表面。

3）干扰试验：干扰试验是基于当一种病毒感染某种细胞后，可以干扰另外一种对该细胞敏感的病毒的复制。进行病毒干扰试验测定时，通常先用待检病毒感染细胞，然后再接种对该细胞敏感的另一种病毒，同时将这种病毒接种在未感染待检病毒的细胞中。若该病毒在未感染待检病毒的细胞中可以复制，而在感染了待检病毒的细胞中不复制，则说明两种病毒存在干扰现象。

（2）电子显微镜：电子显微镜技术可直接观察病毒的大小、形态、结构以及病毒在细胞内增殖的动态过程，并能确定病毒相应的科。制作电镜标本的方法主要有超薄切片和磷钨酸负染法等。此外还可以结合免疫学对病毒进行免疫电镜观察，更准确地对病毒进行检测。

（3）抗原检测：通过直接检测病毒抗原或检测病毒感染细胞或组织后表达的抗原，可以对病毒进行特异性的鉴别诊断，常用的方法有：

1）免疫荧光技术：免疫荧光技术又称荧光抗体技术，其实验原理是将荧光素标记在相应的抗体上，直接与相应抗原反应。其优点是方法简便、特异性高，非特异性荧光染色少。通常分为直接免疫荧光检测（将荧光标记直接偶联到识别病毒抗原的抗体上）和间接免疫荧光检测［不标记抗病毒抗体，而标记识别抗病毒抗体来源的第二抗体（抗抗体）］。直接方法使用起来更简单，但需要将每种抗病毒抗体与荧光标记结合。间接方法更灵敏也更通用，因为只需标记抗免疫球蛋白抗体（抗抗体）。

2）免疫过氧化物酶染色：免疫过氧化物酶染色的原理与免疫荧光技术基本相同，只是用过氧化物酶取代了荧光标记。利用过氧化物酶标记抗体与抗原结合，然后使酶催化底物，产生有色产物，显示抗原所在部位的染色方法。其优势在于染色后可用光学显微镜观察。

3）酶免疫分析法：酶免疫分析法（enzyme immunoassay，EIA）以抗原 - 抗体反应（吸附）为基础的酶标记的免疫学试验，是一种最通用且广泛的检测抗原方法。它既可检测从细胞中提取的抗原，也可检测液体状态的抗原。常见检测形式是双抗体夹心技术，其优点为适用于多样化的样品，且易被自动化。

（4）核酸检测

1）靶基因扩增及测序：聚合酶链式反应（PCR）是一种最常用的核酸检测方法，其原理是利用 DNA 聚合酶链反应技术，病毒核酸扩增到足够的数量，然后通过凝胶电泳等方法观察扩增产物是否存在。优点是灵敏度高、特异度高、快速、准确。

对于 RNA 病毒，需要先进行一步逆转录，将一条 RNA 链逆转录成为互补 DNA，再以此为模板通过 PCR 进行 DNA 扩增，即逆转录 PCR（reverse transcription PCR，RT-PCR）。

针对病毒不同的种属，选择合适的靶基因进行序列扩增（PCR 或 RT-PCR），结合凝胶电泳分析或毛细管电泳分析和序列测定，从而获取准确的鉴定结果。

2）实时荧光定量 PCR 技术：实时（real-time）荧光定量 PCR（quantitative PCR，qPCR），是指在 PCR 扩增反应体系中加入荧光基团，通过对扩增反应中每一个循环产物荧光信号的实时检测，最后通过标准曲线对未知模板进行定量分析的方法。RNA 病毒进行的荧光定量检测为逆转录 -qPCR（reverse transcription-qPCR，RT-qPCR）检测，需要先进行逆转录，然后再进行 qPCR 检测。最常用的方法是 DNA 结合染料 SYBR Green Ⅰ 的非特异性方法和 Taqman 水解探针的特异性方法。优点有可以实时监测扩增产物的数量，灵敏度高、取样少、快速简便等。

3）数字 PCR 技术：数字 PCR（digital PCR，dPCR）是一种核酸分子绝对定量技术。相较于 qPCR，数字 PCR 可以直接数出 DNA 分子的个数，是对起始样品的绝对定量。它适用于病毒拷贝数很低或难以培养的病毒，常见的应用领域有拷贝数变异检测、突变检测、基因相对表达研究、二代测序结果验证、miRNA 表达分析、单细胞基因表达分析等。

4）全基因组测序（WGS）：全基因组测序（whole genome sequencing，WGS）是指对基因组整体进行高通量测序，分析不同个体间的差异，同时可完成单核苷酸多态性（SNP）及基因组结构注释。全基因组测序由于包含完整、丰富的信息，可得到比靶基因扩增测序更多的信息。随着近年来二代测序、三代测序的进步，测序成本不断降低，使得病毒的全基因组测序更为便捷。同时，WGS 在对未知病原鉴定和 SNP、插入和缺失突变等方面更有优势，所以 WGS 逐步成为病毒临床及基础鉴定研究的一种新选择。

（5）核酸基质辅助激光解吸电离飞行时间质谱（MALDI-TOF MS）检测：基质辅助激光解吸电离飞行时间质谱（MALDI-TOF MS）技术是一种直接分析大分子的质谱技术。核酸 MALDI-TOF MS 技术是以核酸作为病毒鉴定的生物标志物，将靶基因片段 PCR 扩增技术与质谱技术相结合，既发挥了 PCR 的高扩增能力，又发挥了质谱技术的高质量分辨能力，是最有前途的微生物鉴定技术。其灵敏度高、特异度高、检测成本低、通量和准确性高，可进行基因的 SNP、突变、甲基化及拷贝数变异（CNV）分析等特点，使其在核酸检测方面具有广阔的应用前景。

3．真菌的常见检测鉴定技术

（1）形态学鉴定：通过对培养后真菌的菌落形态、颜色、质地等特点的观察和描述，同时结合显微镜下菌丝结构、孢子形态及大小、产孢特征等特点的确定，来鉴别真菌菌种是临床实验室常用的传统病原真菌鉴定方法。其中，酵母菌及酵母样真菌和丝状真菌的培养、染色及显微镜下观察方法有较大区别。

1）酵母菌及酵母样真菌：根据种属的不同，多选择性接种于葡萄糖蛋白胨琼脂（SDA）培养基、酵母浸膏葡萄糖（YPD）培养基、Leeming-Notman 培养基、脑心浸液肉汤（BHI）、柯马嘉显色培养基等固体培养基上，培养温度控制在 30 ～ 37℃之间，多形成光滑或有褶皱、黏稠、乳酪状、不透明的单菌落。在柯马嘉显色培养基上，可通过菌落培养后颜色的不同，区别不同种属的酵母菌。显微镜下观察多采用结晶紫染色、墨汁染色、乳酚棉蓝染色等方法，在放大 400/1000 倍条件下对镜下形态如假菌丝、芽生孢子、酵母样细胞等进行观察描述。

2）丝状真菌（包括双向真菌的菌丝相）及奴卡菌：可根据观察需要接种于马铃薯葡萄糖琼脂（PDA）培养基、SDA 培养基、麦芽提取物琼脂（MEA）培养基等固体平板培养基上，培养温度多设置在 26 ～ 35℃之间。多需要记录菌落形成的时间、延展直径、质地、形态、表面及背面产色等内容。同时可钩取少许菌落边缘，或采用小培养 / 透明胶带法等方式，对丝状真菌的显微镜下形态进行观察。主要利用荧光染色、乳酚棉蓝染色或 KOH 固定等方式观察描述丝状真菌镜下的形态特征，主要包括菌丝直径、分枝分隔形式、大或小分生孢子、产孢结构等。

（2）生理生化检测

1）手工法：利用 API20C AUX，对 19 个同化测定的底物培养后的生化反应结果记录代码，结合形态学特点，来鉴定判读。方法为挑取部分已活化酵母菌纯培养物菌落，用灭菌生理盐水制成 2 麦氏浊度的菌悬液，并将其加入同化孔中湿盒培养，等待 48 ～ 72 h，观察记录鉴定结果。按照说明要求对结果进行数码计数相加形成 7 个数字的代码。该代码可以通过查找 API《鉴定编码手册》得到鉴定结果。

2）自动分析鉴定：多指使用 VITEK 2 Compact 或 BIOLOG 等商业化真菌自动分析鉴定系统，按照系统说明要求制备好待测样本，由设备自动化加入生化反应多孔板中，孵育后系统自动读取微孔板反应情况并鉴定的过程。其中多孔板中涉及多种生化反应，例如不同底物的碳源、氮源、磷源、硫源等。

（3）分子生物学：病原真菌常涉及的分子鉴定手段有靶基因扩增及测序、多位点序列分型（MLST）、全基因组测序（WGS）等。

1）靶基因扩增及测序：针对病原真菌不同的种属，选择合适的靶基因序列扩增比对，可以获取准确的鉴定结果。现在常用的适用靶基因区包括：核糖体 DNA（rDNA）内转录间隔区（ITS）、基因内间隔区（IGS）、大亚基 28S rDNA 中的 D1/D2 区、β- 微管蛋白（β-tubulin）基因和钙调蛋白（calmodulin）基因、延伸因子 -1（EF-1α）基因等区域，对待测菌株利用上述区域的引物进行 PCR 扩增，测序比对后获得分子鉴定结果。

2）多位点序列分型（MLST）：多位点序列分型（multilocus sequence typing，MLST）是串联多个持家基因（housekeeping gene）内的核心片段序列，从而对菌株的等位基因进行多样性比较，不同的菌株对应不同的序列型（sequence type）。MLST 可较好地应用于病原真菌的分子进化、分子分型研究。

3）全基因组测序（WGS）

（4）基质辅助激光解吸电离飞行时间质谱（MALDI-TOF MS）检测：MALDI-TOF MS 通过检测微生物蛋白质指纹图谱，根据不同菌种特有的质谱峰与质谱图数据库中特征性谱图进行比对，进而快速得出微生物鉴定结果。在微生物的同源性分析、病原菌分型、毒力因子鉴定等方面均有较高的应用价值。近年来已逐步取代传统生化和表型分析鉴定方法，在临床及防疫方面的快速鉴定中得到广泛应用。

该技术的操作过程较为简便，可以将待测菌落直涂于靶板后，用 CHCA 基质溶液覆盖干燥，上机检测；亦可以利用甲酸乙腈提取法提取蛋白质溶液，点加于靶板，利用 CHCA 基质溶液作为介质，电离蛋白质，上机检测待测微生物蛋白质样本的谱图。

病原微生物保藏技术概述

标签技术

概述

在传染病防控、基础科研及医药生产活动中，病原微生物资源具有极大的开发潜质与利用价值。病原微生物菌（毒）种作为国家重要的生物资源和战略储备，存在引发生物安全隐患的潜在风险。为了避免生物武器、生物恐怖和重大传染病暴发流行等生物安全问题的发生，菌（毒）种保藏的规范性引起了越来越多的重视。传统的人工保藏方法不仅效率低下，而且需要大量的人力对菌（毒）种进行监管，在浪费资源的同时，保藏的准确性也得不到保证。因此寻找一种准确、严密、有效、安全的菌（毒）种保藏管理方法迫在眉睫。而信息技术和互联网技术的飞速发展，大数据库的分析技术和通信技术等新型管理手段的兴起，将射频识别（radio frequency identification，RFID）技术引入微生物菌（毒）种保藏。RFID 技术因其标菌体积小、外形可塑性强、成本低、无需视距等优点，成为了生物资源管理的首选，被广泛应用于血液、微生物、菌（毒）种等生物材料的保藏管理中，RFID 技术正是利用现代化信息准确、便捷、高效的特点，实现对菌（毒）种的综合管理。

RFID 是一种非接触式的自动识别技术，它通过射频信号自动识别目标对象并能获取相关数据，也被称作"电子标签技术"。RFID 技术始于 1937 年美国海军研究实验室（Naval Research Laboratory，NRL）开发的敌我识别系统，近年来，应用于货物跟踪管理、医药管理、交通系统以及门禁系统等方面，为物流供应链管理提供了便捷、有效的实施方案。RFID 技术可识别单个具体的物体、可透过外部材料读取数据、可同时对多个物体进行识读、可识别高速运动物体、可同时识别多个标签，且识别工作无须人工干预操作快捷方便，被公认为本世纪最有发展前途的十项技术之一。

电子标签系统由三部分组成，即标签（tag）、阅读器（reader）和天线（antenna）。RFID 基本工作原理为标签进入磁场后，接收解读器发出的射频信号，凭借感应电流所获得的能量通过天线结构发送出存储在芯片中的产品信息（即信号），或者是有源标签会主动发送某一频率的信号。解读器读取经过前级滤波器滤去噪声的信息并解码后，送至中央信息系统进行有关数据处理，再通过外设给予操作人员反馈。

RFID 技术是新型菌（毒）种保藏工作中的重要环节，主要应用于样本的电子标签和机柜上，如带有 RFID 电子标签的储存管、储存盒、储存架等保藏装置。用 RFID 技术给每个菌（毒）种附上唯一编码。用读卡器对保藏装置进行扫描，将签发数据保存到数据库，并完成保藏装置与菌（毒）种信息的绑定。将附有标签的保藏装置放在特定的位置，对所存放的菌（毒）种信息进行扫描定位，及时上传系统，可方便地查询到该菌（毒）种的相关信息和存放位置，使菌（毒）种的存放过程变得更高效、安全，避免了错放、漏放的可能。

较传统的人工保藏方法，RFID 技术具有便捷、安全、稳定、系统等特点。目前，RFID 技术已在菌（毒）种保藏领域用于商业推广，如我国研发的"RFID 智能识别病菌种存储管"和"一种病菌种智能定位识别控制系统"，包括 RFID 菌种存储管和能够识别存储管定位的控制系统，这两项专利技术共同作用，才能起到对菌种存储管智能定位读取的作用。另一件由个人研发申请的医用病菌种样品盛放装置管理系统是菌种样品盛放装置管理系统，重在对整个识别系统的设计，未强调存放装置是否为存储管或其他设备，也未强调设备尺寸形状等。国内某公司研发的冷链监控系统及冷冻设备，对冷链中的每一个物品单位设置 RFID 标签，该标签记载物品单位的管理信息，包括 RFID 射频识别单元、通讯单元的低温保藏设备，通过信息的识别、交互、传输，对储存在数据库上的信息进行监控、记录和管理。韩国某公司将 RFID 标签贴有一项专利指出，在微生物培养过程中在其培养基容器上贴有 RFID 标签，使得培养和存储过程更可控。内布拉斯加大学董事会拥有的申请号为 US7892856 的专利研发的主要内容为微生物自动化处理装置及方法，是一个便携式的设备，内有多个培养室及培养基用于培养微生物，此外还配有用于识别生物样品来源的装置，装置贴有 RFID 标签和条形码标签。

而基于 UHF RFID 技术而建立的智能菌（毒）种保藏管理系统，目前已在国内相关保藏机构完成布局与试点应用，包括软件系统、智能硬件等，通过精准定位、操作溯源、数据可视 3 个层面细化了病原微生物保藏管理。该系统通过近场交互技术为菌（毒）种及样本赋予 RFID 芯片识别码，配合软件系统及智能硬件实现保藏菌（毒）种及样本自动批量识别、精准存储定位、数据实时同步等功能。利用智能软件系统、硬件设备和现有保藏库布局，完善菌（毒）种保藏机构内部规范化分区，实现菌（毒）种及样本的接收、发放和保藏各区域间智能联动，自动信息导入和误差识别与提醒等功能；在精准定位方面，可将菌（毒）种及样本存储位置精确到冷库、冰箱、层、架、冻存盒及孔位，减少存储空间浪费，提高查找效率；在操作溯源方面，从系统登录到信息录入、打签、入库、出库、移库等所有业务操作都能够在系统内记录，在样本溯源时可以精确到操作人、操作时间、操作行为，生成完整的操作轨迹；在数据展示方面，通过可视化平台，实时统计并更新具体的保藏信息，对菌（毒）种及样本的保藏状态加以监控，对违规操作及时发出警报。

随着社会信息化、智能化程度的不断提升，引入信息技术手段、提升行业各环节效率也是当前的必然趋势。因此，通过物联网技术来保障生物资源保藏环节的生物安全既是时代需要，也是大势所趋。但在这一过程中，简单结合无法发挥最大化新技术带来的收益，需要结合具体场景，深入挖掘场景特征与需求，才能物尽其用。目前，在 RFID 技术和其他信息科技技术的不断发展中，大数据时代已悄然而至，菌（毒）种资源信息的共享也在不断进展。这为科研人员的工作提供了极大的便利，更加促进了传染病防治、教学、科研、药品和生物制品生产等医药卫生事业的发展。

RFID 标签技术理想选型

基于 RFID 的病原微生物保藏管理系统在依托 RFID 技术实现基本的如信息录入、标签签发、样本出入库等信息管理功能的基础之上，还应根据病原微生物保藏环境的特性和需求，有针对性地解决其中的难点，从而提升系统的整体性能，以期最终形成高效、精准、可信的病原微生物保藏管理系统。下面分别从技术选型、标签选型、算法设计和细粒度管理这四个维度介绍 RFID 标签技术理想选型。

1．技术选型　根据工作频段的不同，RFID 技术可以分为低频（LF，125 kHz）、高频（HF，13.56 MHz）、超高频（UHF，860 ~ 960 MHz）和微波（2.4/5.8 GHz）4 种不同类型。不同频段的 RFID 技术工作原理也不相同。低频和高频频段的 RFID 标签基于电感耦合原理实现，而超高频和微波频段的 RFID 则通过电磁反射来通信。生物资源保藏管理应用通常选择在高频和超高频之间展开。而这两者因为基本原理的不同，在性能上也大有不同。总的来说，选用高频标签的优点是定位简单准确；缺点是由于可读范围小，同样的标签数量需要更多的天线，综合应用成本高。而选用超高频标签的优点是阅读范围大，一套系统即可覆盖较大范围的标签；但缺点是定位难度大，定位精度相对较低，需要复杂的定位算法来提高定位性能。因此在技术选型时，需要综合考虑预算成本和标签规模，根据具体应用场景的状况和需求合理选型。

2．标签选型　普通的 RFID 标签芯片工作温度范围为 −5 ~ 60℃，在工艺上大多采用环氧树脂基材银浆粘胶与蚀刻铝质天线进行接合绑定，这种粘接工艺的粘接力不大，在 −25℃ ~ 85 ℃的常规环境条件下足以满足实际需要。但病原微生物

通常保藏在 −80 ～ −60℃的深低温环境下，取用后又会进入室温环境。深低温与常温条件剧烈变化的环境使熟化后的环氧树脂基材银浆粘胶因温度变化剧烈而发生脆裂，粘接力大幅下降，造成芯片脱离蚀刻铝质天线，使得 RFID 标签失效无法使用。因此，为应对这种在温度上较为极端的保藏环境，不能简单使用普通的 RFID 标签，应选用针对这类应用进行过特殊设计的标签，市面上可选用一种使用环氧树脂超低温导电纳米胶粘剂来绑定 RFID 芯片和天线的标签，可使标签在深低温环境下保持良好性能。

3．算法设计　由于需要保藏的病原微生物种类多、数量大，基于人工的方式存在誊写效率低、出错可能性高的问题，RFID 被引入用于将保藏管理系统信息化。但面对海量的标签，简单地应用 RFID 的标记与识别功能不足以最大化其价值。在人工模式中，对样本的存取核销等过程逐一记录效率很低，而使用 RFID 逐个扫描登记操作同样效率不高，需要对标签信息进行批量并行读取。批量读取虽然速度快，但正因为可以同时读取大范围内标签，又出现了新的问题，即通常所说的标签漏扫与串扫问题，进而导致误录入的记录出现。为实现标签的高效、准确读取，一方面，需要优化批量读取算法，加速对大规模标签的读取速度，进一步提升病原微生物菌（毒）种或样本的交接、出入库和盘点等过程的效率；另一方面，也需要在准确率上着手，通过升级算法、优化业务流程等方式，避免漏扫和串扫问题发生。

4．细粒度管理　为充分满足生物安全法规定，保障病原微生物保藏环节的生物安全，病原微生物保藏的全流程容错率极低。由于病原微生物菌（毒）种及样本数量大、种类多，大部分样本保藏周期长达数十年，传统的人工方式需要消耗大量精力来保障安全性。在安全性的基础上，快速定位目标菌（毒）种及样本的位置，实时统计其管理状态信息，有效追溯每一操作的历史责任人，这些都是人工方式难以实现的目标。因而引入 RFID 技术用于病原微生物保藏管理后，一些过去难以实现的管理目标有了被实现的可能。保藏管理单位可以结合实际，拟定细粒度的管理方案，从而进一步保障保藏环节的生物安全。

病原微生物保藏技术概述

三、病原微生物保藏材料

保藏介质

适宜的保藏介质是把菌（毒）种的原始优良生化性状保存下来，防止菌（毒）种死亡、退化或杂菌污染的重要保障，病原微生物菌（毒）种保存的介质有很多，将在本节分别论述，由于真菌同细菌的保藏介质多有重合，故将真菌、细菌的保藏介质一并论述。

1. 细菌、真菌保藏介质

（1）明胶片：使用 20% 的明胶水溶液制成的明胶片用于保藏细菌菌种是一种保存时间长、使用方便、便于基层推广应用的菌种保藏方法。有研究表明，明胶片干燥保藏的菌种经 17 ～ 26 年存活率仍达 98% 以上。该介质保存菌种不需要频繁的传代，更不需要昂贵的仪器设备，经济效益高是一种特别适用于基层推广应用的菌种保藏法。

（2）滤纸片：滤纸片是用打孔器将滤纸制成直径约 3 mm 的圆形小纸片，使用滤纸片作为保藏介质对于菌株的分析研究，传染性疾病溯源追踪，药物的抑菌试验等都有着重要意义。滤纸保藏法由于其较液氮超低温保存法、冷冻真空干燥保存法等简便，也不需要特殊设备，因此是比较常用的一种介质，通常可应用于细菌、酵母菌、丝状真菌等的保藏，该法尤其适合一些对营养要求不高的菌种，保藏时间可达 2 年以上。

（3）牛乳：新鲜牛乳保存菌种法是一种简便、实用、效果可靠，而且不需要反复传代、不需特殊设备、易于推广的长期保存菌种的方法。研究表明用脱脂牛奶低温冻存法保藏的菌种在 2 年后存活率仍达 97.9%，且菌种的形态、生理特征基本未变，冷冻干燥保存 2 年后存活率 100%。试验结果显示脱脂牛奶低温冻存法优于斜面低温法、半固体穿刺法等常规菌种保存法，保存 2 年后菌株存活率与冻干法比较无显著差异，且比冻干法操作简便，更容易开展。已应用在白念珠菌、新生隐球菌、大肠埃希菌、金黄色葡萄球菌等多种细菌和真菌的保藏中。

（4）甘油：甘油是菌种保藏的常用介质，通常作为菌种冷冻干燥的保护剂使用（常用浓度为 10% ～ 20%），甘油可降低水的凝固点，减少冰晶形成，从而防止冰晶对细胞造成损伤，适用于菌种的中长期保存，保存时间可在 1 年以上。甘油作为保藏介质通常具有方法简便，应用广泛，易于操作的特点，特别适用于链球菌、奈瑟球菌和弧菌等需特殊保存的细菌和真菌。但是甘油保存需要低温设备进行储藏，比如超低温冰箱等，其经济成本较高。

（5）中药：有学者将中药芡实、山药研磨成粉末，加入营养肉汤作为菌种保存液，对金黄色葡萄球菌、福氏志贺菌、肺炎克雷伯菌、白念珠菌等多种细菌和真菌进行保存。保存两年后，发现各菌存活率达 100%。因为中药中含有薯蓣皂苷元、糖类、蛋白质、游离氨基酸、淀粉、黏液质、维生素和无机盐等，推测其黏滞性及营养作用可有效包裹保护菌体，利于细菌生存。

（6）糖类：糖类通常作为细菌的保护剂使用。有学者发现，糖类的保护作用机制主要为"水替代""玻璃态"和"优先排阻"等假说，同时糖类对生物活性物质的制备和贮存具有重要意义。

（7）砂土：砂土作为介质是保藏菌种的古老材料和方法，将培养好的菌种接入沙土管内，用真空泵抽气至干。细菌、酵母菌、丝状真菌均可用此法保藏，前两者可保藏 2 年左右，有些丝状真菌甚至可保藏 14 ~ 17 年之久。

2．病毒保藏介质

（1）培养基用来供给细胞营养，促使细胞增殖，也是细胞赖以生长的环境。细胞培养中用的最多的就是细胞培养基，虽然细胞培养技术大同小异，但是每种细胞的培养条件却相差甚远。若偏离某种细胞所需的培养条件，则会影响细胞的表达。

1）MEM（minimal essential medium）培养基是最基本的培养基，设计之初是为了培养海拉（HeLa）细胞以及部分哺乳类的成纤维细胞。MEM 含有 12 种必需氨基酸、谷氨酰胺和 8 种维生素，适合多种细胞单层生长。以 MEM 为基础，Stanner 利用 Earle 平衡盐和非必需氨基酸（NEAA）进一步配制成 α-MEM 培养基，可广泛用于哺乳动物细胞的培养。

2）DMEM（Dulbecco's modified eagle medium，DMEM）培养基是目前最常使用的改良式 Eagle 培养基。DMEM 与 MEM 含有相同的营养成分，但浓度高出 2 ~ 4 倍。主要用于快速生长的细胞，分为低糖（1000 mg/L）、高糖（4500 mg/L）两种。DMEM 含更高浓度的 $NaHCO_3$，要用 10% 的 CO_2 来平衡，当然也可以在较低 CO_2 浓度下使用。

• DMEM- 高糖（标准型）更适合高密度悬浮细胞培养。适用于附着性较差，但又不希望它脱离原来生长点的克隆培养，也可用于杂交瘤中骨髓瘤细胞和 DNA 转染的转化细胞的培养。

• DMEM- 低糖（标准型）适于依赖性贴壁细胞培养，特别适用于生长速度快、附着性较差的肿瘤细胞培养。

3）RPMI-1640：RPMI-1640 培养基营养成分比较简单，比 DMEM 少一点糖和谷光甘肽，广泛应用于许多种正常细胞和肿瘤细胞、特殊造血细胞、正常或恶性增生的白细胞，杂交瘤细胞的培养。其他像 K-562、HL-60、Jurkat、Daudi、IM-9 等成淋巴细胞、T 细胞淋巴瘤细胞以及人结直肠腺癌上皮细胞 HCT-15 等均可参考使用。

4）DMEM/F12：F12 培养基成分丰富，含有多种微量元素，和 DMEM 以 1∶1 结合，称为 DMEM/F12 培养基，作为无血清培养基的基础，以利用了 F12 含有较丰富的成分和 DMEM 含有较高浓度的营养成分为优点。该培养基适用于血清含量较低条件下哺乳动物细胞培养。为了增强该培养基的缓冲能力，可以在 DMEM/F12（1∶1）中加入 15mmol/L 的 hepes 缓冲液。

5）McCoy 5A（McCoy 5A Medium）培养基最早是用于肉瘤细胞的培养所设计，可支持多种（如骨髓、皮肤、肺和脾等）的原代细胞的生长。除适用于一般的原代细胞培养外，主要用于做组织活检培养、一些淋巴细胞培养以及一些难培养细胞的生长支持。

6）M-199 培养基由 Morgan 等研制，是第一个具有确定化学成分的细胞培养液，原本用来研究鸡胚原代细胞。除平衡盐溶液（BSS）外，含有 53 种成分，为全面培养基，此培养基必须辅以血清才能支持长期培养。它主要用于鸡胚成纤维细胞培养。M-199 培养基可用于培养多种种属来源的细胞，并能培养转染的细胞，广泛用于病毒学、疫苗生产。

（2）病毒培养常用细胞株

1）CHO-K1 细胞：CHO-K1 细胞的来源为 Cricetulus griseus（中国仓鼠）卵巢细胞，是实验中非常常用的一个细胞株，在生物制药中的使用也非常广泛。该细胞株培养条件简单，贴壁强度适中，比较容易转染，很适合用来研究一般哺乳动物基因的功能。

2）293 细胞：293 细胞的来源为人体肾上皮细胞，比较容易转染，是一个很常用的表达研究外源基因的细胞株。293 细胞的一个衍生株——293T/17 的转染效率更高，成为广大研究者研究基因功能的一个强大工具。293 细胞的缺陷是生长过程中贴壁强度比较小。所以在实验过程中容易流失，从而影响实验结果。如果一个实验室新得到的 293 细胞是邮寄得到的并且细胞在培养瓶中，就需要让细胞沉降几天时间，因为大量细胞会漂浮在培养液里。

3）vero 细胞：vero 细胞来源为非洲绿猴肾细胞，被成功地用来培养狂犬病疫苗、乙脑疫苗等多种疫苗，在非典期间又为研究冠状病毒做出贡献，在医药研究中广泛应用。

4）NIH3T3 细胞：NIH3T3 细胞的 Mus musculus（小家鼠）胚胎，在实验室常用来做转染及基因表达的研究。易感病毒有鼠肉瘤病毒和鼠白血病病毒。

5）PC12 细胞：PC12 细胞来源为 Rattus norvegicus（褐家鼠）肾上腺嗜铬细胞瘤（一种交感神经系统的肿瘤），是一个常用的神经细胞株。

6）Hela 细胞：Hela 细胞来源于人宫颈癌上皮细胞，是所有细胞株中最著名的。它来源于美国的 Henrietta Lacks，她于 1951 年死于宫颈癌。但源自她的肿瘤细胞却在世界各地的实验室中得到广泛的使用。

7）Sf9 细胞：Sf9 细胞来源为 Spodoptera frugiperda（草地贪夜蛾）卵巢细胞，常在杆状病毒（Baculovirus）表达系统中用作宿主细胞，来表达外源蛋白质。

8）BHK21 细胞：BHK 细胞是指幼年叙利亚地鼠肾细胞（baby hamster syrian kidney），1961 年建株。原始的细胞株是成纤维细胞，有贴壁依赖性。1963 年获得单细胞克隆细胞。后经无数次传代后细胞可悬浮生长，它广泛用于增殖各种病毒、生产兽用疫苗。最常用的是 BHK21 的一个亚克隆细胞，即克隆 13 或 C13 。

9）HepG2 细胞：HepG2 细胞来源于一个 15 岁白种人的肝癌组织。该细胞分泌多种血浆蛋白：清蛋白、α_2-巨球蛋白、血纤蛋白溶酶原、运铁蛋白等。该细胞能大容量培养，乙肝表面抗原阴性，对 G418 有抗性，对人生长激素有刺激反应。

保藏容器

1．冻存管　冻存管是实验室中用于低温保存细菌、病毒、真菌等的容器，通常由聚丙烯（PP）等耐低温材料制成，能够承受极低的温度（如液氮温度下的−196℃）。具有耐低温、密封性能好、易于标识等特点，冻存管能够在低温环境下保持良好的密封性能和机械强度；通常配有螺旋盖或翻盖，可防止液体泄漏和气体交换；同时冻存管表面通常有写字区域，方便实验者记录样品信息。冻存管规格多样，有不同的体积（如 1.2 ml、2 ml 等），以满足不同实验需求。使用冻存管时，应注意使用前确保冻存管无破损、无污染；在记录样品信息时，使用耐低温的标签和笔，以防信息模糊或脱落；在低温保存过程中，遵循实验室的安全规定。

2．安瓿瓶　是拉丁文 ampulla 的译音，是由高品质的硼硅酸玻璃制成的可熔封的硬质玻璃容器，有很高的强度和耐久力，常见的用于保存菌种冻干粉的安瓿瓶有单层和双层两种。

3．西林瓶　是一种胶塞和铝塑组合盖封口的小瓶子，通常由硼硅玻璃或钠钙玻璃制成。早期盘尼西林多用其盛装，故名西林瓶。使用西林瓶作为菌种保存的容器，减少了菌种保存所用储存空间，增加了菌种保藏容量，解决了菌种保藏容量不足的问题。

4．试管　试管是实验室常用的仪器，用作于少量试剂的反应容器，在常温或加热时（加热之前应该预热，不然试管容易爆裂）使用。试管分普通试管、具支试管、离心试管等多种。试管通常作为斜面培养法、石蜡油封培养法、砂土培养法的保藏容器。

四、病原微生物保藏方法

病原微生物菌（毒）种作为一类重要的生物资源，是进行传染病防控、基础医学研究、疫苗制备等医药生产活动的基础材料，有教学与科研的"活标本""活图书馆"之称。保持菌（毒）种原有的生理特性及代谢活动、减少变异性是微生物资源利用的基础，寻求安全、可靠，使菌（毒）种不死亡、不污染、保持高存活率及遗传稳定性的保藏方法是微生物工作者关注的重要问题。我国早在北魏时期就有用干燥形式储存酿造用酒曲的方法，这是最早记载的微生物保藏的方法。1963 年国际微生物学会协会成立了"菌种保藏分会"，规律、有序地推进了菌（毒）种保藏工作。

微生物的保存方法很多，主要是利用低温、干燥、缺氧、避光、营养缺乏等条件抑制细胞的代谢，使其处于长期或半长期的休眠状态，应根据菌（毒）种的特点和储存需求选择不同的保藏方式。

细菌、放线菌、真菌和酵母菌等微生物的长期保藏方法通常为冷冻干燥法和液氮超低温保藏法，除此还可采用超低温保存法、传代培养保存法、载体保存法、悬液保存法、寄主保存法等。微生物的保存与其基础研究和应用研究有着密切联系，是微生物研究中一个重要环节。微生物保存的原则是：①低温条件保存，温度越低越好；②根据不同微生物种类，采用不同保存方法；③在保存过程中尽量减少传代，严格按规范操作，避免毒种交叉污染，减少变异产生，保持病毒的遗传稳定性；④在特定的保存条件下（温度、方法），经过一段时间后，须进行活化增殖，同时测定病毒活力大小，再入库保存。微生物保存的方法有：①冰箱保存法，包括普通冰箱保存（4 ~ 8℃）、低温冰箱保存（−40 ~ −20℃）、超低温冰箱保存（−80℃）、液氮保存方法（−196℃）；②冷冻真空干燥保存法（冻干法），又称低压冻干法和冰冻干燥法。

几种常用的菌（毒）种保存及复苏技术详细介绍如下：

冷冻真空干燥保存法

冷冻真空干燥保存法（简称"冻干法"），是目前长期保存细菌、酵母菌、真菌、病毒和立克次体的标准方法，同样适用于部分难以保存的病原菌，如脑膜炎奈瑟菌、淋病奈瑟菌等。其原理是将加入保护剂的菌（毒）种快速冻结成固态，在低温减压下利用升华现象除去水分而干燥，经真空冷冻干燥后的菌（毒）种细胞结构、成分保持原来状态，代谢活动趋于静止，从而达到半休眠的状态。冻干过程可分为预冻、升华干燥和解析干燥三个阶段。经过冻干的菌种可保存 10 ~ 20 年，并保持较高的存活率和稳定的遗传性状。冻干法是目前应用最广泛、效果最好的一种菌种保存方法。

冻干法的操作流程是将理想条件下生长的微生物细胞以相当高的浓度（10^6 ~ 10^7/ml）分装在小灭菌瓶或安瓿瓶内，迅速将这些小瓶在极低温度的液体溶剂内水浴或用仪器超低温冷冻（-60℃），再用真空泵除去这些冷冻悬浮液中的水分，在真空状态下用空气喷灯熔解小瓶顶部的玻璃进行热封口，然后贮存于低于5℃的冰箱内。保存温度低（-70 ~ -30℃）可以延长其活力。当微生物浓度较高时，存活率高，保存期也长。长期保存时，贮藏温度越低则越好。

在冻干前通常需要加入冷冻保护剂，其作用是避免细胞在冷冻初期因为形成冰晶而造成损害。常用的保护剂有 10% 脱脂牛奶、12% 蔗糖，有报道显示牛或马的血清、甘油和二甲亚砜（dimethylsulfoxide，DMSO）也可防止冷冻中微生物的死亡，实际操作中应根据菌（毒）种的不同而选择不同的保护剂。

材料

原料为待保存的纯菌（毒）种、2% 盐酸、冷冻保护剂（通常为 10% 脱脂牛奶）。设备及用具为冷冻真空装置（冻干仪）、安瓿管或冷冻管、离心机、脱脂棉、铝制封口盖等。

操作步骤

1. 冷冻干燥管的选择与清洗　冷冻干燥管一般采用耐温度骤变、耐压、管壁厚度均一并且为中性玻璃的安瓿管。管的内径为 8 mm 左右，长度不小于 100 mm。

清洗安瓿管时，先用 2% 的盐酸浸泡过夜，然后用自来水冲洗 3 次以上，最后用蒸馏水冲洗、浸泡至 pH 中性，然后干燥。

2．标签的准备　菌（毒）种的标记方法有很多种，一般分为管外侧标记和管内标记两种。

（1）管外侧标记：常用以下两种方式。

1）采用标签机在大小为 1 cm×3 cm 左右的标签上打印菌种编号、保藏日期，然后贴在安瓿管外。

2）将胶布剪成大约 1 cm，宽 3～4 cm 长的小条，在上面填写菌种编号、保藏日期，然后贴在安瓿管外。

（2）管内标记法为选择滤纸或吸水纸（大小为 1 cm×3 cm）记录菌种的编号、保藏日期、灭菌后装入冷冻干燥后的安瓿管内。

3．保护剂的选择和准备　保护剂可以减少冷冻干燥引起的微生物细胞损伤。保护剂的选择与配制因保藏的菌种的不同而有变化。配制保护剂时，应注意保护剂为脱脂乳。厌氧微生物冷冻干燥所用的保护剂在使用前应在 100℃ 的沸水中煮沸 15 min 左右，脱气的保护剂放入冷水中急冷，以除掉保护剂中的溶解氧。

常用保护剂类型及种类如下：

（1）酸性化合物，如谷氨酸、天门冬氨酸、苹果酸。

（2）中性化合物，如葡萄糖、乳糖、蔗糖、棉子糖、山梨醇、木糖醇、肌醇等。

（3）高分子物质及其分解物，如白蛋白、明胶、蛋白胨、藻类等。

（4）天然混合物，如脱脂乳、血清等。

（5）其他，如抗坏血酸、羟胺等。

4．菌（毒）种的准备　在所保藏菌（毒）种的最适培养条件下将细胞培养至冷冻干燥所需菌龄，一般病毒须培养至对数生长期；细菌和酵母菌的菌龄要求超过对数生长期，以 24～48 h 为宜；形成孢子的微生物则宜保存孢子；放线菌与丝状真菌则培养 7～10 天。

（1）用斜面培养物制备菌液：取 1～2 ml 保护剂，加到试管斜面培养物上，用较长的滴管慢慢摩擦斜面，制备均匀的细胞悬液，注意泡沫不宜过多，并且不要刺挖琼脂；然后尽快将细胞悬液分装到安瓿管中。

（2）用液体培养物制备菌液：离心收集液体培养物中的菌体，弃去上清液，加入保护剂（每毫升培养物加 12 ml）。将培养物与保护剂混匀，分至安瓿管。

5．分装与加棉塞　分装菌液应在无菌条件下操作。采用较长的滴管，直接将菌液（病毒液）滴入安瓿管或冻存管底部，注意不要溅污上部管壁，每管分装量为 0.1～0.2 ml。一般 2～2.5 ml 菌液可以分装 10～15 个安瓿管。若为球形安瓿管，装量为半个球部。分装后用脱脂棉堵住安瓿管管口，注意不要过紧或过松。分装时间尽量要短，最好在 1 ～ 2 h 内分装完毕并预冻。

6．预冻　不同保护剂的共晶点温度不同，预冻温度应低于共晶点温度 10℃ 左右。

目前，常用降温方法有以下三种。

（1）程序控温降温法：应用程序控温降温仪，可以稳定连续降温，能很好地控制降温速率。

（2）冷冻干燥机自行冷冻：某些冷冻干燥机具有冷冻功能，在真空泵不开启的情况下，可将菌（毒）种冷冻到 −40℃ 左右。

（3）将菌（毒）种放入 −80℃ 冰箱预冻：预冻速度控制在每分钟下降 1℃，使样品冻结到 −35 ～ −40℃。

7．冷冻干燥　采用冷冻干燥机进行冷冻干燥。

将预冻后的样品安瓿管迅速置于已充分预冷的冷冻干燥机样品仓内，关闭放气阀，打开真空泵开始预冻干燥，接近干燥完成时，适当升温（按冷冻干燥机的具体要求进行操作）。确认冷冻干燥完毕后，缓慢打开放气阀，取出样品安瓿管置于干燥器内，备用。

判断冷冻干燥已完成的指标为：①安瓿管内冻干物呈酥松块状或松散片状；②冷冻干燥机显示的样品温度与舱内温度接近；③蒸馏水对照管中的水分已完全挥发掉；④ 1% ～ 2% 氯化钴的对照管已呈深蓝色。

8．安瓿管封口及真空检验　从干燥器中取出冷冻干燥完全的安瓿管，距管口 5 cm 左右用喷射火焰（喷灯、焊枪等）将安瓿管拉细，然后将安瓿管口连接到与真空安瓿管泵相连的橡皮管上。在真空条件下（一般真空度达到 0.001 Tom），用喷射火焰对准安瓿管细颈部加热熔封。熔封后的干燥管可采用高频电火花真空测定仪检测真空度。

9．保藏　封口完全的冷冻干燥管应低温避光保藏。

10．质量检查　一般在封口后 1 天、7 天、30 天随机抽取若干支冷冻干燥管进行各项指标检查，例如存活率，以及反映生产能力、形态变异、杂菌污染等情况的指标等。

11．冷冻干燥菌（毒）种的复苏方法　先用 70% 酒精棉擦拭安瓿管上部，将安瓿管顶部烧热，用无菌棉签蘸取灭菌水，在顶部擦一圈。顶部出现裂纹后，用锉刀或镊子颈部轻叩一下，敲开已开裂的安瓿管的顶端，用灭菌水或培养液溶解菌（毒）块，使用无菌吸管移入新鲜培养基，进行培养。

冷冻干燥保存法的影响因素

1．菌种悬液的浓度　在冻干技术中，为了保证在长期保藏后有足够数量的活细胞，通常采用浓度较大的菌悬液，细菌和放线菌浓度一般要大于 10^8 CFU/mL，酵母菌细胞和霉菌孢子的浓度大于 10^7 CFU/ml，这样在菌种复活时只要能保证有 0.1% 的细胞仍然有活力就可以完成菌种传代过程。但是 Costa 等也报道了冻干培养物的最佳浓度与保护性培养基相关，例如当保护培养基中加入蔗糖时，冻干培养物浓度以 10^{10} CFU/ml 最佳，而保护性培养基中加入脱脂乳时，培养物最佳浓度为 10^8 CFU/ml。Palmfeldt 等也报道了当在保护培养基中增加蔗糖浓度时，可以降低菌悬液的浓度，以达到最高的细胞存活率。

2．冻干菌种材料的菌龄　冻干菌种材料的菌龄对其在长期真空冷冻干燥保藏后的细胞存活率有重要影响，例如鼠李糖乳杆菌在生长稳定期进行冷冻干燥，其菌株细胞存活率最高为31% ～ 50%；而在对数生长期为14%，在延滞期仅有2%。相反将苜蓿中华根瘤菌（Sinorhizobium）和慢生根瘤菌（Bradyrhizobium）在延滞期进行冻干，其存活率较高。研究表明：处于稳定期的细胞或成熟的孢子对不良环境具有较强的抗性，因而，保藏非芽孢细菌、酵母菌，应采用对数末期或稳定初期的细胞；而保藏芽孢细菌、放线菌和霉菌，要用成熟的孢子。

3．培养基的影响　实践证明，由于各类食品微生物菌种之间生物学特性存在较大差异，要对其进行冻干保藏，往往需根据菌种的特性对冻干培养基进行优化，提高微生物细胞的存活率，延长菌种保藏期。如 Huang 等在对保加利亚乳杆菌（L. bulgaricus）进行冻干保藏时，在保护培养基中加入山梨醇、脱脂乳等抗冻剂，细胞存活率提高到了86.53%。Carvalho 等的研究表明，选择不同的生长培养基对保藏菌种的存活率也有重要的影响，如保加利亚乳杆菌菌株的生长培养基中加入甘露糖时，其经冻干后细胞存活率比加入果糖、乳糖以及葡萄糖要高，同时也显示了在培养基中添加 4 种碳水化合物，均可以提高对冻干菌株的保护作用。但同一菌种在相同成分的培养基中培养，其为液体还是固体培养对微生物的存活率影响不大。

4．抗逆能力　通常认为，菌株在培养过程中，若处于某种逆境下，则会发生诱导抗逆性反应，提高菌株的抗逆性。Palmfeldt 和 Hahn Hagerdal 报道，在罗伊氏乳杆菌（Lactobacillus reuteri）菌株的培养过程中，如果将 pH 从 6 降至 5，则有助于菌株细胞在冻干过程中更好地被保护，细胞存活率将由65%上升至90%，其机制可能是环境 pH 的变化诱导细胞产生了抗性物质，从而提高了它在冻干过程中的免疫力。Maus 和 Ingham 也报道了相似的结果，即在 6℃ 条件下培养双歧杆菌

（Bifidobacterium）或使其培养基的 pH 由 6.2 降至 5.2，菌株将会增强抗寒和抗冻能力。一般认为，细胞处在逆境 60 min，就会诱导抗性基因表达产生抗逆蛋白，当降低培养基的 pH 时，微生物的细胞膜脂肪酸成分发生变化，并同时产生酸性休克蛋白。另外，也有研究报道菌株的保藏期和存活率还依赖材料的干燥程度和真空的密闭性。

5. 保护剂　保护剂对于微生物菌株冷冻干燥保藏的存活率有较大的影响，选择得当的保护剂是提高微生物冷冻干燥保藏存活率、延长菌种保藏期的关键因素。保护剂可分为小分子保护剂（如低聚糖类、醇类、缓冲盐类、氨基酸和维生素类）和大分子保护剂（如蛋白质、多肽类和多糖类）。小分子保护剂一般具有很强的亲水性，分子结构含有 3 个以上氢键，在冷冻或干燥过程中，可与菌体细胞膜磷脂中的磷酸基团或菌体蛋白质极性基团形成氢键，保护细胞膜和蛋白质结构与功能的完整性。而大分子保护剂通过"包裹"形式保护菌体，同时，促进小分子保护剂发挥作用。保护剂类型的选择主要取决于菌株的生物学特性，如海藻糖对乳酸菌的冻干保藏效果显著。但也有一些保护剂可用于多种微生物，如脱脂牛乳、血清、甘油、甜菜碱、蔗糖、葡萄糖和乳糖等。很多研究表明利用海藻糖作为冷冻保护剂可以使微生物的存活率比蔗糖更高，其中一个重要原因是海藻糖的玻璃化温度（即由玻璃态变为高弹态所需温度）较高；而玻璃化温度越高，冻干物在温度升高时更容易保持稳定。由于蛋白质的玻璃化温度相对更高，所以其稳定性较糖类更好，因此蛋白质在菌种保藏中的作用比糖类更重要。Abadias 等实验表明清酒假丝酵母（Candida sake）在利用脱脂牛乳和碳水化合物做保护剂，菌株细胞存活率可达 85.9%。因此，用蛋白质和糖的混合物做保护剂更有效。另外，对于经常需要反复冻融的样品，加入甘油有助于保持细胞活力。

6. 冻结速度　在真空冷冻干燥保藏菌种的过程中，冻结速度是影响微生物存活率的重要因素，不同微生物最佳冻结速度不同，其主要原因是冻结速度必须与微生物细胞对水分的渗透率相平衡，而细胞对水分的渗透率取决于细胞表面积与体积的比例以及细胞膜的渗透率。当冻结速度过慢时，细胞会严重脱水，细胞体积严重收缩，超过一定程度时细胞将失去活性。同时冻结速度过慢，还会引起细胞外溶液部分结冰，从而使细胞外未结冰的溶液中溶质浓度过高，产生溶质损害；当冻结速度过快时，细胞内的水分来不及外渗，会形成较大冰晶，使细胞膜及细胞器遭到破坏，造成细胞内冰晶机械损伤。另有研究报道，冷冻速度在 5 ~ 180℃ /min 时，冻结过程中胞内水分会完全渗出细胞，胞内不会出现结晶，细胞存活率较高；当冻结速度大于 5000℃ /min 时，胞内水分迅速形成结晶，不发生外渗，细胞存活率也比较高；但当冷冻速度在 180 ~ 5000℃ /min 时，细胞内水分容易在外渗过程中形成结晶对细胞造成机械损伤。但是也有学者认为真核微生物菌种适合慢速冻结；而原核微生物菌种经慢速冻结和快速冻结后，细胞存活率差异并不显著。

7. 复活处理　保藏的菌种在使用时往往需要复活处理。对于液氮冷冻状态的菌种，通常采用 38 ~ 40℃ 水浴快速升温解冻，因为慢速升温解冻有可能造成胞内冰晶增大而损伤细胞。在真空干燥和冻干菌种复活培养时，复水介质产生的渗透压和复水条件（温度、pH）都有可能对细胞膜以及酶蛋白分子的结构和性质产生影响，造成细胞损伤死亡。因此，一般采用最适该菌株生长的培养液或生理盐水并在适合其培养的温度下进行复水。Louis 等的研究表明，冻干固定化胚芽乳杆菌在 pH 4.5 的无菌水中活化后，菌株的存活率接近 100%，游离胚芽乳杆菌菌株的存活率为 75% 左右。其原因可能是在复水处理的过程中复水溶液的流速及用量对微生物细胞存在渗透冲击作用，固定化微生物细胞因受固定化材料的保护而几乎不受复水溶液的渗透冲击作用，其存活率明显高于游离微生物细胞。

液氮超低温保存法

液氮超低温保存技术是将菌（毒）种保存在 −196℃ 的液氮中，或长期保存在 −150℃ 的氮气中的方法。大多数微生物均可用液氮超低温保存。其原理为利用微生物在 −130℃ 以下菌体细胞新陈代谢活动降至最低水平，甚至处于休眠状态的特征，从而有效地保存微生物。它的优点是：①保存时间长达数十年；②适用范围广，一些即使不耐低温的菌（毒）种，也可在保护剂的保护下保存；③经保存的菌种基本上不发生变异。它的缺点是需要液氮罐，在长期贮存的过程中须经常补充液氮。这种贮存方式比冻干法需要更多的经费，包括为了维持贮存温度所必需的人力和液氮等。

材料

液氮罐、安瓿管或冻存管、防护手套和面罩、永久性记号笔、气体喷灯、液氮罐等液氮储存装置、冷冻保护剂等。

操作步骤

1. 安瓿管或冻存管的准备　将冻存管或安瓿管清洗、灭菌，贴上标签，备用。安瓿瓶和冻存管应能经受温度骤变而不破裂，并易熔封管口。

2. 冷冻保护剂的准备　冷冻保护剂种类要根据微生物类别选择。应注意保护剂的配制浓度，一般采用体积分数为 10% ~ 20% 的甘油蒸馏水或体积分数为 5% ~ 10% 的二甲亚砜蒸馏水，在 121℃ 下高压灭菌 30 min。

3. 菌（毒）种的准备　菌（毒）种不同的生理状态对存活率有影响，一般使用静止期或成熟期培养物。分装时注意应在无菌条件下操作。

可采用下列方法进行菌（毒）种的准备：①刮取培养物斜面上的微生物，与保护剂混匀后加入冻存管内；②接种液体培养基，振荡培养后取菌悬液与保护剂混合分装于冻存管内；③将培养物在平皿培养，形成菌落后，用无菌打孔器从平板上切取大小均匀的小块（直径 5 ~ 10 mm），真菌最好取菌落边缘的菌块，与保护剂混匀后加入冻存管内；④在小安瓿管中装 1.2 ~ 2 ml 的琼脂培养基，接种菌种，培养 2 ~ 10 h 后，加入保护剂，待保存；⑤将病毒上清液冰浴几分钟，用灭菌移液管将 0.2 ml 冰浴过的上清液分装至冻存管内，并拧紧管盖。

4．预冻 将封口的安瓿瓶（冻存管）放在慢速冷冻器内，将冷冻速度控制在每分钟下降1℃的速度缓慢降温，使样品冻结到−35℃。达到−35℃以下后，其冷冻速度则不需控制。当保护剂和菌（毒）种冻结后，即可将安瓿瓶（冻存管）置于液氮罐内保存。

目前常用的3种降温方法如下。

（1）程序控温降温法：应用电子计算机程序控制降温装置，可以稳定连续降温，能很好地控制降温速度。

（2）分段降温法：将菌体在不同温度级别的冰箱或液氮罐口分段降温冷却，或悬挂于冰的气雾中逐渐降温。一般采用两步控温，首先将安瓿管（冻存管）置于−40 ~ −20℃冰箱中冷冻1 ~ 2 h，然后取出放入液氮罐中快速冷冻。这样冷冻速度为每分钟下降1 ~ 1.5℃。

（3）对耐低温的微生物，可以直接放入气相或液相氮中。对于病毒来说，可将密封好的冻存管快速在装有液氮的保温瓶中冷冻，再放入液氮罐中保存。

5．保存 将安瓿管或冻存管置于液氮罐中保存。一般气相中温度为−150℃，液相中温度为−196℃。

6．复苏方法 从液氮罐中取出安瓿管或冻存管，为了避免污染，用75% 酒精清洗安瓿管表面后，立即放置在35 ~ 40℃水浴中快速复苏并适当摇动，直到内部结冰全部溶解为止，一般约需50 ~ 100 s。开启安瓿管或冻存管，将内容物移至适宜的培养基上培养。同时应注意防护，如戴棉手套、眼罩等，防止液态氮溅出而冻伤皮肤。

液氮超低温保存存在的问题

虽然液氮超低温保存体系的研究已经较为深入、成熟，并且为自然资源的长期保存做出了重大的贡献，但是仍然存在一些问题需要引起人们的关注。

1．经常使用的液氮是未经灭菌的，将装有材料的冷冻管浸入到液氮中时，液氮可能渗透到管中引起微生物污染。

2．微生物长期保存不仅要保证菌（毒）株的生理性状，还要保证遗传信息的完整性，保藏过程中仅以活性指标判断微生物是否保藏完好有些片面。Stoycheva 研究发现，将酵母菌酿酒酵母投入到液氮中进行快速冷冻无突变被诱发，然而在 4℃下预冻 2 h，然后−10℃下冷冻 1 h，再在−20℃下放置 16 h 的逐级降温过程中易诱导线粒体 Rho 突变体生成。同时，Stamenova 也发现慢速冷冻和逐级冷冻下，线粒体氧化磷酸化、超氧化物阴离子的积累导致基因组 Ty1 转座子转移。然而研究者往往只重视存活率和生理生化性能的稳定，却忽视了对基因组变化及完整性的检测。随着分子生物学的发展，利用 PCR、扩增片段长度多态性（AFLP）、限制性片段长度多态性（RFLP）等分子标志物技术检测基因组变化已经成为可能。因此使用生理生化稳定性和基因组完整性这个双重指标评价一个保存方案的可行性是必要的。

超低温保存法

超低温保存法是指将菌（毒）种保存在 −80℃ 冰箱中以减缓细胞的生理活动，进行冷冻的一种保存方法。大多数微生物均可用超低温保存，超低温保存法是适用范围最广的微生物保存法。具有复杂营养需求的微生物和用其他的贮存方法不能保持其活性的微生物（如植物的病原性真菌）通常可用超低温的方法保存。病毒是非细胞形态的生命体，由一个核酸分子（DNA 或 RNA）与蛋白质构成或仅由蛋白质构成（如朊病毒）。一般来说，DNA 病毒比 RNA 病毒更稳定，但这两类病毒都能通过超低温保存法较稳定地进行保存。病毒结构简单，体积小，不含水分，许多病毒可在 4℃ 保存 1 个月，在较低的温度下可保存 1 年以上。这也证明病毒具有较长和耐久的生命及较强的感染力，在植物、昆虫或动物体上病毒均能生殖，容易通过昆虫或血液感染人而致病。因此，在病毒的冷冻保存过程中应严格遵守操作规程和安全指南，保持环境的清洁、避免病毒的传染。

材料

待保存的菌（毒）种、超低温冰箱（−80℃）、安瓿管或冻存管、冷冻保护剂等。

操作步骤

1. 安瓿管的准备　安瓿管的处理见冷冻干燥保存法，或使用灭菌过的一次性冻存管。贴上标签，标上菌（毒）号及时间，备用。

2. 冷冻保护剂的准备　保护剂种类要根据微生物类别选择。配制保护剂时，应注意其浓度、pH 值以及灭菌方法。如血清可用过滤灭菌；牛奶要先脱脂，用离心方法去除上层油脂，一般在 100℃ 间歇煮沸 2 ~ 3 次，每次 10 ~ 30 min，备用。

3. 微生物保存物的准备　在最适宜的培养条件下将细胞培养至静止期或成熟期，进行纯度检查后（参见科技部自然科技资源平台指定的《微生物菌种纯度检测技术规程》）与保护剂混合均匀，分装。微生物培养物浓度以细胞或孢子不少于 10^8 ~ 10^{10}/ml 为宜。采用较长的毛细滴管，直接滴入安瓿管底部，注意不要溅污上部管壁，每管分装量为 0.1 ~ 0.2 ml。若是液体培养的微生物，应离心去除培养基，然后将培养物与保护剂混合均匀，再分装于安瓿管中。对于病毒悬液（组织培养的上清培养液，或组织培养用的感染细胞），冰浴后用灭菌移液管吸取 0.2 ml 上清悬

病原微生物保藏方法

液分装到安瓿管内，封盖。分装时间要尽量短且应在无菌条件下操作。

4．低温保存　将安瓿管或冻存管置于 −80℃冰箱中保存。

5．复苏方法　从 −80℃冰箱中取出安瓿管或冻存管，立即放置于 38 ～ 40℃水浴中快速复苏并适当快速摇动。直到冰冻物全部溶解为止。开启安瓿管或冻存管，将内容物移至适宜的培养基上进行培养。

传代培养保存法

尽管与上述方法相比，用传代培养保存法保存微生物的时间较短，且微生物在反复传代和适应的过程中易发生变异，但操作简便易行，不耐冷冻和干燥处理的微生物需用该法保存，因此传代培养保存法依旧是微生物常用的基本保存法之一。传代培养保存法主要是保存生活态的微生物，分为连续用培养基传代和连续用活宿主传代。斜面保存法和矿物油保存法是传代培养保存最常用的两种方法。

斜面保存法

斜面保存法是传代培养保存法的基本方法。其优点是操作简单易行、菌（毒）种存活率高、应用较普遍、易于推广。但用该法保存微生物的时间短，在具体操作时需要多次传代；斜面培养基中又加入了适宜微生物生长的营养成分，用这种方法保存的微生物易产生变异，故不宜长时间保存菌（毒）种。使用该方法保存微生物时，可将菌种接种在不同成分的斜面培养基上，培养至菌种充分生长后，置于 4℃冰箱保存。每隔一定时间进行接种培养后再行保存，如此连续不断。一般细菌、酵母菌、放线菌和真菌均可用此法保存。

矿物油保存法

矿物油保存法也称液状石蜡保存法，是传代培养保存法的衍生方法。矿物油保存法指将菌种接种在适宜的斜面培养基上，在最适条件下培养至菌种长出菌落，之后注入灭菌的液状石蜡，使其覆盖整个斜面，再直立放置于低温（4～6℃）干燥处进行储藏的一种菌种保存方法。覆盖液状石蜡，一方面可防止培养基水分蒸发而引起菌种死亡，另一方面可阻止氧气进入，以减弱其代谢作用。此法主要适用于真菌、酵母菌、放线菌、好氧菌等的保存，一些不适于冷冻干燥的微生物用该法保存也有效。

矿物油保存法的优点在于操作简单，不需特殊装置，不需经常移种，保存时间可达 1 年以上。真菌、放线菌、芽孢细菌可保存两年以上，酵母菌可保存 1～2 年，一般无芽孢细菌也可保存 1 年左右。甚至用一般方法很难保存的脑膜炎奈瑟菌，在 37℃温箱内，亦可保存 3 个月。同时，矿物油保存法对很多厌氧菌或能分解烃类的细菌的保存效果较差，并且不适于微生物的长期保存，因为每隔几年就必须复苏、鉴定和再贮存，从而耗费大量的人力、物力和财力。

矿物油保存法的具体操作步骤如下。

1．矿物油的准备　选用优质化学纯矿物油，将矿物油分装加塞，用牛皮纸包好，121℃高压蒸汽灭菌 30 min，置于 40℃恒温箱中蒸发水分，经无菌检查后备用；或者 160℃干热灭菌 2 h，冷却后，经无菌检查后备用。

2．斜面培养物的制备　将需要保存的菌种，在最适宜的斜面培养基中培养，得到健壮的菌体或孢子。

3．灌注矿物油　在无菌条件下，将无菌的矿物油注入培养好的新鲜斜面培养物上，液面高出斜面顶部 1 cm 左右，使菌体与空气完全隔绝。

4．保存　注入矿物油的菌种斜面以直立状态置于低温（4～6℃）干燥处保存，贮存场所应干燥，防止棉塞受潮发霉；保存时间为 2～10 年，保存期间应定期检查，如培养基露出液面，应及时补充无菌的矿物油。

5．复苏方法　挑取少量菌体转接在适宜的新鲜培养基上，生长繁殖后，再重新转接 1 次。

载体保存法

　　载体保存法是将微生物吸附在适当的载体中，如土壤、沙子、硅胶、滤纸等介质进行干燥保存的方法。其原理为利用孢子坚厚的细胞壁对干燥具有较强的抵抗力，且在干燥环境中保存若干年后，遇到适宜的条件，仍会萌发生长的特性而进行保存。绝大多数孢子都可采取此法保存，其中沙土保存法和滤纸保存法应用相当广泛。

　　载体保存法最常用的是沙土保存法。该法多用于能产生孢子的微生物如细菌、真菌、放线菌，但不适用菌丝体。此法简便、效果好、微生物转接方便、保存时间较长（可保存两年左右），但此法应用于营养细胞效果不佳。沙土保存法是将培养好的微生物细胞或孢子用无菌水制成悬浮液，注入灭菌的沙土管中混合均匀，或直接将成熟孢子刮下接种于灭菌的沙土管中，使微生物细胞或孢子吸附在沙土载体上，将管中水分抽干后熔封管口或置于干燥器中，在 4 ~ 6℃或室温进行保存。

材料

　　精选的沙土、体积分数为 10% 的盐酸、安瓿管或冻存管、菌（毒）种、培养基等。

操作步骤

　　1．制作沙土管　选用细河沙，先用 60 目过筛，弃去大颗粒及杂质，再用 80 目过筛，去掉细沙。放入容器中用 10% 盐酸浸泡，如河沙中有机物较多可用 20% 盐酸浸泡。24 h 后倒去盐酸，用水洗泡数次至中性，将沙子烘干或晒干。另取耕作层以下、瘠薄的红黄土壤，研碎，用 10% 盐酸浸泡半天，除去有机质。再用自来水浸泡洗涤数次，直至中性，烘干，通过 100 目筛子过筛，以去除粗颗粒，备用。沙土中如含铁屑，需用磁铁衬纸吸除。按 1 份黄土、3 份沙的比例（或根据需要而用其他比例，甚至可全部用沙或全部用土）混合均匀，装入 10 mm × 100 mm 的小试管或安瓿管中，每管装 1 g 左右，塞上棉塞。

　　2．灭菌　经 0.138 MPa（1.4 kg·cm⁻²）、121℃高压灭菌 30 min，每天 1 次，共 3 次；也可采用 160℃干热灭菌 1 次，保持 2 ~ 3 h。抽样进行无菌检查，每 10 支沙土管抽 1 支，将沙土倒入肉汤培养基中，或挑取少许沙土移至 PDA 斜面上培养，

37℃培养48 h。若仍有杂菌，则需全部重新灭菌，再做无菌试验，直至证明无菌，方可使用。

3．制备菌液和接种沙土管　接种分干接和湿接两种。干接时，用接种环直接挑取孢子2～3环，拌入沙土管中；湿接时，取3～5 ml无菌水至待保存的菌种斜面中，用接种环轻轻刮下菌苔，充分摇匀，做成细菌芽孢或真菌和放线菌孢子悬液。于每支沙土管中加入0.3～0.5 ml孢子悬液（一般以刚刚使沙土润湿为宜），以接种环拌匀。

4．干燥　湿接法制成的沙土管，需放入真空干燥器内，用真空泵抽气8～10 h，使之干燥。此工作需在接入孢子后12 h内完成，以免孢子发芽。抽干后沙土需抽样进行无菌检查，每10支抽取1支，用接种环取出少数沙粒，接种于斜面培养基上，进行培养。观察生长情况和有无杂菌生长，如出现杂菌或菌落数很少或根本不长，则说明制作的沙土管有问题，须进一步抽样检查。

5．保存　干接法制成的沙土管，含水分少，可直接放在盛有无水氯化钙、变色硅胶或生石灰等干燥剂的广口瓶内保存。湿接法制成的沙土管，若经检查没有问题，可直接放入冰箱中保存，也可以用石蜡封住棉花塞后放入冰箱中保存，或置入盛有氯化钙干燥剂的容器内，密封后低温保存。每半年检查1次活力和杂菌情况。用真空泵抽干保存芽孢杆菌、产孢子的真菌，以及放线菌的沙土管，菌种可保存1～10年。

6．复苏方法　将菌种复活培养时，需在无菌条件下打开沙土管，取部分沙土粒于适宜的斜面培养基上，长出菌落后再转接一次；或取沙土粒于适宜的液体培养基中，增殖培养后再转接斜面。

其他保存方法

悬液保存法

悬液保存法的基本原理是将微生物悬浮于不含养分的溶液，如蒸馏水、0.25 mol/L 磷酸缓冲液（pH6.5）或生理盐水中保存，适用于丝状真菌、酵母样真菌及细菌中的肠道菌科。大部分微生物能保存 1 年或更长时间。此法的关键是要用密封性能好的螺旋口试管或一般试管加橡皮塞以防止水分的蒸发，保存温度为 4℃、10℃或室温（18℃~20℃）。

寄主保存法

目前用于尚不能在人工培养基上生长的微生物，如某些病毒、立克次体、螺旋体等。它们必须在活的动物（如昆虫、鸡胚）内感染并传代，此法相当于一般微生物的传代培养保存法。

磁珠保藏法

磁珠保藏法由冷冻管、磁珠和冷冻保存液组成，常用于食品微生物标准菌种保存、菌种复苏以及菌种运输。其操作简单快捷、储存包装物体积小、菌种保存时间长。由于含有天然的多空磁珠，有利于细菌的吸附及保存，且冷冻保存液使菌株免受溶液和冰晶影响。但在食品微生物菌株的制备过程中要严格无菌操作程序，严格控制传代次数，确认菌株的形态、染色特性、生化特性等无明显变化。磁珠保存方法在规定的期限内有良好的菌株保存效果，是比较方便、快捷、安全的保藏方法。

五、保藏机构介绍

国际菌（毒）种保藏机构或组织

世界菌种保藏联合会

世界菌种保藏联合会（World Federation for Culture Collections，WFCC）是1970年8月在墨西哥举行的第10届国际微生物学代表大会上成立的。WFCC是国际生物科学联合会（the International Union of Biological Sciences，IUBS）下属的多学科委员会，同时也是国际微生物学会联盟（the International Union of Microbiological Societies，IUMS）的成员。WFCC关注微生物菌种的收集、验证、维护和分配。其宗旨是促进和支持建立菌种保藏及相关服务，并且帮助用户之间建立一个信息网络，举办讲习班和研讨会，出版相关书籍，确保重要菌种资源的长期保藏。

WFCC主要由执行局（Executive Board）负责管理，通过一系列的委员会来开展其工作。WFCC目前拥有来自40个国家或地区的104家会员单位。WFCC还为其会员单位编制了推荐性指南，即《微生物菌种保藏机构建立和工作指南》（*Guidelines for the Establishment and Operation of Collections of Cultures of Microorganisms*），旨在为作为科学基础设施基本组成部分的微生物和细胞资源中心的建立、运营和长期支持提供框架。

世界微生物数据中心

世界微生物数据中心（World Data Centre for Microorganisms，WDCM）隶属于IUBS下属的WFCC和联合国教育科学及文化组织（United Nations Educational, Scientific and Cultural Organization，UNESCO）下属的国际微生物资源中心。WDCM由澳大利亚昆士兰大学的Skerman教授和他的同事于1960年建立，率先开展全球菌种资源国际数据库的工作。1972年，WDCM出版了《世界微生物保藏名录》。

Skerman退休时，WFCC通过公开竞争的方式将数据中心迁移到日本的物理和化学研究所（the Institute of Physical and Chemical Research，RIKEN）。WDCM在RIKEN最初由Kazuo Komagata教授领导，后来由Hideaki Sugawara博士负责。当

WDCM 在 RIKEN 时，最初通过分组交换系统（Packet Switching System）使世界目录数据库（World Directory Database）对外开放，后来又通过 Gopher 系统对外开放，接着通过网络对外开放。在 1997 年 4 月，当 Hideaki Sugawara 博士去日本生物信息中心 -DNA 数据银行（the Center for Information Biology and DNA Data Bank of Japan）工作后，经 WFCC、RIKEN、日本国家遗传学研究所（National Institute of Genetics，NIG）和日本菌种收藏组织（Japan Society for Culture Collections，JSCC）的同意，WDCM 从 RIKEN 搬迁到 NIG。WDCM 在 NIG 期间，放弃了 Gopher 服务，集中力量提供基于 web 的服务。当时，WDCM 已收集了 62 个国家的 476 个保藏中心的微生物信息资源。

　　2010 年，WDCM 落户中国科学院微生物研究所，该所成为 WDCM 历史上第三个主持单位。同时，这也是我国生物学领域的第一个世界数据中心和国际生物学领域第一个设立在发展中国家的世界数据中心。该中心目前是全球 70 多个国家 676 个微生物资源保藏机构的数据总中心。

　　2010 年 5 月 29 日，WDCM 首次网站发布《培养基性能试验用微生物参考菌株目录》（*Reference Strain Catalogue Pertaining to Organisms for Performance Testing Culture Media*），2019 年 1 月 22 日更新了第 29 版。该目录是为了更广泛、更容易地获得 ISO TC 34 SC 9 第 5 联合工作组和国际食品微生物与卫生委员会（Culture Media of the International Committee on Food Microbiology and Hygiene，ICFMH-WPCM）培养基工作组在其出版物《食品和水微生物培养基手册》（*Handbook of Culture Media for Food and Water Microbiology*）中列出的参考菌株。该目录推荐了 202 个菌株、134 个物种，涉及 49 家保藏机构、70 个 ISO 和其他标准，以及 98 个培养基。

　　2012 年，中国科学院微生物研究所的马俊才等牵头倡议并推动了全球微生物资源目录（Global Catalogue of Microorganisms，GCM）国际合作计划。这项计划旨在为分散于全球各个保藏中心和科学家手中的宝贵的微生物资源提供一个全球统一的数据仓库，并以统一数据门户的形式，对全世界科技界和产业界提供微生物菌种资源的信息服务。这个仓库里目前保管着 19 个国家及地区的 151 个微生物资源研究和保藏机构的近 60 万株微生物实物资源的采集、分离、保藏、应用及文献专利信息，其中不乏来自特殊生态环境、具有重要的科研和工业应用价值的微生物。

　　2017 年底 GCM2.0 项目"全球微生物模式菌株基因组和微生物基因组测序项目"（Global Microbial Type Strain Genome and Microbiome Sequencing Project）正式启动，由 WDCM 和中国科学院微生物研究所牵头，并联合 12 个国家的微生物资源保藏中心发起。目前已有来自 16 个国家和地区的 25 家微生物资源保藏中心正式加

保藏机构介绍

入。该项目旨在为模式菌株基因测序的国际协调做出努力，填补微生物基因组图谱目前的空白，从而通过深入挖掘基因组数据来促进研究。

欧洲菌种保藏组织

欧洲菌种保藏组织（European Culture Collections Organisation，ECCO）成立于1981 年，该组织的宗旨是促进菌种保藏活动的合作与信息交换。ECCO 每年举办一次年会，共同讨论菌种收集活动的未来发展趋势与创新。ECCO 向其他微生物资源中心提供专业的公共服务，接收菌毒种的寄存，同时提供目录。保藏机构所有成员均需在 WFCC 登记注册。目前 ECCO 由 22 个欧洲国家的 61 个成员组成。该机构保藏菌种 350 000 余株，包括酵母、丝状真菌、细菌、古细菌、噬菌体、质粒（包括质粒菌株和其他重组 DNA 构建）、动物细胞（包括人类和杂交瘤细胞株、动物和植物病毒、植物细胞、藻类和原生动物）。

亚洲微生物资源保护和可持续利用联合会

2004 年，在第十届国际培养物保藏大会（ICCC-10）参会的来自 12 个亚洲国家（柬埔寨、中国、印度尼西亚、日本、韩国、老挝、马来西亚、蒙古、缅甸、菲律宾、泰国和越南）全体代表同意下，亚洲微生物资源保护和可持续利用联合会（Asian Consortium for the Conservation and Sustainable Use of Microbial Resources，ACM）成立。ACM 的目标是促进亚洲国家政府或公共组织之间的合作，以加强亚洲微生物资源的保护和可持续利用。截至 2022 年 10 月，已有 29 家保藏机构成为 ACM 的会员单位。

亚洲研究资源中心网络

亚洲研究资源中心网络（Asian Network of Research Resource Centers，ANRRC）成立于 2009 年，旨在分享有关研究资源（微生物、植物、动物和人类材料）的知识，加快其积极利用，并促进科学技术的进步。如今，ANRRC 已有来自亚洲和大洋洲 16 个国家和地区的 112 个机构成为其会员单位。

国际微生物资源中心

国际微生物资源中心（Microbial Resources Centers Network，MIRCEN）面向全世界，在发达国家和发展中国家都有学术 / 研究机构。自 1975 年以来，通过与联合国环境规划署（United Nations Environment Programme，UNEP）、联合国开发计划署（United Nations Development Programme，UNDP）的合作，现全球已建立了 34 个 MIRCEN。

国外菌（毒）种保藏机构

美国典型培养物保藏中心

美国典型培养物保藏中心（American Type Culture Collection，ATCC）成立于1925年，是一家私营的、非营利性的组织，总部位于美国弗吉尼亚州的马纳萨斯。ATCC为全世界的学术组织提供保藏服务，安全、可靠地保藏着包括人类和动物细胞系、微生物和生物制品等物质。

1. 发展历程　20世纪初期，随着科学家对细菌学认识的不断发展，纽约市立大学的美国细菌学家学会（Society of American Bacteriologists，SAB）创始会员查尔斯·温斯洛（Charles-Edward Amory Winslow）首先在美国自然历史博物馆建立了美国第一个菌种保藏中心。1922年，随着菌种保藏数量的不断增加，时任美国农业部的细菌学家兼SAB主席的洛尔·罗杰斯，也是ATCC第一任掌门人，将菌种运送至陆军医学博物馆的红砖建筑内。1925年，在洛克菲勒基金会的资助下，ATCC正式成立。

ATCC经过数次迁址，于1998年顺利搬迁至目前的弗吉尼亚州。1993年雷蒙德·塞比斯成为首席执行官后，对ATCC的运行模式进行了深刻变革。塞比斯将ATCC的核心功能规定为AAPPDD，即获取（acquisition）、鉴定（authentication）、生产（production）、保存（preservation）、开发（development）、分配（distribution），并与美国国家过敏和传染病研究所（National Institute of Allergy and Infectious Diseases，NIAID）、美国疾病控制与预防中心（Centers for Disease Control and Prevention，CDC）等机构广泛合作，维护运营了BEI资源库（Biodefense and Emerging Infections Research Resources Repository，BEI Resources）、国际试剂资源中心（International Reagent Resource，IRR）、HIV检测试剂项目（HIV Reagent Program）等，逐渐转变为财务上自给自足的保藏机构。BEI资源库由NIAID建立，旨在为研究A类、B类和C类优先病原体、新兴传染病病原体、非致病微生物和其他与研究社区相关的微生物材料提供试剂、工具和信息。IRR由美国CDC建立，为注册用户提供试剂、试剂盒和信息，用于研究和检测流感病毒和其他病原体。HIV检测试剂项目是由NIAID和美国卫生部艾滋病司（Division of AIDS，DAIDS）支持的外部基础和应用研究，以控制和预防艾滋病毒和其他传染源引起的疾病。ATCC发展时间轴见图2-5-1。

2. 保藏品　ATCC保藏一系列用于研究的生物材料，包括细胞株、分子基因

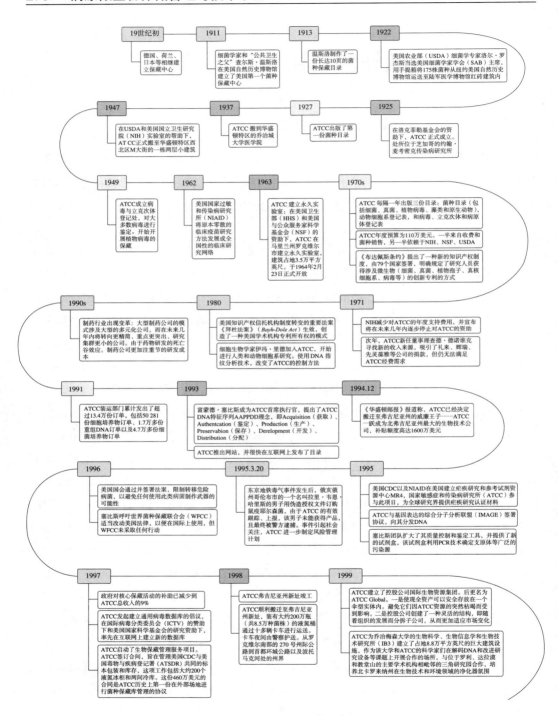

图 2-5-1　ATCC 发展时间轴

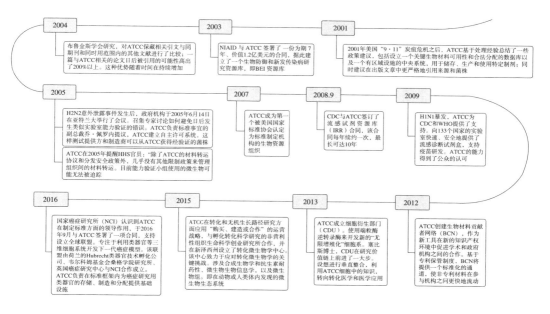

图 2-5-1（续）　ATCC 发展时间轴

组学研究工具、微生物和生物制品。人类、动植物细胞株种类超过 3 400 种。ATCC 保藏的微生物包括 18 000 余株细菌、从各种来源中分离出的超过 3 000 种人和动物病毒。除此之外，ATCC 还保藏有 7 600 种以上的酵母菌和真菌代表株、超过 1 000 种基因组和合成核酸以及标准参考物质，超过 500 种微生物培养物被推荐为质量控制参考品系。

ATCC 官网公布了 75 913 个微生物产品及 3 475 个细胞产品信息。网页可根据产品类别、类型、应用范围、保藏形式、生物安全等级、鉴定方法、有机组织、组织类型、细胞类别、疾病种类、疾病进展、代谢、致瘤类型、增长型、种族、性别、是否为标准菌株、分离、敏感性谱 - 抗性、核酸型、DNA 或 RNA 进行分类检索。

3．质量管理体系　ATCC 已通过国际标准化组织（International Organization for Standardization, ISO）的多项认证，包括 ISO 9001、ISO 13485、ISO/IEC 17025、ISO 17034，并通过美国食品药品监督管理局（U.S. Food and Drug Administration, FDA）、美国药典委员会（US Pharmacopeia, USP）、美国农业部（Department of Agriculture, USDA）、美国 CDC 等政府部门的授权与合作。ATCC 标准品还被欧洲药典、日本药典和世界卫生组织（World Health Organization，WHO）等机构广泛引用。

保藏机构介绍

4．业务情况　ATCC 可提供细胞鉴定检测、支原体检测、生物保藏管理、寄存（如专利寄存、模式菌种的保存）等多项服务。

ATCC 在美国设立专门的直销团队，并拥有全球授权分销商和合作伙伴网络，业务覆盖 150 多个国家。ATCC 的客户包括学术界、政府和私营行业的领先研究人员和科学家，超过 80% 的客户群来自学术界和工业界，其中 40% 来自学术界和私营企业；政府客户占总数的 6%。按照国别统计，ATCC75% 的客户来自美国，其余25% 是国际客户。ATCC 客户群中代表性行业包括制药、生物技术、农业和诊断行业，食品、饮料和化妆品生产商，参考和测试实验室，学术机构，政府机构，私人基金会和非营利性组织。ATCC 面向全球运营，在中国，它也有着自己的销售机构，具体名称为"ATCC 细胞库"，位于中国上海。

美国农业研究菌种保藏中心

美国农业研究菌种保藏中心（Agricultural Research Service Culture Collection，NRRL）是世界上最大的微生物公共保藏中心之一，也是美国乃至世界上的第一个专利菌种保藏中心，位于伊利诺伊州皮奥里亚国家农业应用研究中心细菌食品病原体和真菌研究机构中。streptomyces aureofaciens NRRL 2209 是其第一个专利保存菌株，美国 Cyanamid 公司将其用于金霉素生产。随后，ATCC 也开始了专利菌种保存服务。NRRL 将菌种分为公开保藏和专利菌种保藏。

1．NRRL 保藏品　目前 NRRL 大约有 99 000 种菌株，包括放线菌、细菌、真菌和酵母菌。数据服务系统通过该线上检索目录，用户可以查找菌种信息。在此数据服务系统中，数据分为原核生物、真菌和酵母菌三大类。用户可以按照种属（genus/species）进行检索，也可以根据 NRRL 编号或 Accession 编号检索菌种。

2．NRRL 菌种保藏方法　NRRL 菌种保藏中心的大多数菌株以冷冻干燥形式保存。冷冻保存微生物的过程为在小玻璃安瓿管中加入液体悬浮培养介质，如牛血清；在冷冻过程中，利用抽真空装置使水升华；在干燥过程中，用气 - 氧割炬密封安瓿管，保存于 5℃。

不产生芽孢的丝状真菌和某些酵母菌、细菌不能使用冻干法保存。这些菌种需保存在液氮中。保存在液氮中的细胞几乎不会产生遗传学改变。

3．NRRL 菌种运输与交换　一般情况下，植物或动物致病菌株要求有美国农业部动植物卫生检验局（Animal and Plant Health Inspection Service，APHIS）的许可才能在美国境内运输。在菌种筛选过程中，必须上传电子信息。国际上也同样要求必须有菌种的进口准许证。

（1）公开保藏：菌种的申请和发放政策如下。

1983 年起，NRRL 保存的普通菌种的分发是免费的，但美国农业研究局（ARS）专利菌株的分派按照 20 美元 / 株收取费用。用户每次申请的菌种总数必须在 24 种以下，一个实验室每年不得申请超过 24 种菌种。如想获得更多菌种，需直接与菌种保藏中心的科学家或部门经理联系。菌种只能邮寄至大学、公司、科研机构等地址，不能邮寄至家庭地址。

在美国境内，植物致病菌必须获得 APHIS PPQ 526 许可证才能运输。将植物致病菌邮寄给美国以外地区，用户必须提供该国的进口许可证。如果不能提供进口许可证，则需出具政府机构出具的"不需提供许可证"的官方书面文件。美国境内，动物致病菌必须获得 APHIS VS 16-3 许可证才能运输。如不能提供，处理办法同植物致病菌。

NRRL 普通菌种中的第 2 组危险性菌种（Risk Group 2）必须有材料转移协议（MTA），而第 1 组危险性菌种（Risk Group 1）不需要 MTA。如果美国农业研究局 ARS 专利菌种以专利形式或由存放者向公众提供，则不需要 MTA。用户在使用这些菌种的过程中，必须遵守所有国家以及国际的专利法规。

（2）专利菌种保藏：ARS 专利菌种保藏遵循《专利合作条约》（*Patent Cooperation Treaty*，PCT）、《欧洲专利公约》（*European Patent Convention*，EPC）和《国家承认用于专利程序的微生物保存布达佩斯条约》。ARS 专利菌种保藏中心只接受对人和动物无致病性（生物安全等级不超过 BSL-2），且无特殊生长条件要求的微生物。ARS 专利菌种保藏中心不提供人类和动植物细胞株的保存服务。通常情况下，ARS 专利菌种保藏中心也不接受混合培养微生物的保存。

德国微生物菌种保藏中心

德国微生物菌种保藏中心（Deutsche Sammlurg von Mikroorganismen and Zellknlturen，DSMZ）成立于 1969 年，是欧洲规模最大的生物资源中心，拥有全球较为罕见甚至是独一无二的人类和动物细胞系、真菌菌株、植物病毒、噬菌体和用于研究的基因组细菌 DNA 库存。DSMZ 团队一直致力于细菌、真菌、病毒、人类和动物细胞系等的分类鉴定和保藏工作。所有被 DSMZ 保藏的生物材料都要经过相关部门进行严格的质量控制及生理、分子特性分析。DSMZ 是欧盟《名古屋议定书》第 511/2014 号条例规定的第一个注册保藏机构，也是德国唯一取得《国际承认用于专利程序的微生物保存布达佩斯条约》认可的国际保藏机构。由于保藏生物资源的多样性和严格的质量管理，DSMZ 一跃成为国际知名的微生物诊断实验室、国家参比中心以及

保藏机构介绍

工业合作伙伴。

1. 发展历程　1969 年德国在哥廷根建立了国家保藏收藏馆，由外部拨款支持，于 1973 年正式更名为德国微生物库（DSM）。1974 年该机构被德国专利和商标局承认为官方专利储存机构，1976 年 DSM 成为哥廷根微生物研究所的一个独立菌种库，将 1200 个植物病原真菌从柏林 - 达勒姆生物联邦研究所转移到哥廷根。2004年 DSMZ 根据 ISO 9001:2000 建立了质量管理制度。自 2011 年以来，陆续建立生物信息学部和高通量测序中心，微生物细胞生物学、单细胞基因组学和分子肿瘤研究小组，生物经济和健康研究的生物资源收集部门。2012 年推出表型数据库 BacDive。DSMZ 自 1996 年以来一直是莱布尼茨协会的成员，在国家和国际生物研究界发挥着关键作用。DSMZ 发展时间轴见图 2-5-2。

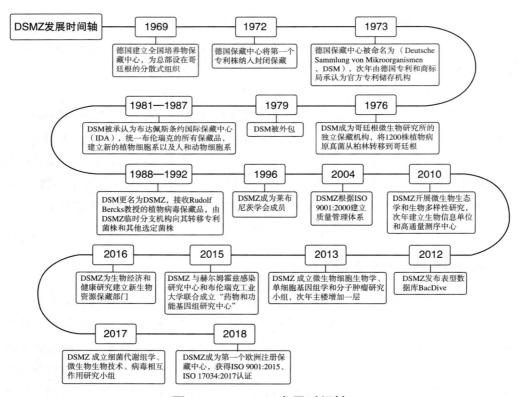

图 2-5-2　DSMZ 发展时间轴

2. DSMZ 保藏品　该菌种保藏中心目前保存有 35 000 多种不同的细菌、8 000余种真菌、800 余种人类和动物细胞系、41 种植物细胞系、5 000 余种植物病毒和抗血清、1 000 余种噬菌体和 19 000 余种不同种类的细菌基因组 DNA。DSMZ 已拥有超过 79 000 种生物资源，其中大部分可以从其在线目录中获得。微生物方面，DSMZ 保藏了超过 29 000 多个培养物，总共包含了大约 10 000 个物种和 2 000 个属。就人类和动物细胞系而言，DSMZ 保藏了包括 860 多种来源于灵长类、啮齿类、两栖类、鱼类和昆虫类的永生化细胞培养物，这些细胞分离自杂交瘤等多种组织。同时 DSMZ 可为用户提供植物病毒分离物和高质量的血清学试剂以及相应的阳性对照，用于对农业和园艺作物中最重要的植物病毒进行常规检测。

DSMZ 通过系统地获取生物资源中心的标准化研究数据，建立真菌、病毒、藻类和细胞系的 BacDive 表型数据库，为科学研究提供高质量的数据。除了自己的数字采集数据服务外，DSMZ 还为一些外部组织如全球生物多样性信息设施（Global Biodiversity Information Facility，GBIF）、德国生物数据联盟（German Federation for Biological Data，GFBio）和德国生物信息学基础设施网络（German Network for Bioinformatics Infrastructure，de.NBI）提供科学数据。德国联邦教育和研究部资助了"数字序列信息科学基础"（WiLDSI）的跨学科项目，该项目由莱布尼茨研究所 DSMZ 和莱布尼茨植物学研究所共同领导，旨在研究如何在生物多样性公约（Convention on Biological Diversity，CBD）框架内处理遗传资源数字序列信息（digital sequence information on genetic resources，DSI）的可能解决方案。

3. 科研情况　DSMZ 不仅是欧洲最全面的生物资源中心，同时还是领先的研究中心，有科学家、博士和博士后等超过 50 人。DSZM 团队除了股东和监事会，下设管理部、科学咨询委员会、工会、残疾员工代表等部门。其中管理部门分设行政部和多领域的部门区块，包括微生物生态学和多样性研究组、微生物基因组研究组、独立研究小组、细菌微生物组、生物经济和健康研究的生物资源组、人类和动物细胞系组、植物病毒学组等部门。DSMZ 组织机构见图 2-5-3。

DSMZ 凭借其全面的微生物保藏、培养、鉴定、分类学 / 系统发育分析方面的独特专长，对微生物生物多样性及其功能、基础研究模型系统开发、创新的新型生物产品研制，以及从基础研究到应用的转化方面发挥了关键作用。DSMZ 以用户为导向进行生物资源保藏工作的扩展及分布优化，通过创新培养方法和低温保存技术来获得新的生物资源，建立了一个专门的课程和培训计划，扩大系统和进化、功能多样性和共生 / 动物生物学的研究计划，进行复杂自然样品的微生物多样性分析、全面的基因组序列分析和功能基因组学分析，免费提供生物体的数字信息（如生物资源的基因组序列、生化、生理特性和生物地理数据）。

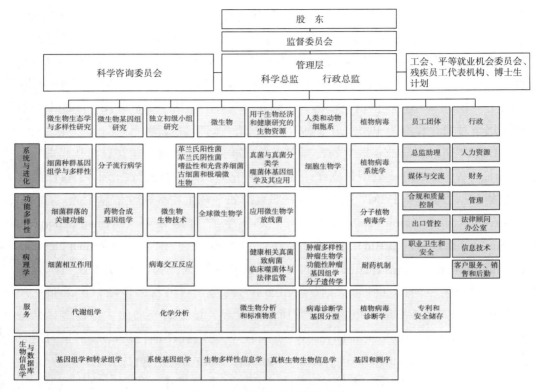

图 2-5-3　DSMZ 组织机构

荷兰微生物菌种保藏中心

1. 机构简介　真菌生物多样性研究中心（Centraalbureauvoor Schimmelcaltures，CBS）是荷兰皇家艺术与科学院的独立研究机构，位于乌特勒支，是世界知名的保藏中心，该研究中心的核心为生物资源中心（BRC），保藏有世界著名的丝状真菌、酵母菌和细菌等生物样本资源，是世界范围内最大最全的真菌保藏的生物库。CBS 菌种保藏中心现有 8 万～10 万种微生物菌株，大部分菌种是真菌。CBS 提供包括菌种鉴定、专利菌种寄存在内的各项服务。

CBS 研究真菌的生物多样性，主要关注 3 个领域：农业、人类健康和工业（室内空气和食品）。目前，CBS 共有 8 个研究团队，80 名工作人员，分别是 6 个研究小组（食品与室内真菌研究组、真菌自然产物组、真菌生理组、医学真菌组、真菌性植物病理组、酵母组）、生物资源中心（BRC）和软件数据库组；另有一个由各个组组长组成的理事会，管理整个中心运转。

6 个研究小组围绕在 BRC，开展互利共生的运转与发展。菌种收集保藏过程与科研深度结合，从而保证以最先进的技术手段对菌种进行质量检查，并允许制定科学性计划来提高菌株质量。

2．生物资源中心（BRC）保藏情况　CBS 的生物样本库及 BRC 早在 1904 年便成立了，拥有全球最广泛的丝状真菌、酵母菌和卵菌的保藏；细菌方面收集了大量细菌的野性株和突变株、适合 DNA 研究的宿主菌、基因工程质粒、噬菌体等。真菌保藏涉及 5 100 属 19 500 种，每年向全球提供菌株约 6 000 株。

生物资源中心 (BRC) 在 ISO9001:2015 质量管理体系下运转服务。所有的工作流程和实验操作都在标准框架内进行，包括菌种、DNA 及相关信息的准入、保存、储存和提供。同时，CBS 的 BRC 符合经济合作与发展组织生物资源中心的质量和专业要求。

菌种纯度、活力和表型检查是日常的质量检查工作流程，同时佐以质谱检测和生理生化检测，并进行菌种批次实时数据更新。

所有中心库藏的菌种都经过分子靶基因区域内转录间隔（internal transcribed spacer，ITS）区和大亚基（large subunit，LSU）区的鉴定，新进菌种也进行日常分子鉴定，不同种属真菌另附以相应的特异性基因片段加以复核。所有基因序列信息由保藏团队管理员和专家管理及验证。多数可公开获取的菌株基因序列可通过 CBS 目录获取，并作为 CBS 网站的比对工具的参比序列，今后会向 Genbank 等数据库网站进行数据发布。

3．样品管理和运输　CBS 的菌种数据库可对其保藏的菌种进行检索。根据国际标准，CBS 将病原微生物分为 4 级。CBS 仅保存了 1 ~ 3 级病原微生物菌种：①第 1 组危险菌种，对人类健康无害的微生物。依照实验室管理规范便可处理这些微生物。这类微生物不具有致病性。②第 2 组危险菌种，能够影响人类健康的微生物，但可以治愈或病毒性很低。③第 3 组危险菌种，能够使人类产生严重疾病的微生物。

国际航空运输协会（International Air Transport Association，IATA）、国际民用航空组织（International Civil Aviation Organization，ICAO）、联合国危险货物运输专家委员会（United Nations Committee of Experts on the Transport of Dangerous Goods）、万国邮政联盟（Universal Postal Union，UPU）以及 WHO 参与了微生物运输法律法规的制定。

用户需提供进口许可证。美国境内用户需获得"regional director Ⅱ""PPQ APHIS USDA"、美国大使馆、"APO New York 09159"的许可才能运输菌株。IATA 危险品运输条例规定，2 级或 3 级危险性微生物的运输必须由经 IATA 认证许可人员完成。

保藏机构介绍

4. 服务类型　CBS 提供包括菌种鉴定、样本分析、合作研发、咨询和特定课程等一系列科研服务。菌种鉴定主要是提供丝状真菌、酵母和细菌的分离物 / 标本的鉴定服务，是基于基因序列分析并结合表型特征进行的鉴定。样本分析是提供食品、饲料和建筑材料中的丝状真菌和酵母分析，空气样品分析和直接显微分析；也可以协助分析耐热真菌并进行现场调查。

（1）限制性菌种的寄存：1955 年，CBS 开展专利菌种寄存服务。早年间，专利菌种的寄存受控于国家专利法。20 世纪 70 年代，专利法规越来越国际化，出现了 EPC。1978 年，EPC 受理了 CBS 的菌种寄存机构的请求，在《国际承认用于专利程序的微生物保存布达佩斯条约》下开展菌种的保存工作。该条约详细地规定了寄存人和存放机构必须遵守的程序。

（2）真菌和细菌鉴定服务：CBS 拥有真菌所有主要分类领域的专家，工作人员的专业知识确保了菌种鉴定的准确性。通过形态学、克隆表型等能够鉴定多种菌株。在菌种鉴定中，经常会用到分子手段进行菌种鉴定。通常情况下，菌种鉴定需要 4 ～ 6 周时间。

合作研发除了机构内部的研究项目，还同时为政府、工业、医疗保健、制药、食品及商业部门的各种客户提供不同类型的合作研发服务，尤其食品安全领域，CBS 是食品相关的真菌研究领域的全球权威机构。CBS 还为学生、研究人员及工作人员提供工业领域、食品加工、科研等多个方向的课程及培训。CBS 出版了两套真菌领域丛书，分别是《Westerdijk 生物多样性》（*Westerdijk Biodiversity Series*）和《Westerdijk 实验室手册》（*Westerdijk Laboratory Manual Series*）。同时，还有 3 个开放性杂志期刊《真菌学研究》（*Studies in Mycology*）、《泊松》（*PERSONONIA*）和《真菌分类及进化》（*Fungal Systematics and Evolution*）。

5. 菌种数据库和网站介绍　官方网站下辖了多个数据库子网站，包括 MycoBank 总库、皮肤癣菌数据库、真菌植物病理相关物种 DNA 序列条码库、镰刀菌属数据库、镰刀菌属 MLST 数据库、羊肚菌数据库、医学真菌 MLST 数据库、真菌收集数据门户网站、子囊菌数据库、红菇目数据库、青霉数据库、酵母菌数据库。

英国国家菌种保藏中心

英国国家菌种保藏中心（The United Kingdom National Culture Collection，UKNCC）成员单位向用户提供菌种 / 细胞供给服务。所提供的生物体包括放线菌、藻类、动物细胞、细菌、蓝细菌、丝状真菌、线虫、原生动物、支原体、病毒和酵母菌。

UKNCC 可提供以下服务：①供给用户指定的生物体；②供给菌种和细胞株的

参考株；③供给发酵剂；④进行菌株的生产；⑤供给植物和人类病原体（经许可）；⑥供给微生物耐药性试验菌株；⑦供给来源于鉴定菌株的 DNA 和提取物。

UKNCC 是 9 家保藏机构的联合体，其成员单位见表 2-5-1。

表 2-5-1　UKNCC 成员单位一览表

保藏中心	缩略词	保藏范围
CABI[*]	IMI	真菌、酵母、细菌（植物病原体，来自南极洲）
Culture Collection of Algae and Protozoa	CCAP	藻类植物、蓝细菌、原生动物
European Collection of Cell Cultures[**]	ECACC	细胞系
The National Collection of Industrial, Food and Marine Bacteria	NCIMB	细菌
National Collection of Pathogenic Fungi[**]	NCPF	对动物和人类致病的真菌
National Collection of Type Cultures[**]	NCTC	对动物和人类致病的细菌
National Collection of Plant Pathogenic Bacteria	NCPPB	对植物致病的细菌
National Collection of Pathogenic Viruses[**]	NCPV	病毒
National Collection of Yeast Cultures	NCYC	酵母菌

[*] 收集英国分离的真菌、木材腐烂的真菌，英国南极调查菌（毒）种保藏。
[**] 英国公共卫生署菌（毒）种保藏。
引自 http：//www.vkncc.co.vk。

UKNCC 菌种保藏中心还通过一系列分子生物学、生物化学和分类学方法，向用户提供多种生物体鉴定服务。提供生物体鉴定服务的保藏中心如下：放线菌为 NCIMB、CABI，藻类为 CCAP，细菌为 CABI、NCIMB、NCTC、NCPPB，细胞系为 ECACC，真菌为 CABI、NCPF，支原体为 ECACC，线虫为 CABI，植物原生质为 CABI，原生动物为 CCAP，病毒为 NCPV，酵母菌为 CABI、NCYC。

UKNCC 的保藏根据合适的指导和质量管理系统保持高标准要求。菌种保藏中心的建立按照 WFCC 的《微生物菌种保藏机构建立和工作指南》进行。严格按照质量政策和保证分配和运输安全及生物安全指导文件进行操作。

法国国家微生物菌种保藏中心

法国国家微生物菌种保藏中心（Collection Nationale de Cultures de Microorganismes，CNCM）是一所主要从事微生物保藏和菌种严格保密存放的菌种保藏机构。同时，CNCM 还是《国际承认用于专利程序的微生物保存布达佩斯条约》授权的国际保藏机构。截至 2001 年 12 月 18 日（无最新数据），共有 2 997 种菌种被安全保存在 CNCM。其中重组大肠杆菌 1 011 株、乳酸菌 341 株、其他细菌 480 株、杂交瘤 419 株、动物和人类细胞序列 240 株、菌类 111 株、酵母菌 154 株、噬菌 42 株、来自动物和人类的病毒 199 株。如果需要，CNCM 可以协助其他菌种保藏中心将其拥有的菌种样品传递给需要的实验室。同时依据专利法和《国际承认用于专利程序的微生物保存布达佩斯条约》的规定，CNCM 还提供专利保藏服务。

法国巴斯德研究所生物资源中心

巴斯德研究所生物资源中心（The Centre de Ressources Biologiques de l'Institut Pasteur，CRBIP）成立于 2001 年，是一个横向生物库基础设施，包括巴斯德研究院的微生物和人类标本保藏品。CRBIP 根据健康和环境安全标准以及适用的法律法规，在全球范围内接收、维护、表征和供应生物资源。CRBIP 保藏着约 2.5 万株细菌、200 种致病性病毒株、750 株代表蓝藻分类和功能多样性的单克隆菌株培养物，以及越来越多的酵母和丝状真菌菌株。

CRBIP 的活动和服务主要包括：①接受有价值的生物材料沉积物。②微生物和人类遗传资源的保存和分布。③提供专业服务，包括：生物资源的获取和分配，冷冻、生物质生产，优化人类生物资源的采样和保存，微生物鉴定、测序和基因组学分析。④提供培训、专业知识和咨询服务。

日本国家技术评价研究所生物资源中心

日本国家技术与评估研究所（National Institute of Technology and Evaluation，NITE）前身为丝绸制品出口核查机构，始建于 1928 年 2 月。2001 年，NITE 重组成为日本政府内部的行政机构，其主要职能是为减少社会风险、维持经济发展及公共安全提供技术保障，包括多个涉及消费者产品安全、化学品管控、生物技术及认证的领域。NITE 总部位于东京，分别设置了北海道、东北、中部、北陆、中国、四国、九州共 7 个办公室。

NITE 生物资源中心（NITE Biological Resource Center，NBRC）是专门进行生物资源管理的部门，分设 8 个处室，分别是行政事务处、行政管理和规划处、生物多样性公约管理处、生物技术处、培养物保藏处、产业创新处、NITE 专利微生物存储处和 NITE 国际专利生物存储处。其行政事务处作为 NBRC 综合管理部门，又下设了生物数字化转换办公室、生物经济战略办公室、法务和知识产权办公室。NITE 组织机构见图 2-5-4。

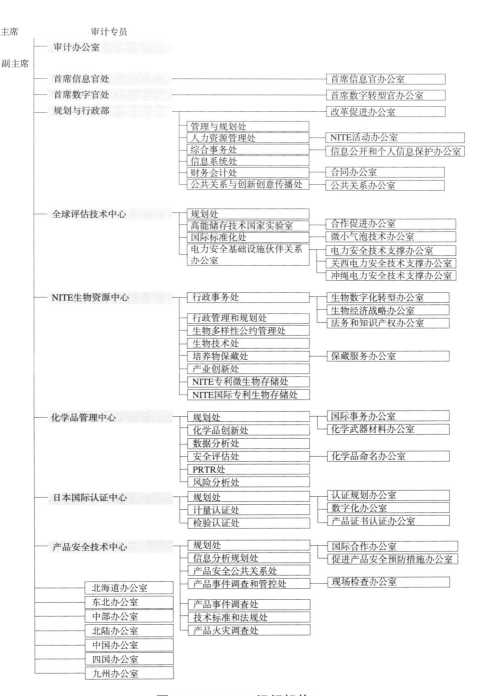

图 2-5-4 NITE 组织机构

NBRC 拥有细菌 8 608 株、古生菌 290 株、丝状真菌 9 549 株、酵母菌 3 397 株、藻类 414 株、噬菌体 105 株；标准菌 191 株。其在线数据库（NBRC Online Catalogue）目录提供了 20 000 多株微生物的特征和相关信息，通过搜索微生物的科学名称、原产国、培养条件、分离来源、工业应用、遗传信息和参考文献等进行分类检索。其微生物功能潜力数据库（MiFuP）提供了大约 300 种微生物的 90 多种功能和相关基因信息。可根据微生物的有用功能（如环境修复、生物塑料生产和抗生素耐受性）搜索微生物。

韩国标准菌种保藏中心

1985 年 2 月经韩国科技部批准，韩国标准菌种保藏中心（Korean Collection for Type Cultures，KCTC）正式成立，同年加入 WFCC。1986 年 1 月 KCTC 成为 WDCM 成员。1990 年 6 月成为《国际承认用于专利程序的微生物保存布达佩斯条约》授权的国际保藏机构。1994 年 10 月根据《生物多样性公约》，KCTC 启动国家生物多样性项目。KCTC 于 2004 年 2 月获得 ISO 9001:2000 认证。KCTC 组织结构见图 2-5-5。

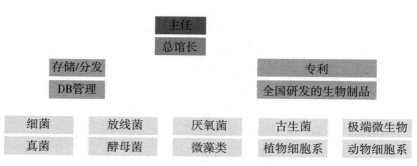

图 2-5-5　KCTC 组织结构图

六、病原微生物资源共享

《生物多样性公约关于获取遗传资源和公正和公平分享其利用所产生惠益的名古屋议定书》遗传资源获取与惠益分享主要规定

近年来，生物资源的获取与惠益分享越发受到全球的广泛关注。遗传资源作为生物多样性的重要组成部分，在《生物多样性公约》（CBD）生效以前，历史上被认为是人类共同的遗产，并进行自由交换和获取。CBD 第 15 条规定，国家对遗传资源拥有主权，获取遗传资源须得到资源提供国家的"事先知情同意"（PIC），并在"共同商定条件"（MAT）下做出惠益分享的安排。CBD 生效后，围绕"遗传资源获取与惠益分享"这个主题已进行多次政府间谈判。

自从 2007 年印度尼西亚政府宣布不再向世界卫生组织（世卫组织）发送禽流感病毒样本以来，有关全球病毒共享的问题便牵涉到新兴国际法领域的制度构建问题。在 2010 年 5 月第 63 届世界卫生大会上，各国仍无法就《材料转移标准协定》（Standard Material Transfer Agreement，SMTA）达成共识。发达国家希望建立不与病毒共享挂钩的自愿性惠益分享机制，从而可以无偿从世卫组织获得病毒材料，故拒绝缔结所谓的 SMTA；发展中国家则强调通过 SMTA 来明确发达国家机构从世卫组织获取病毒材料的条件与承诺，即应分享后者利用其生物资源产生的专利惠益。

生物遗传资源是国家战略资源，为了公平、公正地分享因利用生物遗传资源所产生的惠益，在 CBD 下，《生物多样性公约关于获取遗传资源和公正和公平分享其利用所产生惠益的名古屋议定书》（简称《名古屋议定书》）于 2010 年 10 月达成。

《名古屋议定书》共有 36 条及 1 个附件，主要包括适用范围、获取、公平分享惠益、监测与检查、能力建设等 5 个方面的核心内容。

1. 获取　《名古屋议定书》遵循并继承了 CBD "事先知情同意""共同商定条件""公平分享惠益"的原则，在第 6、7、8 条做了一般规定。其中，第 6 条规定了"遗传资源的获取"，第 7 条规定了"遗传资源相关传统知识的获取"，第 8 条规定了"非商业性研究目的"和若干"紧急情况"时获取遗传资源的"特殊考虑"。总体来讲，获取行为需要得到遗传资源的原产国缔约方或者已经依据 CBD 获取了该资源的缔约方的事先知情同意；遗传资源相关传统知识的获取需要取得原住民和地方社区的事先知情同意；对于非商业性研究目的的获取行为，需要简化程序，促进遗传资源的相关科学研究工作；对于"各种威胁或损害人类、动物或植物健康的迫在眉睫的"紧急情况，需要采取快速获取、快速分享惠益的程序。

2. 惠益分享　《名古屋议定书》中涉及惠益分享的规定主要体现在第 5 条和附件中。

第 5 条要求使用遗传资源的缔约方要和提供遗传资源的缔约方依照共同商定条件公平公正地分享惠益；各个缔约方政府要酌情采取立法、行政或政策措施，确保使用方和持有遗传资源相关传统知识的原住民和地方社区公平地分享惠益。"公平合理地分享惠益"从 CBD 的一项原则发展成为各个缔约方政府应当履行的强制性国际法义务，有效地保障了提供遗传资源及与遗传资源相关的传统知识的发展中国家的利益。

第 5 条还规定了惠益包括货币惠益和非货币惠益两种形式。相关附件中，列举了货币惠益和非货币惠益的若干形式，为各个缔约方政府开展国内立法提供了一份指示性清单。货币惠益主要包括资源获取费用、版权费用、商业化许可费用等，非货币惠益主要包括成果共享、参与产品开发、技术转让等。

共享流感病毒以及获得疫苗和其他利益的大流行性流感防范框架（PIP 框架）

为有效应对流感病毒，改进大流行性流感的防范，改善和加强世卫组织全球流感监测和应对系统（Global Influenza Surveillance and Response System，GISRS），增加发展中国家获得疫苗和其他大流行病相关用品的机会，在平等的基础上分享 H5N1 和其他可能引起人间大流行的流感病毒，以及获得疫苗和分享其他利益，世卫组织于 2011 年 5 月在第 64 届世界卫生大会上通过了《共享流感病毒以及获得疫苗和其他利益的大流行性流感防范框架》（*Pandemic Influenza Preparedness Framework*，PIP 框架）。PIP 框架将会员国、行业、其他利益相关者和世卫组织聚集在一起，实施大流行性流感防备和应对的全球方法。

《PIP 框架》自 2011 年实施以来，使世卫组织获得了超过 3.5 亿支大流行性流感疫苗的承诺，并得到了生产商超过 1 亿美元的捐款，可见《PIP 框架》在促进全球疫苗及相关利益公平分配等方面发挥了一定作用，是现有多边系统的良好范例。但该框架严重依赖现有大流行性流感病毒共享基础设施，不太可能扩展到其他病原体，并具有高昂的行政成本（每年 28 亿美元）。但新冠肺炎疫情暴发后，也有研究建议将框架的范围扩大到新型冠状病毒。

《PIP 框架》拟定的协议包括了标准材料转让协议 1（Standard Material Transfer Agreement 1，SMTA1）和标准材料转让协议 2（Standard Material Transfer Agreement 2，SMTA2）。其中，SMTA1 是用于 GISRS 系统内部的标准材料转让协议，该协议的缔约方为 GISRS 系统内的实验室，包括国家流感中心、世卫组织流感合作中心、H5 参考实验室和必要的管制实验室以及其他获批准的实验室，该协议将确保按照职权范围所定，将 PIP 候选疫苗病毒提供给流感疫苗生产商和实验室，并迅速、及时地共享与流感病毒有关的基因序列数据和源于此数据的分析结果等。SMTA2 是用于 GISRS 系统之外的标准材料转让协议，该协议的缔约方为世卫组织和接受方，接受方根据性质的不同可以分为三类：A 类是疫苗和抗病毒药物生产商，B 类是不生产疫苗或抗病毒药物但与大流行性流感的防范和应对有关的产品生产商，C 类是生物技术公司、研究机构、学术机构等其他所有实体。这三类接受方根据其性质所要提供的利益也不同，协议中列出了 6 种利益，包括但不限于提供大流行监测和风险评估以及预警信息和服务、提供流感疫苗、诊断试剂和药品等。

病原微生物资源共享

　　《PIP 框架》中的内容还规定了提供方和接受方的义务、争端的解决、赔偿责任、保证等内容。其中 SMTA1 还规定了协议双方都不得谋求获取与材料有关的任何知识产权。SMTA2 中没有不得谋求知识产权的说明，而是规定了可选择承诺的转让技术的义务，由此可见，SMTA2 是保护生产商的知识产权的，只是以技术转让的形式予以限制。通过签订 SMTA2，世卫组织将在最需要的时候可以有预测性地获得大流行病应对产品，如疫苗、抗病毒药物和诊断包等。

世界卫生组织生物样本中心（BioHub）惠益分享

2019 年新冠肺炎疫情以及其他疫情和传染病的暴发，使世卫组织意识到现有的全球卫生安全架构存在一定的缺陷，快速和广泛共享病原体对有效监测和及时开发诊断、治疗或生产疫苗等医疗响应产品具有重要意义。目前，大量的病原体共享是通过双边和临时的系统进行的，这个过程通常很慢，可能会导致效率低下，不足以应对全球突发传染性疾病暴发之际产生的需求。为了实现有效的公共卫生响应，从样本收集到运输和生成科学信息的端到端系统必须紧急运行，并且应该及时公开数据和分析，同时尊重所有世卫组织、国际和国家法规和标准，并迅速传达给受影响国家的决策者以及更广泛的世卫组织所有成员国，以支持有效和及时的应对措施。

为了紧急发展全球商定的病原体共享机制，世卫组织于 2020 年 11 月宣布、2021 年 5 月启动了生物样本中心（BioHub）。该生物样本中心将努力确保快速实施响应干预措施，并开发诊断、治疗和疫苗等产品，这些产品可以根据公共卫生需求和公平获取原则提供给所有成员国，其不是为了取代现有结构，而是作为现有结构的补充。目的是鼓励和支持在发现异常事件后快速和广泛地共享具有流行或大流行潜力的生物材料（biological materials with epidemic or pandemic potential，BMEPP）。该系统所依据的原则为以公共卫生为目的公平分配共享 BMEPP 所产生的利益。在世卫组织生物样本中心系统内，实验室（共享 BMEPP 的实验室和请求的实验室）将通过快速分析 BMEPP 或开发研究项目来扩大知识和推进高威胁病原体的技术工作，在支持公共卫生响应方面发挥关键作用。

世界卫生组织生物样本中心将为世卫组织成员国自愿共享新型生物材料提供可靠、安全和透明的机制，而无需取代现有系统或与现有系统竞争。共享具有流行病或大流行潜力的生物材料将通过一个或多个被指定为世界卫生组织生物样本中心设施的实验室进行。这将使世卫组织成员国和合作伙伴能够以更好、更快的方式开展工作，推进研究，为卫生紧急情况做好更充分的准备，并确保公平地获得这种分享所产生的惠益。总体而言，将有助于扩大关于高致病性病原体的认知并推进相关技术工作。

目前已编制了两份标准材料转移协议（SMTA1 和 SMTA2）来共享 BMEPP。仍有一份用于商业目的的协议（SMTA3）正在研制中。

SMTA1 是 SMTA1 规定了 BMEPP 提供商自愿将 BMEPP 转移到世卫组织 BioHub

设施的条款、条件和模式，是用于提供方自愿为 BioHub 系统提供 BMEPP 的协议，一方面促进及时评估风险和传播关键公共卫生信息，另一方面在适当时候迅速开发诊断、治疗和疫苗，以实现有效、高效、公正和公平的公共卫生响应。SMTA2 用于经批准实体从 BioHub 接收 BMEPP 的过程，是与非商业公共卫生用途的合格实体共享具有流行病或大流行潜力的生物材料的协议。两份协议都明确规定任何缔约方都不应寻求获得 BMEPP 的任何知识产权（IP）。缔约双方承认，在转让日期之前获得的关于 BMEPP 的任何知识产权，BMEPP 到世卫组织生物设施，不会受到本协议的影响。提供商可能已使用受知识产权保护的技术来生成和（或）修改 BMEPP。世卫组织 BioHub 设施承认，此类知识产权应得到尊重。

美国管制病原项目

美国 20 世纪末以来的多次生物恐怖事件使美国政府更加重视并加强对病原微生物监管。1984 年，美国的邪教组织罗杰尼希教为干扰选民投票，蓄意向当地多家餐厅投放鼠伤寒沙门菌，导致七百多人中毒，这是美国历史上最早、规模最大的生物恐怖事件。2001 年在美国发生的炭疽事件，导致数人丧生，造成民众恐惧和焦虑。因此，炭疽事件之后，美国国会为了控制试图通过病原微生物或毒素对社会造成危害的恐怖分子，开始考虑制定法规和成立相关机构来监管拥有、使用和转移病原微生物的个人或机构。2002 年，美国成立联邦管制病原项目（Federal Select Agent Program，FSAP），以加强对病原微生物或毒素的监管，减少有意或无意释放或泄露病原微生物而造成的影响。

一、管理结构

FSAP 是由隶属于美国卫生与公众服务部（HHS）的美国疾病预防与控制中心（Centers for Disease Control and Prevention，CDC）的管制病原和毒素司（the Division of Select Agents and Toxins，DSAT）和隶属于美国农业部（the US Department of Agriculture，USDA）的动植物卫生检验局（Animal and Plant Health Inspection Service，APHIS)的农业管制病原和毒素司（Division of Agricultural Select Agents and Toxins,DASAT）共同合作管理。DSAT 监管导致人类疾病的病原微生物和毒素，DASAT 监管导致动物和植物疾病的病原微生物和毒素，对人类和动植物安全或产品构成威胁的病原微生物和毒素由两个机构共同监管。FSAP 通过上述管理机制形成了较为完善的管理系统，其管理系统结构及监管职能如图 2-6-1 所示。

二、FSAP 监管的管制病原和毒素清单

1. 管制病原和毒素清单的筛选原则 DSAT 和 DASAT 从以下 4 个方面提出了管制病原和毒素清单的筛选原则，符合以下一个原则的病原微生物或毒素即进入生物管制病原和毒素（biological select agents and toxins，BSAT）清单：①暴露于病原或毒素对人类健康或动植物及其产品的影响；②病原微生物或毒素的传染性程度以及病原微生物或毒素感染人类或动植物的途径；③针对病原微生物或毒素药物治疗和免疫接种的可行性和有效性；④其他相关原则，比如病原微生物和毒素对儿童和其他弱势群体的影响。清单制定后，由 DSAT 和 DASAT 共同监管清单中的管制病原微生物和毒素。

病原微生物资源共享

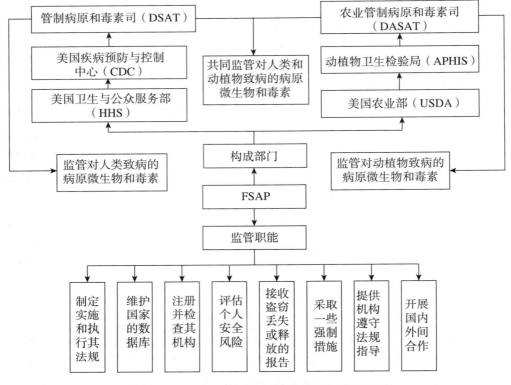

图 2-6-1　FSAP 的管理机构结构及监管职能

2．管制病原和毒素清单的构成　截至 2022 年，FSAP 规定了 68 种可能对人类和动植物造成威胁的病原微生物和毒素的清单。该清单是由 HHS 管理的 36 种 BSAT、USDA 管理的 21 种 BSAT 和 11 种重叠 BSAT 三部分组成。BSAT 分为一级 BSAT 和其他 BSAT 两类，其中一级 BSAT 代表了最高程度的生物风险，最有可能造成大规模伤亡或对经济、关键基础设施或公众信息造成破坏性影响。一级 BSAT 通常应在三级或四级生物实验室中操作，目前共有 14 种一级 BSAT，相关信息见图 2-6-2。《公共卫生安全和生物恐怖主义准备和响应法》（*The Public Health Security and Bioterrorism Preparedness and Response Act*）与《农业生物恐怖主义保护法》（*The Agricultural Bioterrorism Protection Act*）《生物恐怖主义法》要求 HHS 和 USDA 至少每两年审查并重新发布一份 BSAT 清单，以确定是否需要在该清单中添加或删除病原微生物或毒素。

3．管制病原和毒素进入或排除流程　FSAP 出台排除指导文件用于 BSAT 的排除工作。该文件规定，排除 BSAT 减毒菌株或无毒和低毒性的毒素，是因为它们

HHS监管的一级BSAT：
- 蜡样芽孢杆菌
- 肉毒杆菌神经毒素
- 产生肉毒杆菌神经毒素的梭状芽胞杆菌
- 埃博拉病毒
- 土拉热弗朗西斯菌
- 马尔堡病毒
- 天花病毒
- 小天花病毒
- 鼠疫耶尔森菌

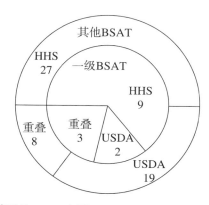

USDA监管的一级BSAT：
- 口蹄疫病毒
- 牛瘟病毒

重叠一级BSAT：
- 炭疽杆菌
- 鼻疽伯克霍尔德菌（Burkholderia mallei）
- 类鼻疽伯克霍尔德菌（Burkholderia pesudomallei）

注：BSAT 清单可见 FSAP 官网 https://www.selectagents.gov/sat/list.htm

图 2-6-2　一级和其他 BSAT 比例分布图

不会对公共卫生和安全、动植物健康或动植物产品构成威胁。但是，如果重新引入增强毒力或增强毒性的相关因子，以及其他改变来增强其毒力时，排除的 BSAT 将再次接受管制法规（the HHS and USDA Select Agent Regulations，SAR）的约束。BSAT 排除指导文件不断进行完善，以适应 BSAT 排除工作的需要。机构可以申请将特定的减毒菌株或经过修饰毒性较低的毒素排除在外，然后由政府间管制病原和毒素技术咨询委员会（Intragovernmental Select Agents and Toxins Technical Advisory Committee，ISATTAC）通过风险评估来审查排除申请的可能性，申请流程详见 FSAP 排除指导文件。此外，新发现或新出现的对公众或动植物构成严重威胁的病原和毒素也会不断补充到清单中。

三、FSAP 管制病原和毒素的审批管理程序

1. 机构申请使用 BSAT 的程序　申请拥有、使用或转移 BSAT 的机构必须向 FSAP 提交申请，然后由 FSAP 评估该机构是否具有使用 BSAT 的生物安全和安保条件。FSAP 允许其注册后，注册机构方可对 BSAT 进行研究。机构申请程序：①申请人需要注册一个安全访问管理服务（Secure Access Management Services，SAMS）账户，以确保敏感和非公开的信息不会被泄露。②申请人通过 SAMS 账户访问 eFSAP 系统（FSAP 安全信息系统），机构通过 eFSAP 系统提交"APHIS/CDC 表格 1"进行注册，以申请拥有、使用和转让 BSAT。

2. 年度检查及年度报告　为了更好地监管机构拥有、使用和转移特定试剂和毒素的情况，FSAP 对注册机构进行定时或不定时的审查。自 2015 年，FSAP 为了管理的透明度，每年对注册机构进行审查，并形成年度报告。该年度报告主要包括

病原微生物资源共享

BSAT 的使用情况和注册机构对 SAR 的遵守情况。这些报告包含 FSAP 检查结果以及注册机构需要采取的纠正措施。此外，及时的检查报告使机构能够迅速解决实际问题，以提高 BSAT 的安全性。每年的年度检查方式几乎一致，但会随着每年实际情况进行改进。

欧洲病毒档案馆共享原则 / 程序

在新发传染病疫情暴发时，生物银行基础设施至关重要，它们以负担得起、安全和公正的方式共享病原体遗传资源，并可以提供专业知识来解决获取和利益共享问题。欧洲病毒档案馆（European Virus Archive-GLOBAL，EVAg）通过向全球用户分发欧盟补贴的（免费）病毒资源，提供非货币利益共享，实施访问和利益共享合规性，以及提高成员和用户之间的访问和利益共享意识，在全球应对新冠肺炎疫情方面发挥了关键作用。

EVAg 是一个非营利性组织，致力于病毒学领域生物材料的保护、生产、分销，是一个由 46 个实验室组成的国际组织，包括 27 个欧盟和 19 个非欧盟研究中心，代表着广泛的病毒学学科。为实现其非营利的目标，EVAg 确保所有的病原微生物材料均以非营利或成本价提供给所有的申请者，并保证提供和接收实验室的生物安全以及所提供的材料符合最高的质量和标准，同时，所提供材料的所有权仍归提供方所有。

EVAg 合作伙伴对获取和利益共享的积极承诺提高了用户病原体遗传资源的可用性和法律确定性，并与提供国家和公共卫生行为者建立信任。EVAg 的材料转让协议补充了合规工作，该协议将病原体遗传资源的使用限制在非商业研究目的。对于 EVAg 材料的商业用途，必须签订单独的收集许可协议，或者在获取和利益共享的情况下，与提供国签订单独的许可协议。

病原微生物资源共享

参考文献

[1] 武桂珍. 安全使用保护资源——《人间传染的病原微生物菌（毒）种保藏机构设置技术规范》解读 [J]. 中国卫生标准管理，2010，1（3）：43-44.

[2] 王奕峰，金子辰，吴立梦. 微生物菌（毒）种保藏及管理 [J]. 上海预防医学杂志，2007，19：87-88.

[3] 顾金刚，李世贵，姜瑞波. 真菌保藏技术研究进展 [J]. 菌物学报，2007，26（2）：316-320.

[4] 魏强，武桂珍，侯培森. 医学病原微生物菌（毒）种的保藏管理 [J]. 中华预防医学杂志，2009，43（4）：331-332.

[5] 青宁生. 终生实践借鉴与创新的科学家——纪念方心芳百年诞辰 [J]. 微生物学报，2007，47（2）：1-5.

[6] 程光胜. 2006 中国微生物学会第九次全国会员代表大会暨学术年会论文摘要集 [C]. 武汉：[出版者不详]，2006.

[7] 李梦童，王嘉琪，魏强. 我国病原微生物菌（毒）种保藏工作现况与发展 [J]. 转化医学电子杂志，2016，3（4）：70-72.

[8] 国务院. 中华人民共和国国务院令第 424 号令病原微生物实验室生物安全管理条例（国务院〔2004〕424 号）[2]. 2004.

[9] World Health Organization. Laboratory Biosafety Manual [M]. 3rd ed. Geneva：WHO，2004.

[10] 卫生部. 卫科教发〔2006〕15 号卫生部关于印发《人间传染的病原微生物名录》的通知 [2]. 2006.

[11] 卫生部. 中华人民共和国卫生部令第 68 号人间传染的病原微生物菌（毒）种保藏机构管理办法（卫生部〔2009〕68 号）[2]. 2009.

[12] 卫生部. 人间传染的病原微生物菌（毒）种和保藏机构设置技术规范（WS315—2010）[2]. 2010.

[13] 姜孟楠，王嘉琪，魏强. 人间传染的病原微生物菌（毒）种保藏机构运行与管理探讨 [J]. 病毒学报，2018，34（3）：399-401.

[14] 孙蓓，赵四清，陈梅玲. 菌（毒）种保藏管理信息系统的研究与开发 [J]. 军事医学，2015，39（1）：64-67.

[15] 兽医微生物菌种资源标准化整理整合及共享试点项目组．兽医微生物菌种资源描述规范及技术规程 [M]．北京：中国农业科学技术出版社，2008：2．

[16] 中华人民共和国科学技术部．科技部关于印发《"十三五"生物技术创新专项规划》的通知：国科发社〔2017〕103 号 [EB/OL]．（2017-04-24）[2019-10-20]．http：//www.most.gov.cn/tztg/201705/t20170510_132695.htm．

[17] 冀宏，秦艳梅．"市场"与"法治"重于"地位"和"形式"——对"建立社会公正地位的菌种保藏机构"的观点浅析 [J]．中国食用菌，2007，26（5）：64-65．

[18] 郭良栋．中国微生物物种多样性研究进展 [J]．生物多样性，2012，20（5）：572-580．

[19] 武桂珍，韩俊．人间传染的病原微生物菌（毒）种保藏机构设置技术规范理解与实施 [M]．北京：人民卫生出版社，2016：134．

[20] 国家科技基础条件平台中心．中国生物种质与实验材料资源发展报告（2016）[M]．北京：科学技术文献出版社，2017．

[21] 贾文祥，陈锦英，江丽芳，等．医学微生物学 [M]．2 版．北京：人民卫生出版社，2009．

[22] 中国科学院微生物研究所《菌种保藏手册》编著组．菌种保藏手册 [M]．北京：科学出版社，1980．

[23] 常金梅．菌种冷冻干燥保藏的影响因素 [J]．微生物学通报，2008，35（6）：0959-0962．

[24] 张爱梅，郭大城，王建丽，等．国内菌种保藏材料及保藏方法研究现状 [J]．河南预防医学杂志，2011，22（6）：405-407．

[25] 黄元桐．超速离心机制备冷冻干燥保存菌种 [J]．微生物学通报，1995，2（2）：124-125．

[26] 傅明慧，乔乔，杨华富．菌种智能定位信息管理系统的优化 [J]．医学与社会，2018，31（12）：68-70．

[27] 乔乔，杨华富，傅明慧．RFID 智能定位信息管理系统在菌（毒）种保藏中的应用 [J]．中国医药生物技术，2018，13（05）：93-95．

[28] 李宇哲．电子标签（RFID）技术在医药微生物菌种保藏中的应用 [J]．教育教学论坛，2013（17）：162-164．

[29] Jiang MN，Liu B，Wei Q．Pathogenic microorganism repository in China [J]．Journal of Biosafety and Biosecurity，2019（1）：31-33．

[30] 乔乔，杨华富，傅明慧．Rfid 智能定位信息管理系统在菌（毒）种保藏中的应用 [J]．中国医药生物技术，2018，13（05）：93-95．

[31] 田川，尹祖伟，李鑫．无源超高频 RFID 的血液物联网应用实践及发展趋势 [J]．中国输血行业发展报告，2019，B：30．

[32] 李宇哲，叶丽．电子标签（rfid）技术在医药微生物菌种保藏中的应用 [J]．教育教学论坛，2012，（017）：162-164．

[33] Ching SH，Tai A．HF RFID versus UHF RFID—technology for library service transformation at city university of Hong Kong [J]．The Journal of Academic Librarianship，2009，35（4）：347-359．

[34] 田川，尹祖伟．无源超高频标签天线工程设计案例教程 [M]．北京：清华大学出版社，2019．

[35] 田川，叶晓俊，王祖良．血液管理 rfid 多标签识别碰撞避免方法 [J]．清华大学学报（自然科学版），2017，57（11）：1121-1126．

[36] 田川，李鑫，周俊．具备温湿度采集功能的耐深低温无源超高频 RFID 血袋标签 [EB/OL]（2017-05-1）[2023-11-01]．http://cprs.patentstar.com.cn/Detail?ANE=91CD8EEA9HHG9BEC9FIG7CEA9D．

[37] 田川，尹祖伟，高茂生．RFID 技术在医学装备中的发展和应用 [J]．中国医学装备发展状况与趋势（2019）[M]．北京：人民卫生出版社，2019：140-146．

[38] 习近平：全面提高依法防控依法治理能力，健全国家公共卫生应急管理体系 [EB/OL]．[2023-06-01]．http://www.gov.cn/xinwen/2020-02/29/content_5484903.htm．

[39] 姜孟楠，赵元元，刘梦莹，等．国家病原微生物资源库在线共享服务平台的构建与应用 [J]．中国科技资源导刊，2021，1（53）：20-25．

[40] 姜孟楠，魏强．微生物多样性保护与病原微生物资源保藏 [J]．生物资源，2020，42（3）：322-326．

[41] WHO．Pandemic Influenza Preparedness Framework for the Sharing of Influenza Viruses and Access to Vaccines and Other Benefits [Z]．2011

[42] 李飞跃．新冠病毒疫苗公平分配的国际法律实践以及我国的因应措施 [J]．医学与法学，2021，3：1-7．

[43] 孙琳，杨春华．美国近年生物恐怖袭击和生物实验室事故及其政策影响 [J]．军事医学，2017，41（11）：923-928．

[44] Cole LA．The Anthrax Letters：A Bioterrorism Expert Investigates the Attack that Shocked America［M］．New York：Skyhorse Publishing，2009．

[45] CDC．Select Agents and Toxins List［EB/OL］．［2022-11-23］．https://www.selectagents.gov/sat/list.htm．

[46] Smith J，Gangadharan D，Hemphill M，et al．Review of requests to exclude attenuated strains of select agents and modified select toxins，division of select agents and toxins，centers for disease control and prevention，2003-2017［J］．Health Securtiy．2018，4:10．

[47] Bakanidze L，Imnadze P，Perkins D．Biosafety and biosecurity as essential pillars of international health security and cross-cutting elements of biological nonproliferation［J］．BMC Public Health，2010，10（Suppl 1）：S12．

[48] CDC．Exclusion Guidance Document［EB/OL］．［2022-12-03］．https://www.selectagents.gov/sat/exclusions/index.htm．

[49] Bhattacharjee Y．Biosecurity．New biosecurity rules to target the riskiest pathogens［J］．Science．2010，329（5989）：264-265．

[50] Sett S，Dos Santos Ribeiro C，Prat C，et al．Access and benefit-sharing by the European Virus Archive in response to COVID-19［J］．Lancet Microbe，2021，5（30）：203-210．

[51] EVAG．The EVAg project［Z］．2021．

[52] EVAG．The EVAg project［Z］．2022．

[53] 张爱梅，郭大城，王建丽，等．国内菌种保藏材料及保藏方法研究现状［J］．河南预防医学杂志，2011，22（6）：4．

[54] WDCM．Reference Strain Catalogue Pertaining to Organisms For Performance Testing of Culture Media［EB/OL］．［2023-03-05］．https://refs.wdcm.org/static/pdf/WDCM%20Catalogue%20Version_V29.pdf．

[55] 吴婧，李东明，de Hoog GS，等．病原性丝状真菌的菌种保藏方法［J］．中国真菌学杂志，2011，（5）：305-307．

[56] 黄庆华，白锦霞，叶嗣颖，等．几种不同介质保藏蛙粪霉菌等真菌效果的比较研究［J］．微生物学通报，1997，（03）：138-141．

[57] 王红，何晓冬，王典高．明胶片菌种保藏法的应用［J］．现代预防医学，2010，37（16）：2．

[58] Yang Z，Xiong HR．Culture Conditions and Types of Growth Media for

Mammalian Cells．[EB/OL]．[2023-06-27]．https://citeseerx.ist.psu.edullviewdocl downloadijsessionid=313B073c8A02BD3 E39E62E42B97 B770c?doc．

[59] 李洪源，王志玉．病毒学检验 [M]．北京：人民卫生出版社，2006．

[60] 王美亮，彭静，王超美，等．流行性出血热病毒的细胞培养 [J]．兰州大学学报，2001（6）：69-71．

[61] 白植生．病毒学研究中常用的细胞系和细胞株一览表 [J]．微生物学免疫学译刊，1980，（2）：28-33．

[62] 杨文君．食品微生物实验室标准菌株的瓷珠保藏方法 [J]．粮食流通技术，2020，（12）：47-48．

[63] 常金梅，蔡芷荷，吴清平，等．菌种冷冻干燥保藏的影响因素 [J]．微生物学通报，2008，35（6）：4．

[64] 苏丽春，何天文，陈佐威，等．浅谈微生物菌种真空冷冻干燥的影响因素及其保藏形式 [J]．中国卫生检验杂志，2009（9）：3．

[65] ATCC．American Type Culture Collection [EB/OL]．[2022-10-10]．https://www.atcc.org．

[66] CBS．Westerdijk Fungal Biodiversity Institute [EB/OL]．[2023-06-04]．https://pure.knaw.nl/portal/en/organisations/westerdijk-instituut

[67] DSMZ．Deutsche Sammlungvon Mikroorganismenund Zellkulturen [EB/OL]．[2022-10-19]．https://www.dsmz.de．

[68] NBRC．NITE Biological Resource Center [EB/OL]．[2022-10-22]．https://www.nite.go.jp/en/．

[69] David MK，Peter MH．Fields Virology [M]，6th ed．Philadelphia．Lippincott Williams & Wilkins，2013：Volume 1，414-434．

[70] 姜孟楠，侯雪新，刘梦莹，等．UHF RFID 技术在病原微生物保藏管理中的研究与应用 [J]．中国科技资源导刊，2021，4（53）：90-95．